기억력 향상과 치매예방을 위한

# 어르신
# 인지기능 강화 문제풀이

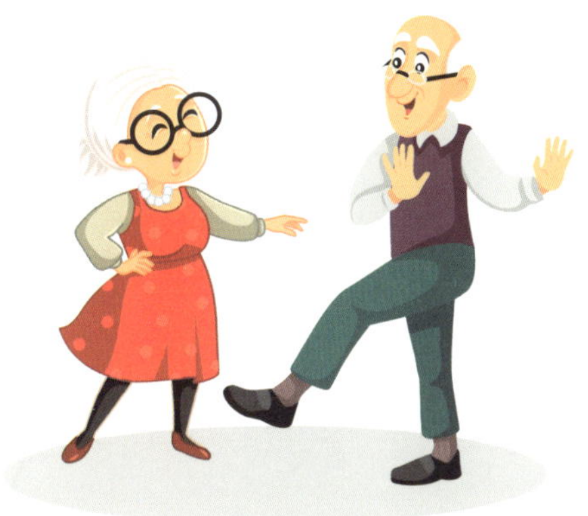

구성 | 치매예방교육회

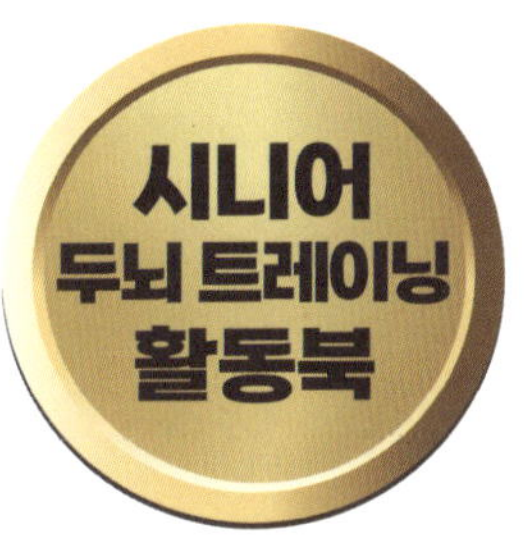



이가출판사

# 책을 펴내며

　우리는 '오래 사는 시대'를 지나 '잘 사는 노년 시대'를 살아가기 원합니다. 또한 평균수명이 길어지면서 기억력과 판단력, 정서적 안정과 같은 인지·정신건강의 중요성이 더욱 커졌습니다. "혹시 내가 치매에 걸리면 어떡하지?"라는 불안은 자연스러운 감정이지만 결코 불안만으로는 해결되지 않습니다. 결국 우리를 변화시키는 것은 매일 반복되는 꾸준한 작은 습관입니다.

　우리는 인지기능 저하로 인한 불안감을 해소하기 위해 거창한 계획을 세우지만 쉽게 중단하게 됩니다. 그래서 이 책은 일상에서 꾸준히 인지기능을 향상할 수 있도록 매일 한두 쪽, 짧은 시간이라도 손으로 풀고, 눈으로 찾고, 머리로 정리하며 뇌를 움직이는 활동을 반복하도록 구성했습니다.

　《어르신 인지기능 강화 문제풀이》 책은 제목 그대로 문제풀이 워크북입니다. 기억력, 집중력, 시지각·공간지각능력, 언어능력, 계산능력, 문제해결능력, 실행력

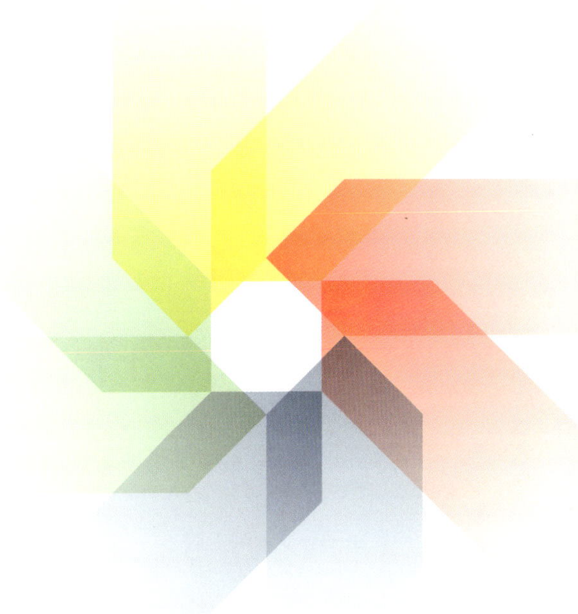
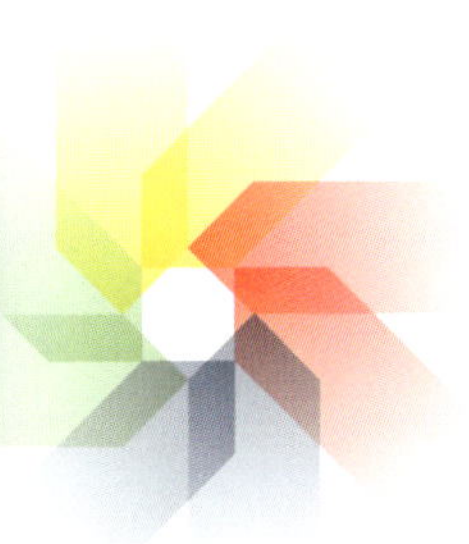

등 인지기능의 여러 영역을 고르게 자극하도록 다양한 유형의 문제를 담았습니다. 난이도는 쉬운 문제부터 어려운 문제까지 자연스럽게 단계가 오르도록 하여 반복을 통해 "할 수 있다."라는 성취감과 자신감이 쌓이도록 했습니다. 이 책의 핵심은 정답을 '빨리' 맞히는 것이 아니라, 뇌가 움직인 흔적을 '꾸준히' 남기는 일입니다.

　어르신들이 이 책으로 매일 반복되는 좋은 습관을 만들며, 마음의 불안을 덜어내고 성취감을 더해 건강하고 활기찬 삶을 이어가는 데 보탬이 되기를 진심으로 기원합니다.

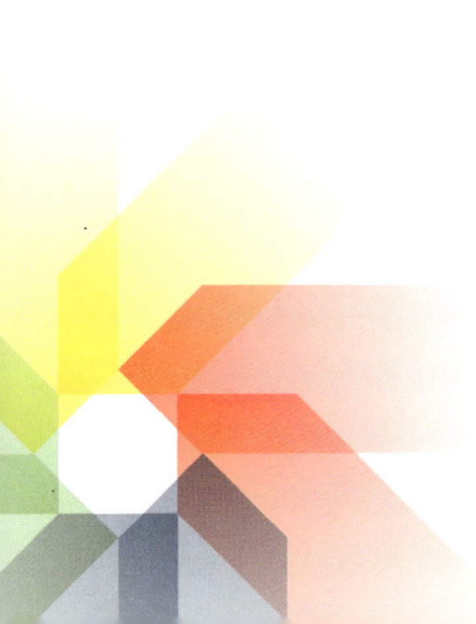

# 기 억 력  향 상 과  치 매 예 방 을  위 한

## 차 례

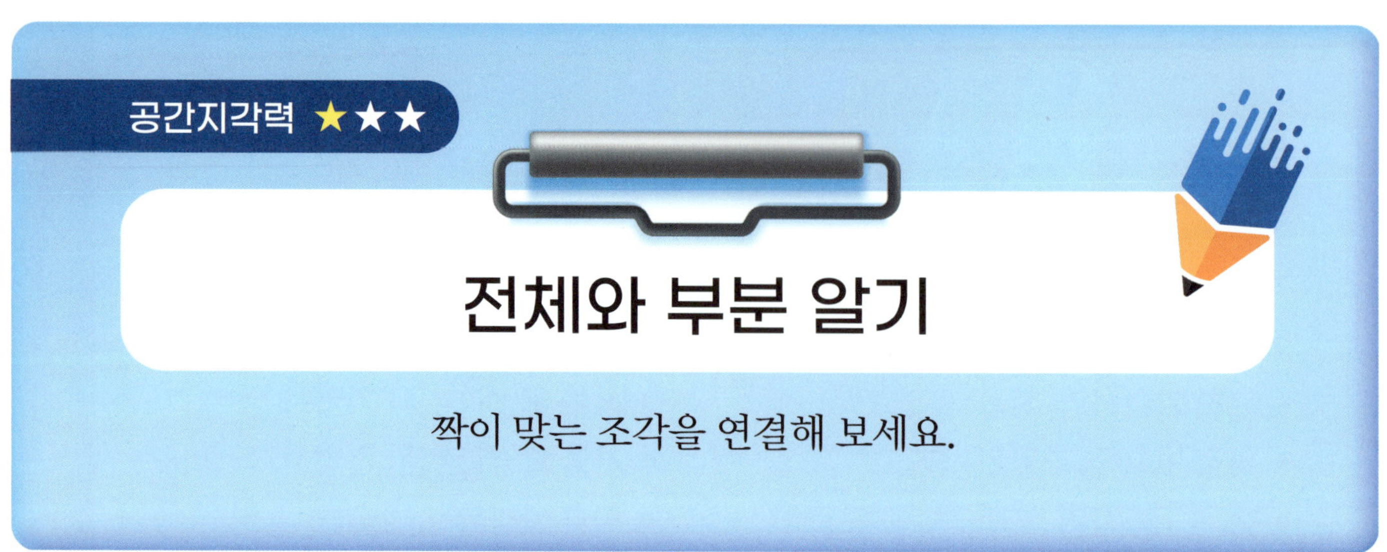

# 전체와 부분 알기

짝이 맞는 조각을 연결해 보세요.

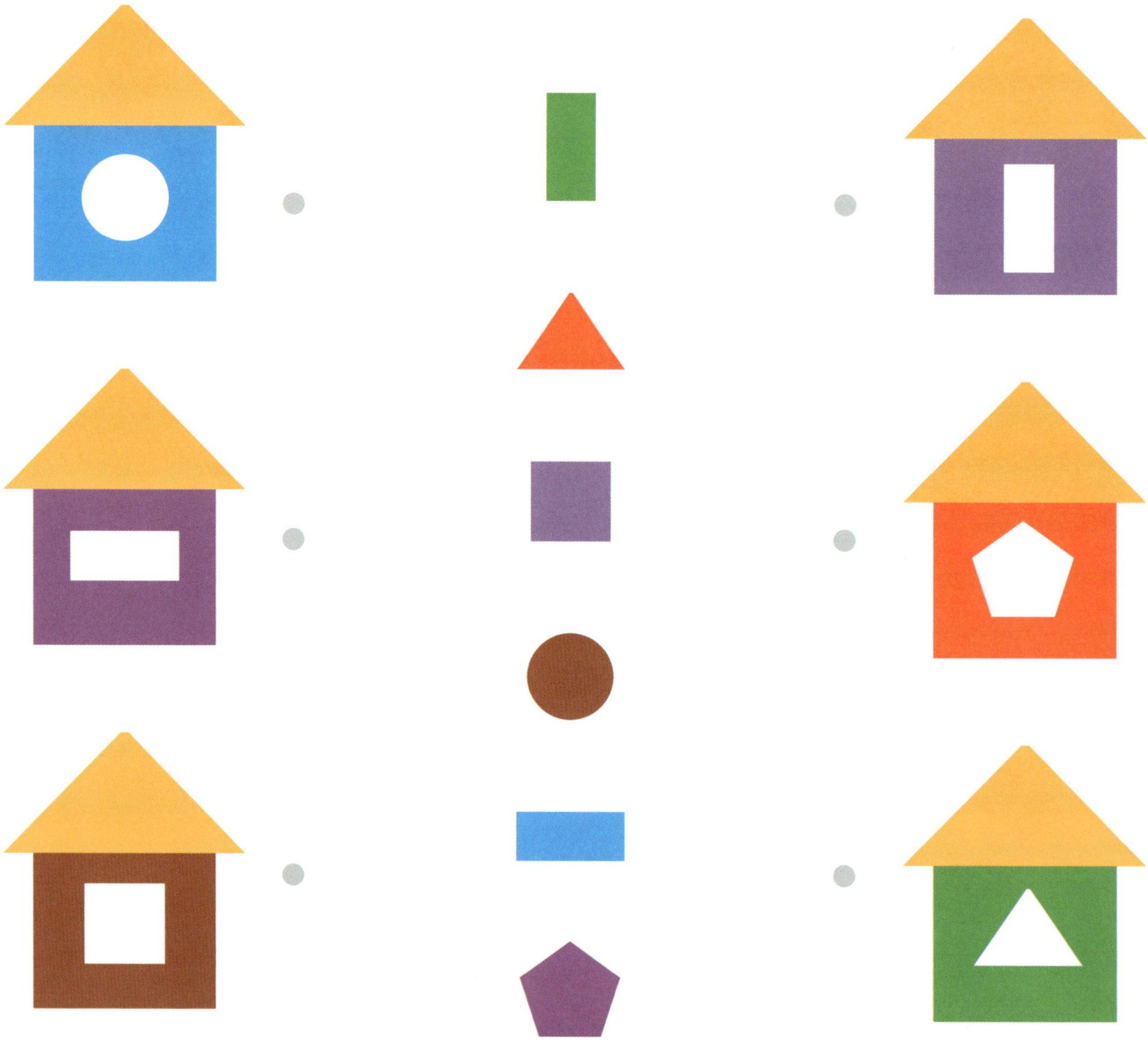

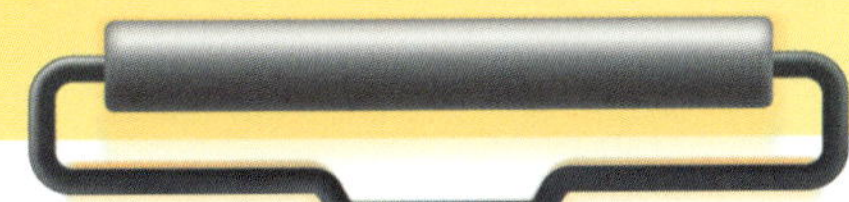

# 개수 세기

색깔이 같은 컵을 찾아 그 수를 더해서 써보세요.

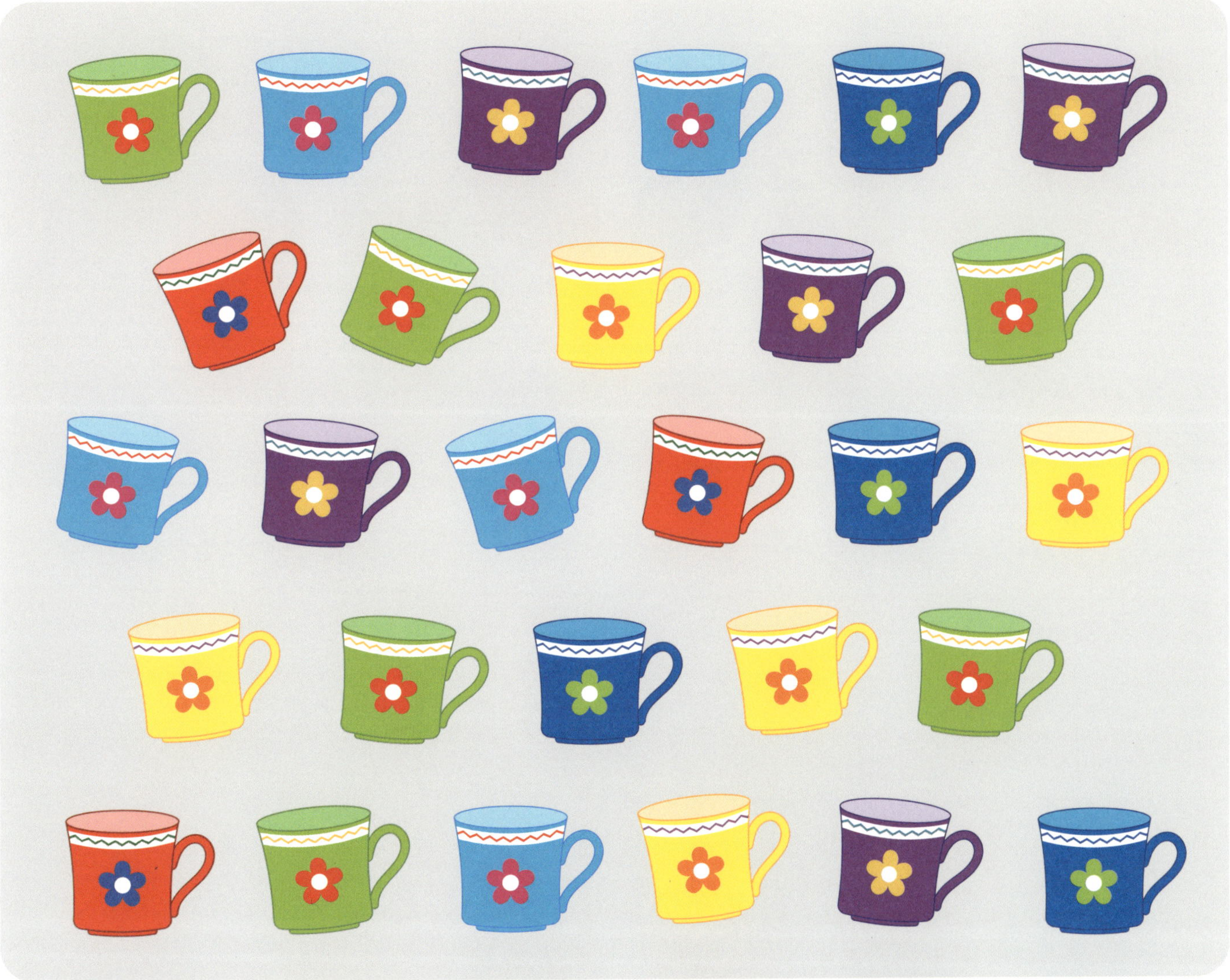

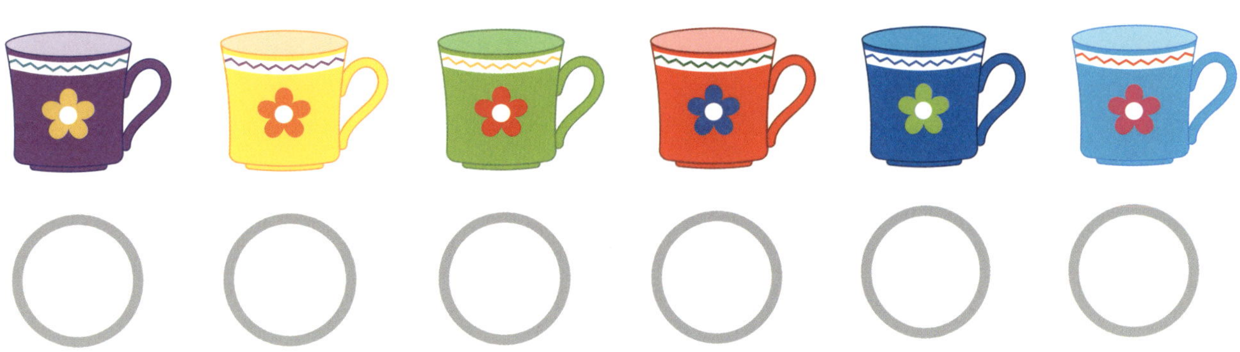

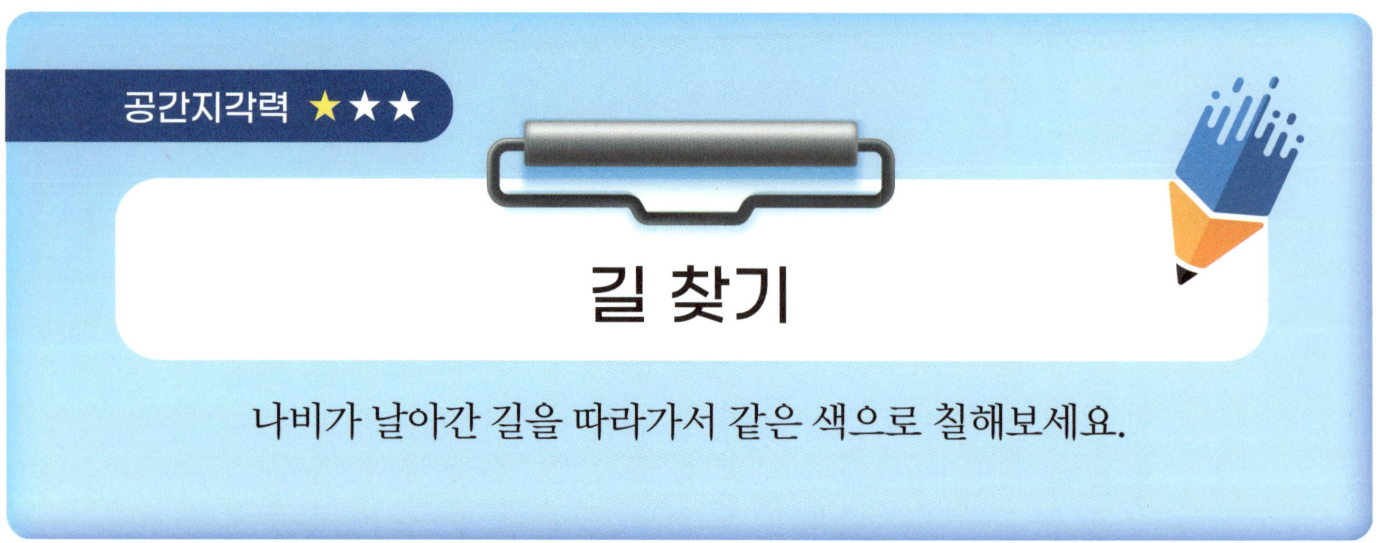


나비가 날아간 길을 따라가서 같은 색으로 칠해보세요.

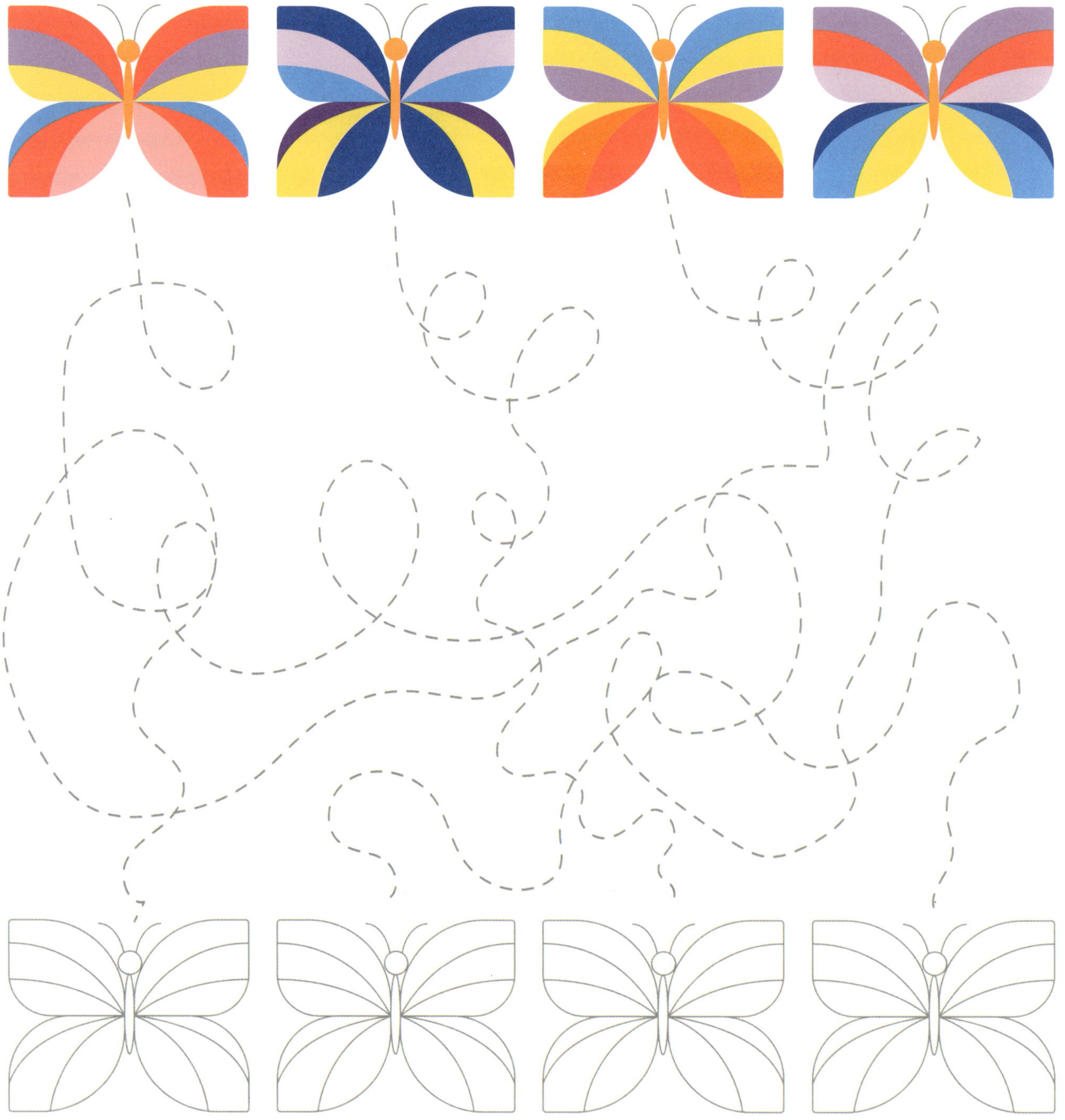

# 짝 찾기

서로 짝이 맞는 도형끼리 연결하세요.

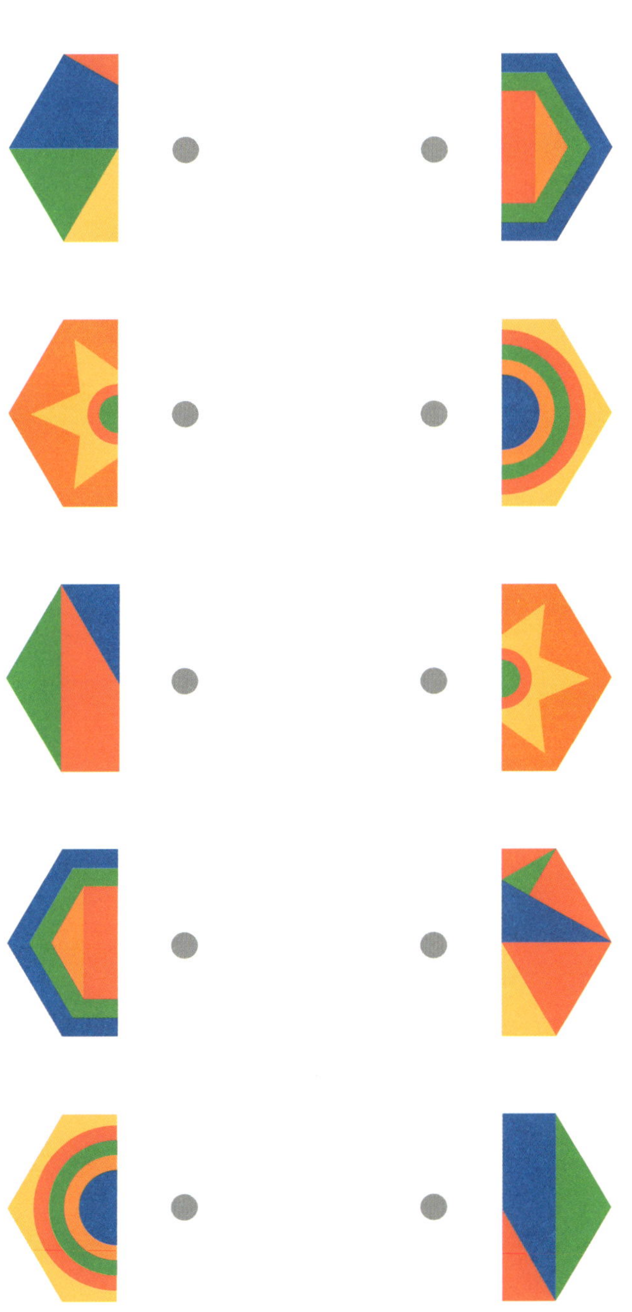

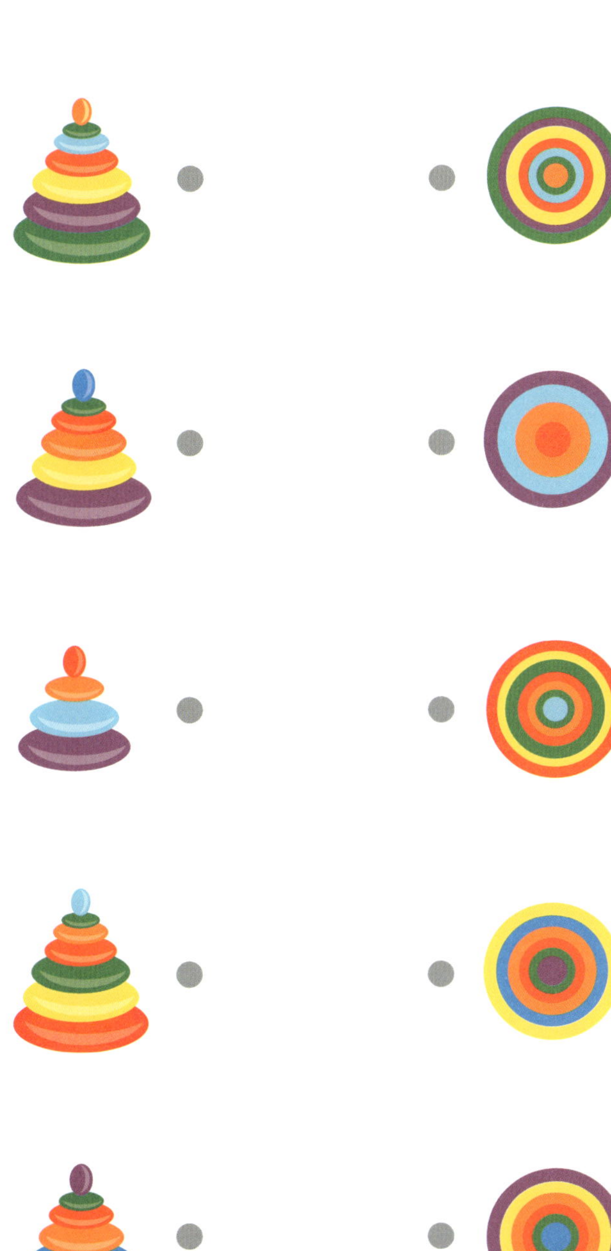

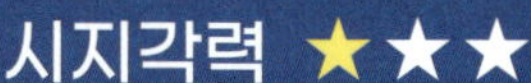
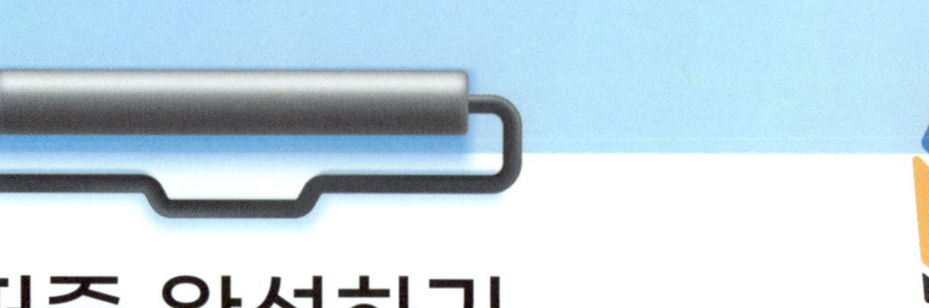

# 퍼즐 완성하기

별 퍼즐을 완성해 보세요. 빈곳에 맞는 번호를 쓰세요.

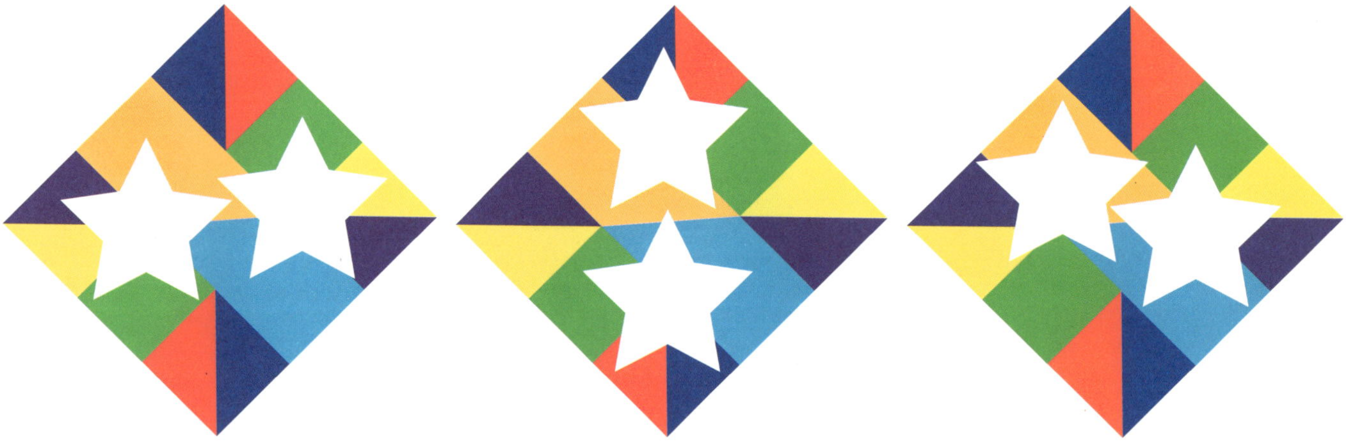

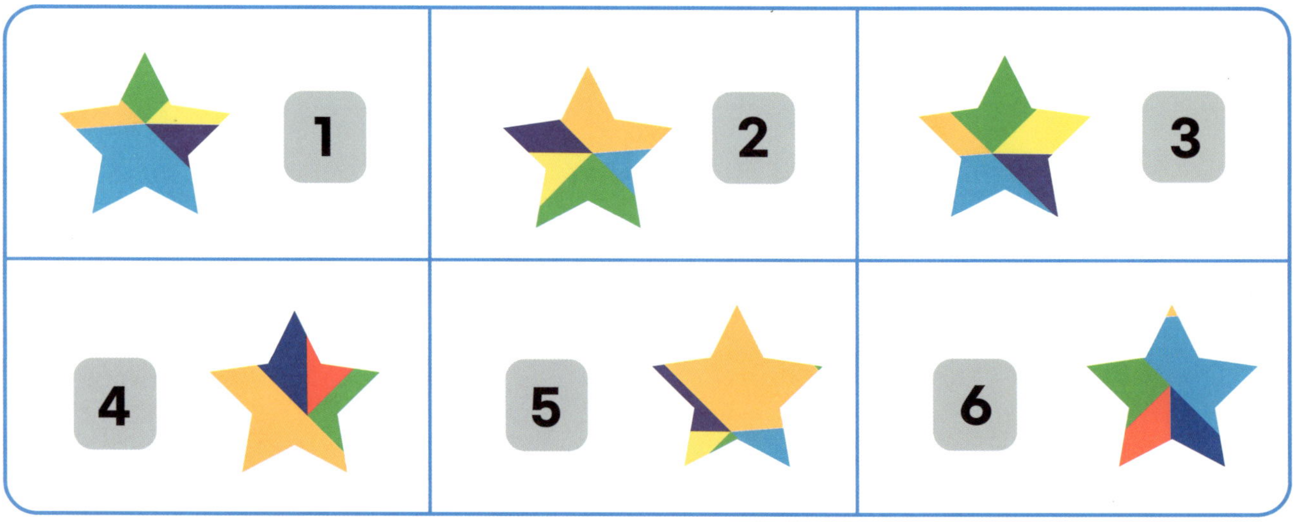

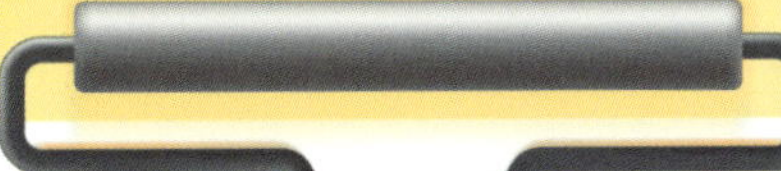



# 숫자 비교하기

수의 크고 작음을 비교하여 적합한 부호를 써보세요.

< = >

| | | |
|---|---|---|
| 4 ◯ 4 | 8 ◯ 5 | 7 ◯ 9 |
| 2 ◯ 5 | 7 ◯ 10 | 6 ◯ 6 |
| 5 ◯ 3 | 2 ◯ 1 | 3 ◯ 4 |
| 6 ◯ 8 | 4 ◯ 7 | 9 ◯ 2 |
| 2 ◯ 2 | 10 ◯ 9 | 2 ◯ 7 |
| 4 ◯ 9 | 5 ◯ 5 | 8 ◯ 10 |
| 3 ◯ 1 | 3 ◯ 6 | 6 ◯ 5 |
| 7 ◯ 7 | 0 ◯ 1 | 9 ◯ 6 |

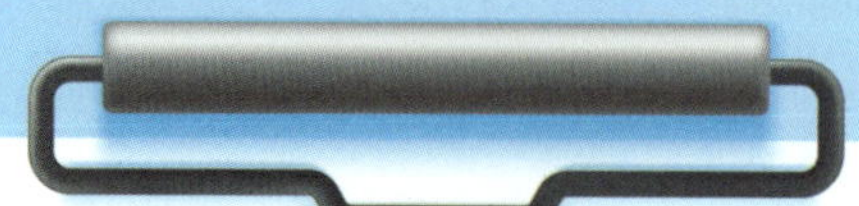

# 도형 채워 넣기

가로세로 같은 도형이 겹치지 않게 도형을 넣어보세요.

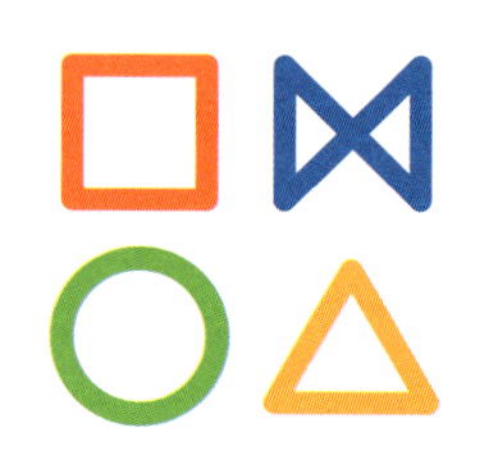

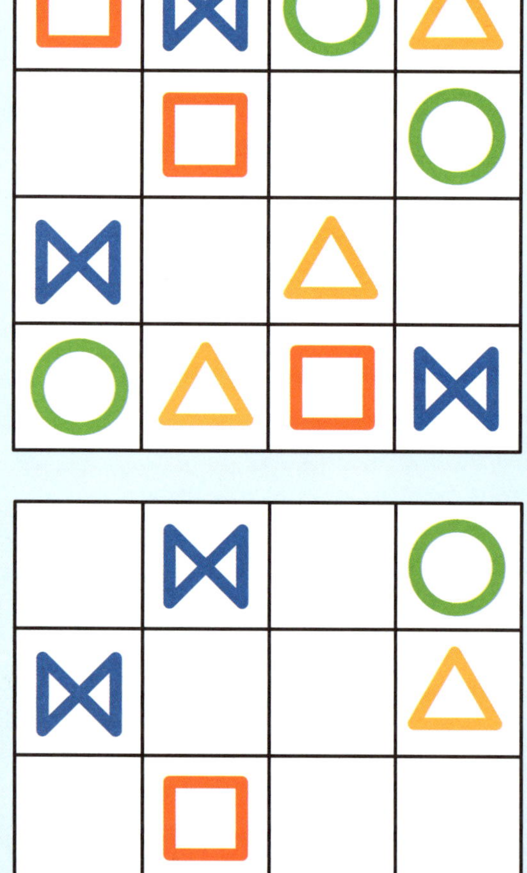

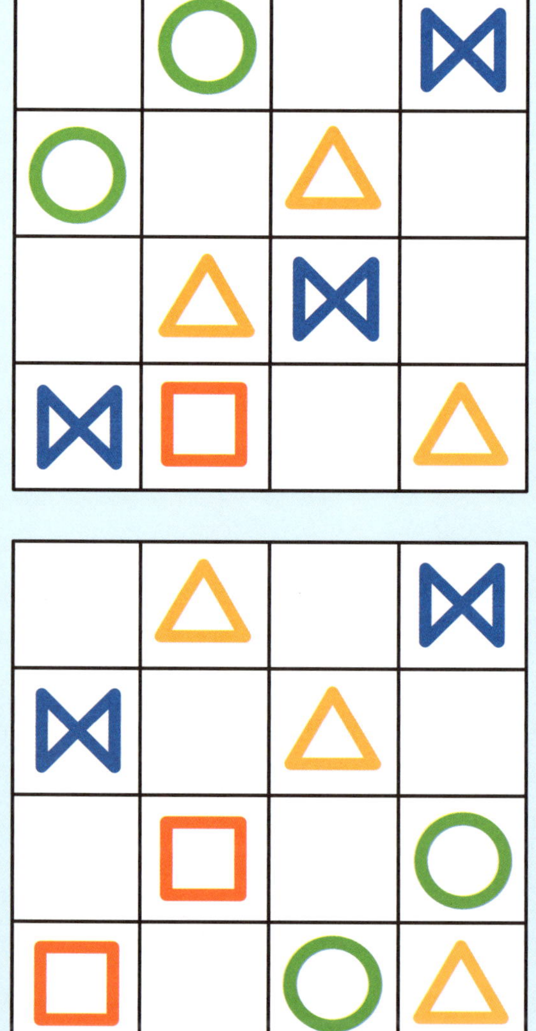

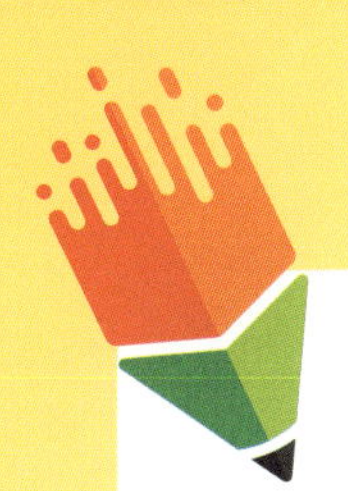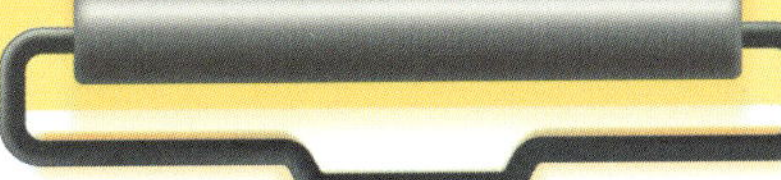



# 조각 맞추기

수박 조각을 맞춰 퍼즐을 완성하세요. 빈곳에 맞는 번호를 쓰세요.

**1**

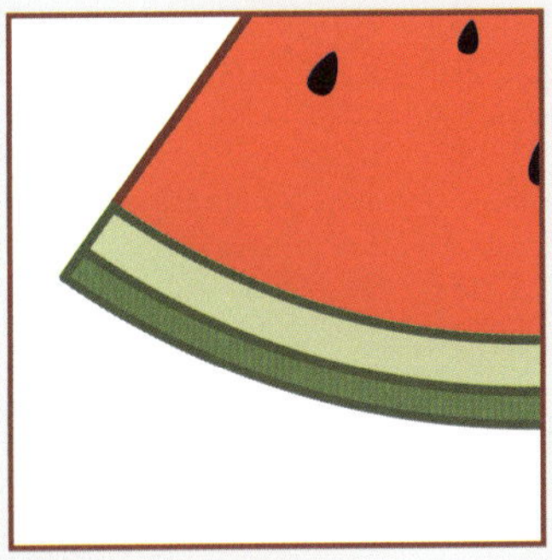

**2**

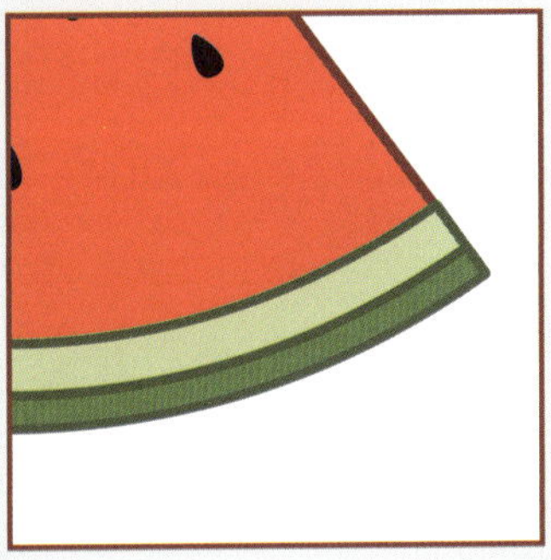

**3**

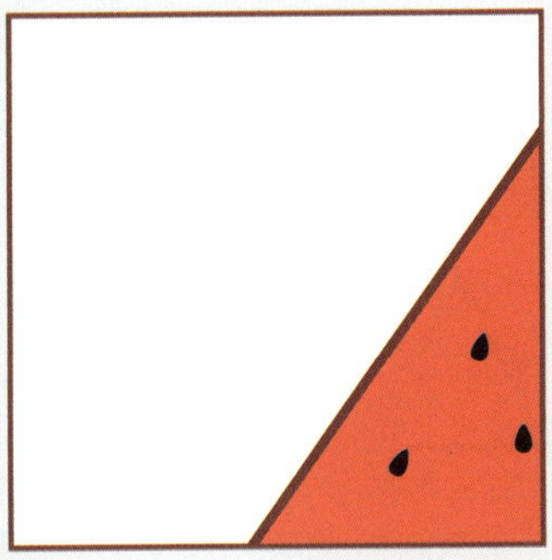

**4**

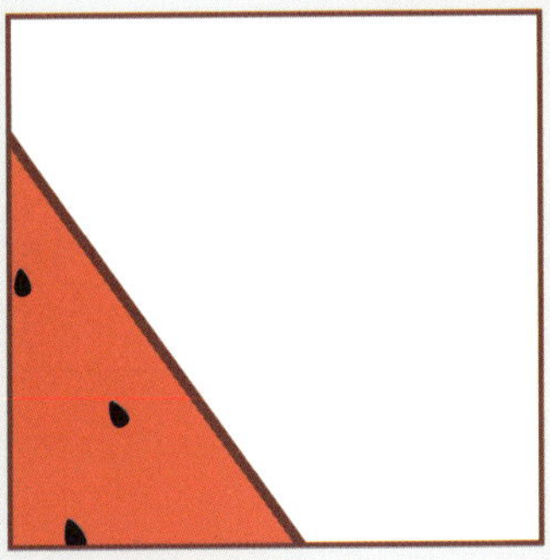

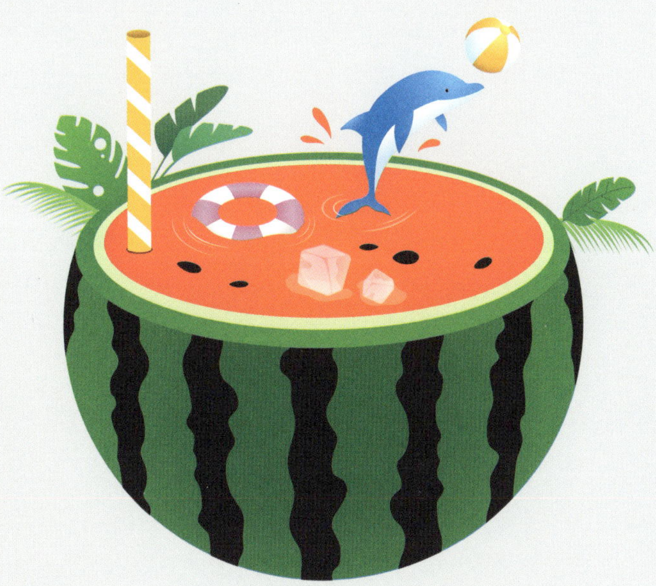

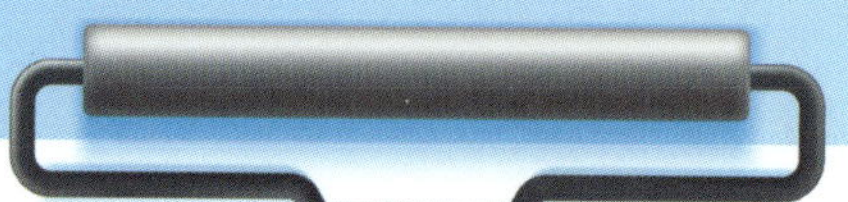

# 도형 따라 그리기

보기와 같게 점선을 따라서 그리고 빈곳에도 그려보세요.

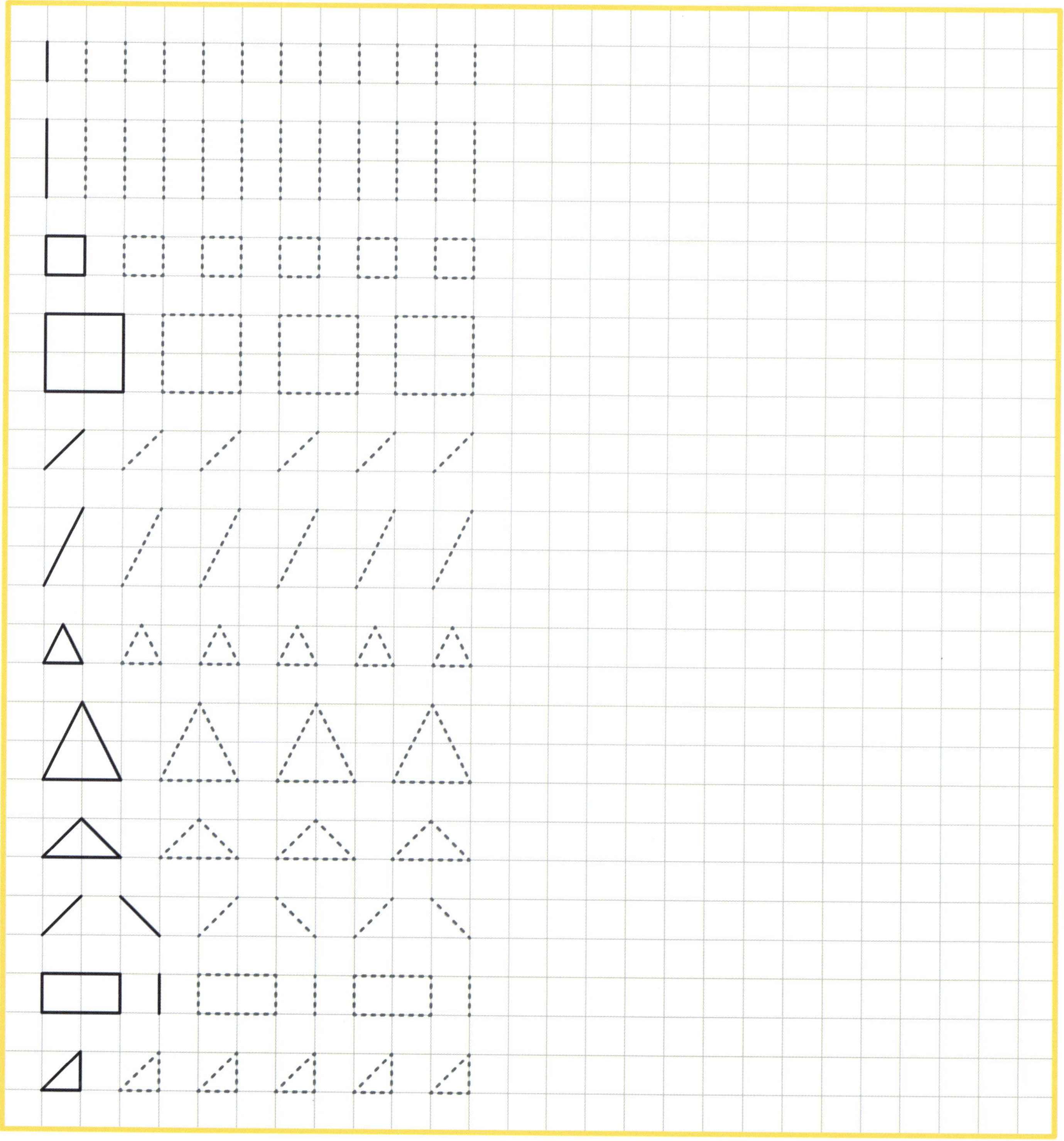

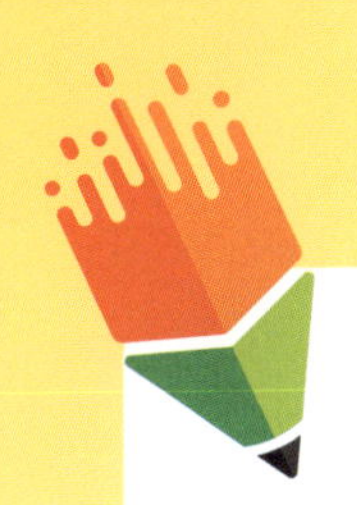

# 물건 속성 알기

분리수거를 해주세요. 수거함을 보고 맞는 것에 표시하세요.

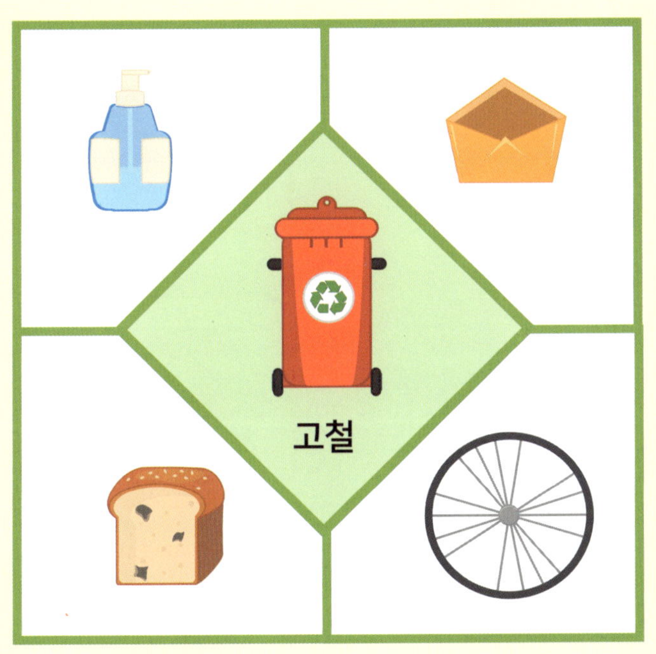


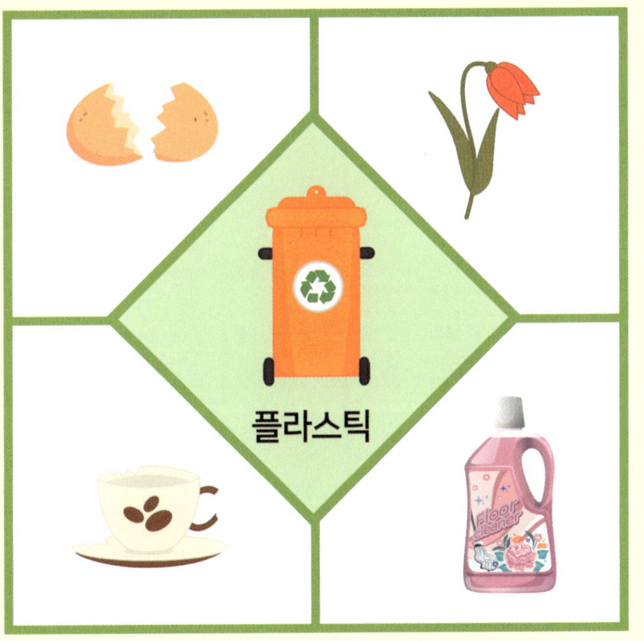


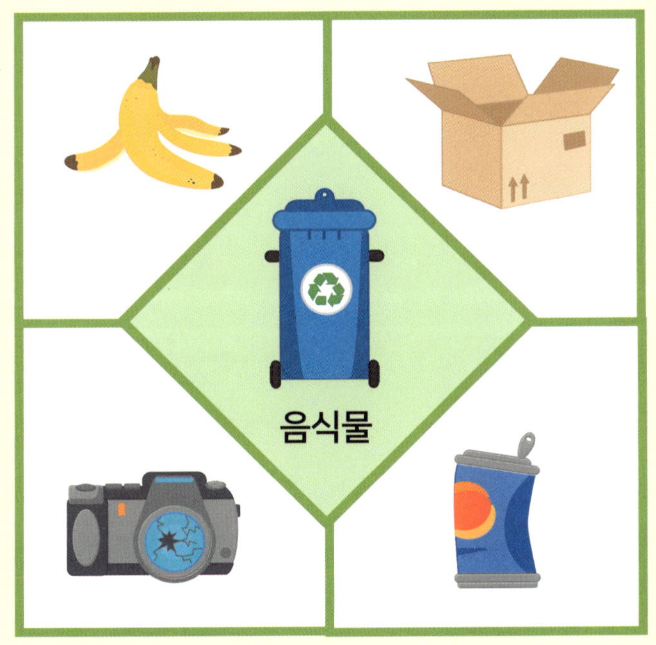


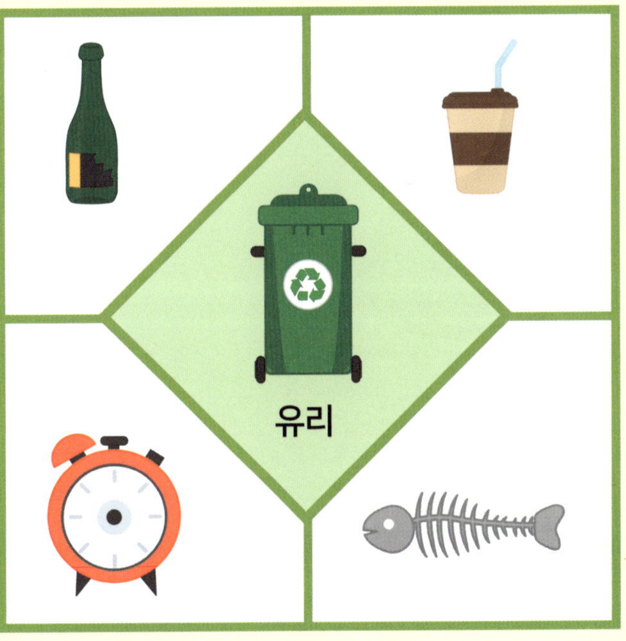

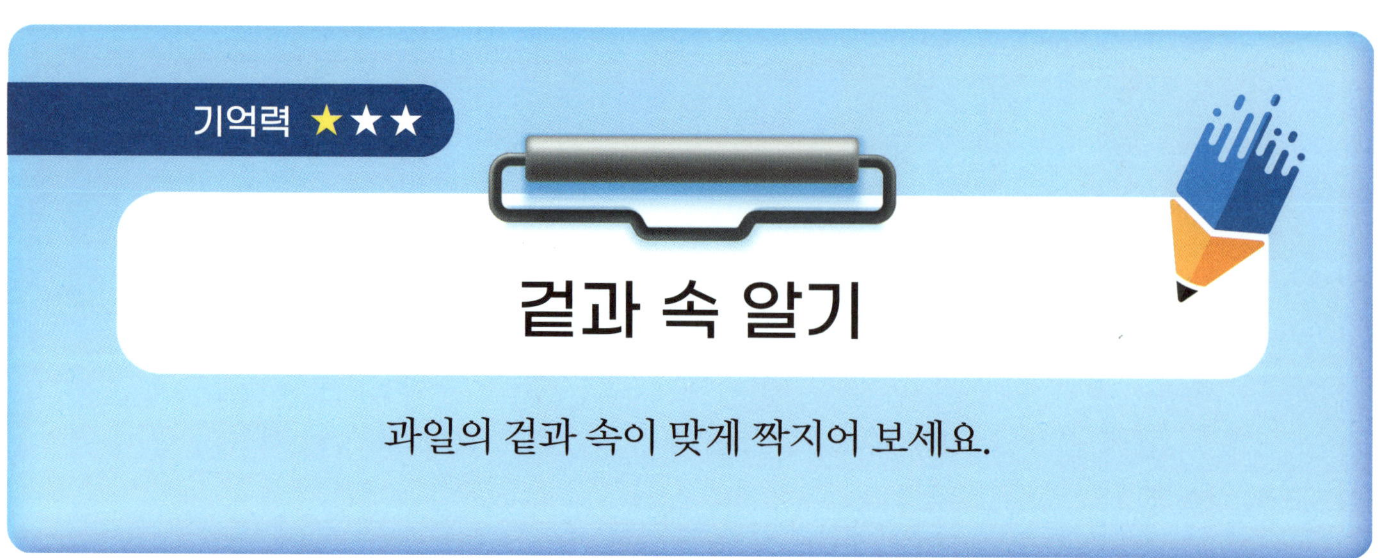


# 겉과 속 알기

과일의 겉과 속이 맞게 짝지어 보세요.

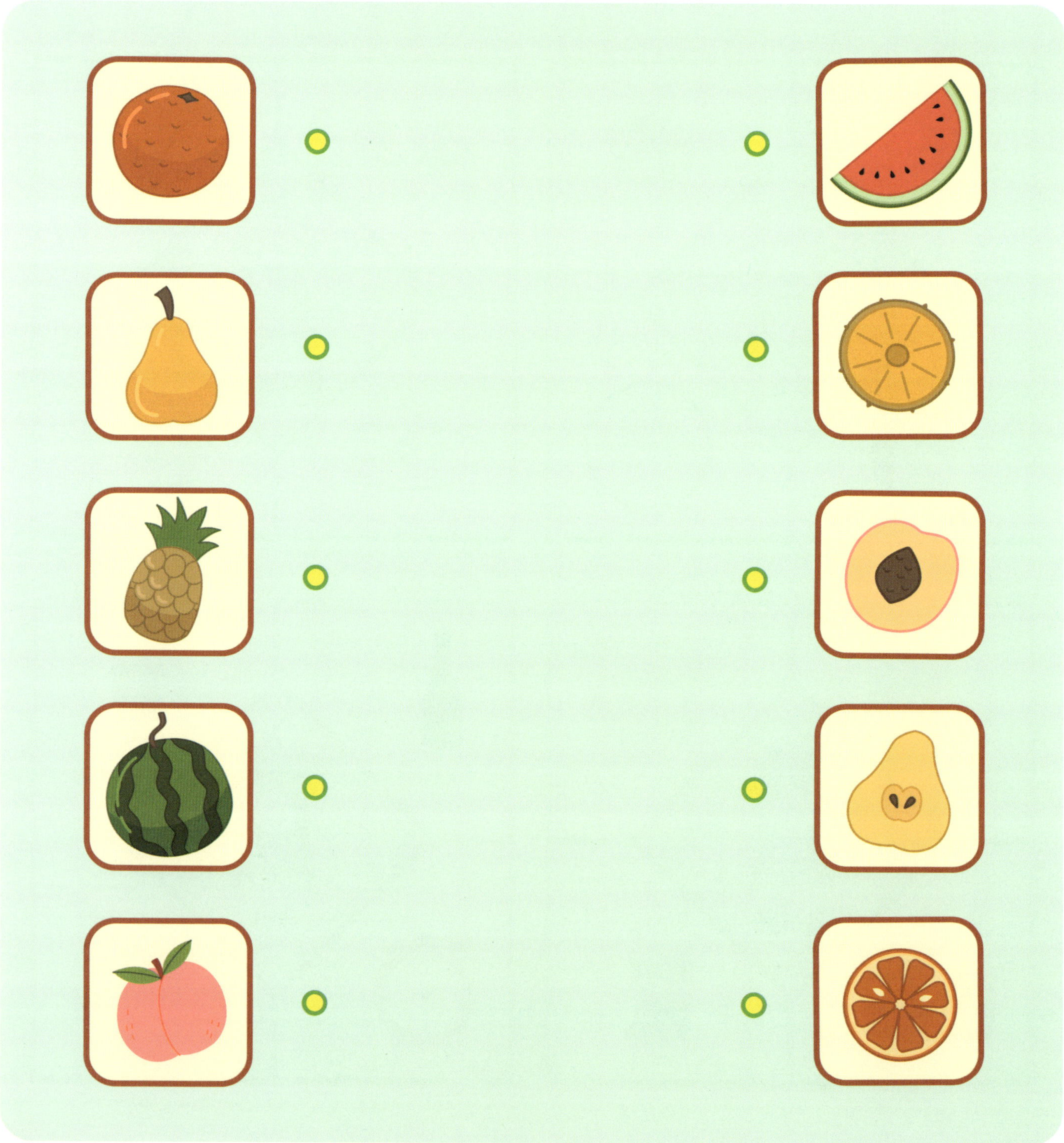

# 조각 찾기

깨진 컵의 조각을 찾아 표시하세요.

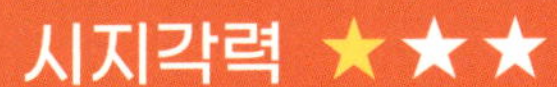

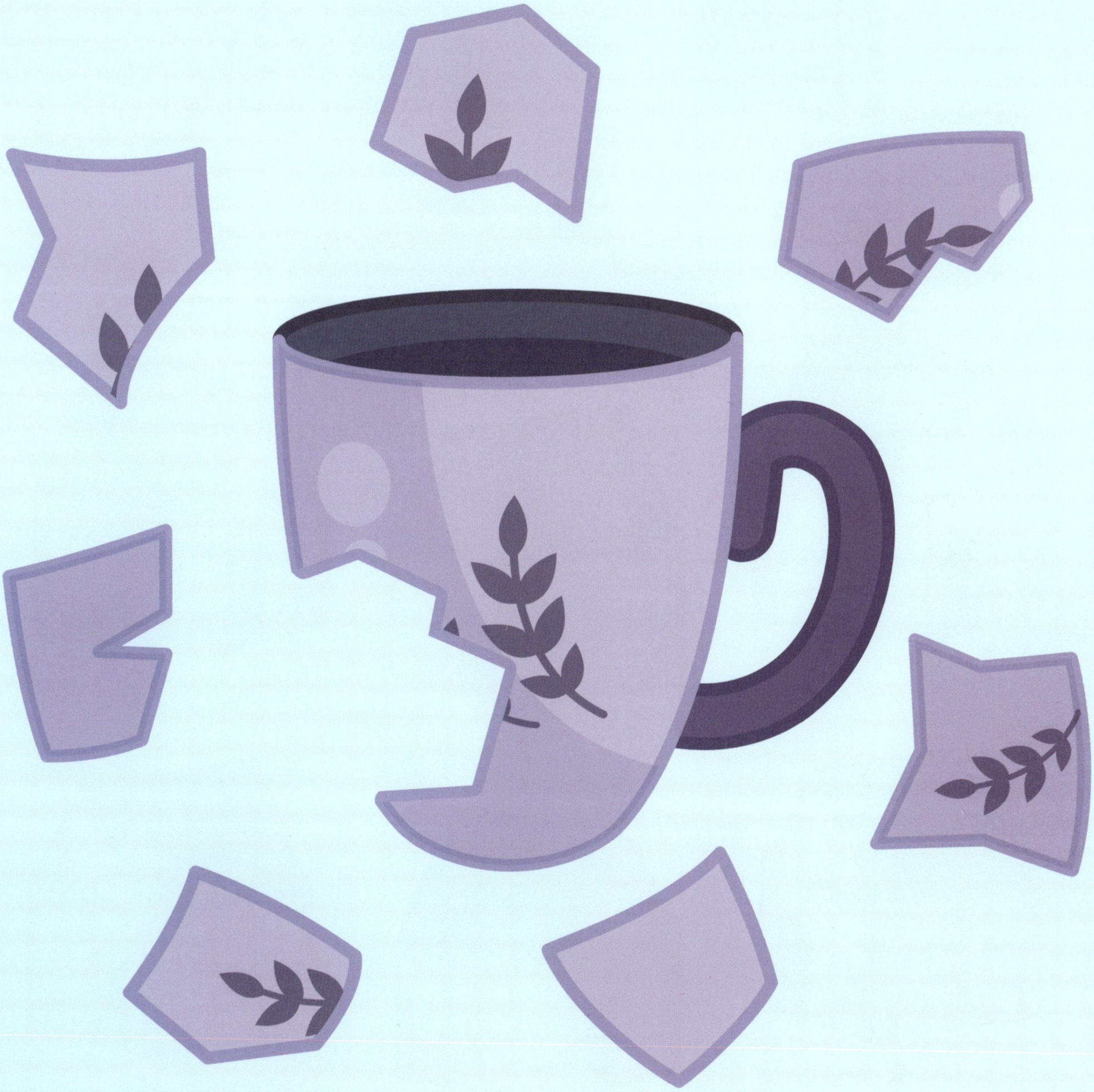

# 입체모양 추론하기

전개도를 접으면 어떤 집이 만들어질까요?

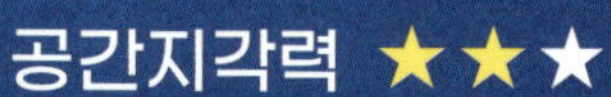

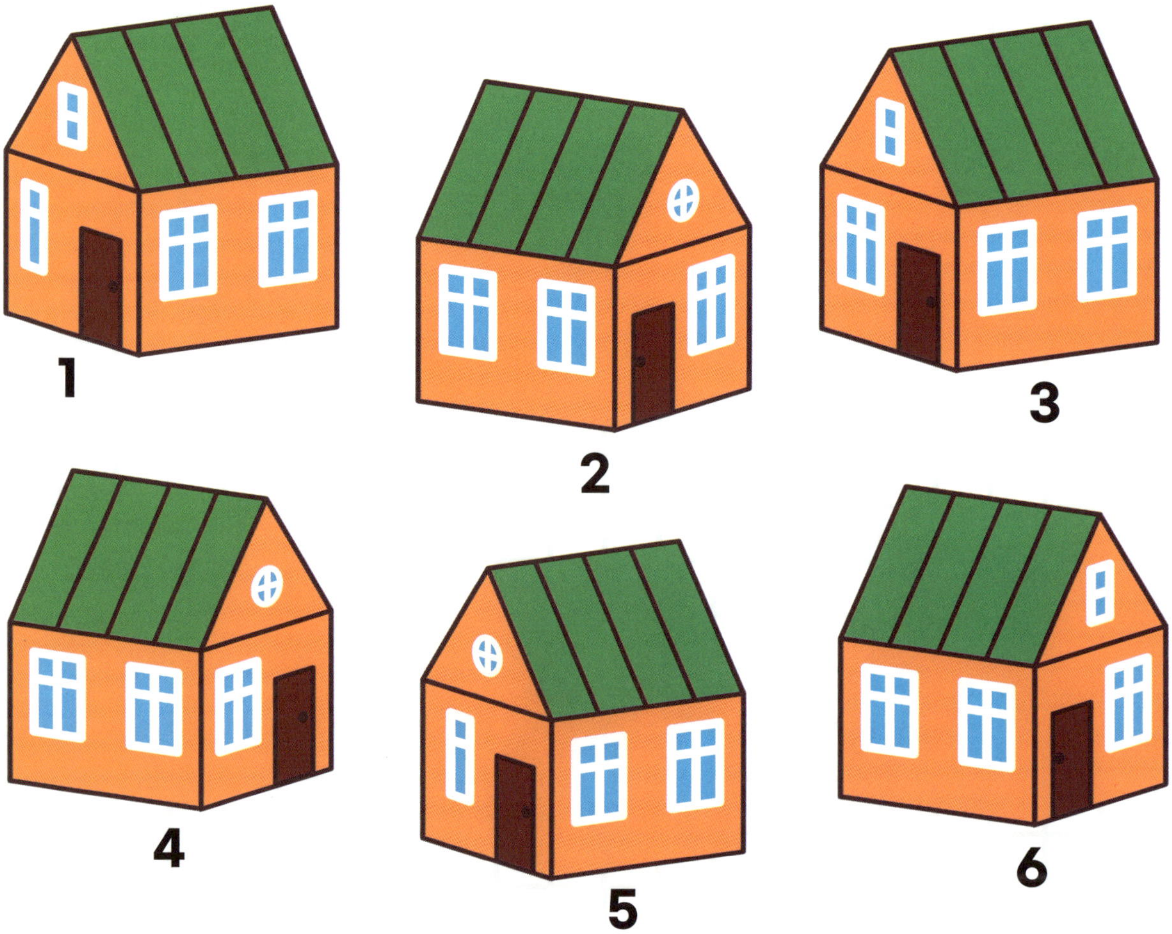

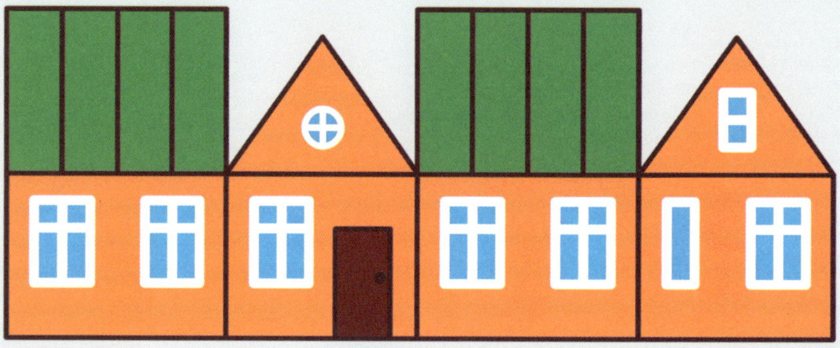

1

2

3

4

5

6

# 같은 그림 찾기

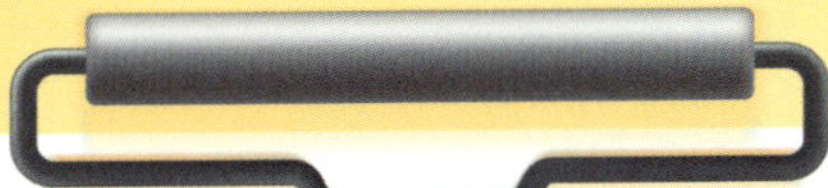

같은 그림을 찾아 써보세요.

1 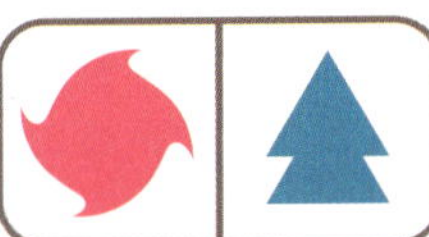
2 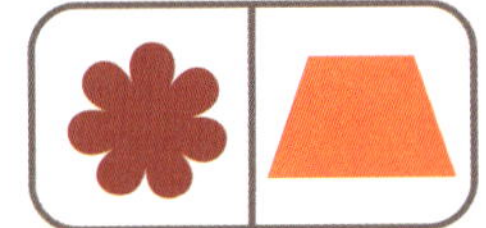
3 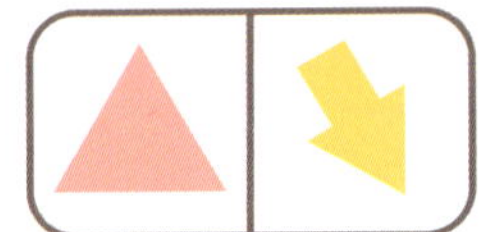
4 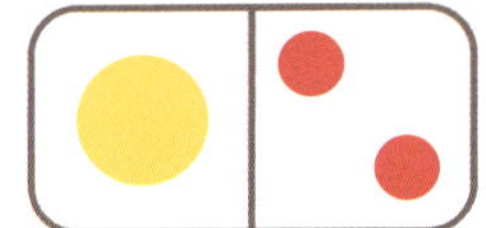
5 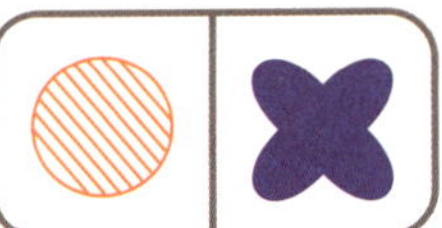
6 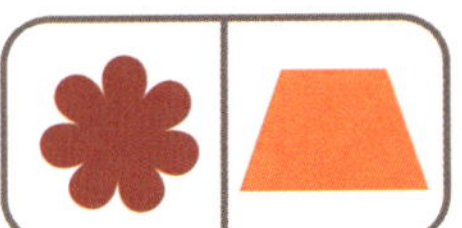
7 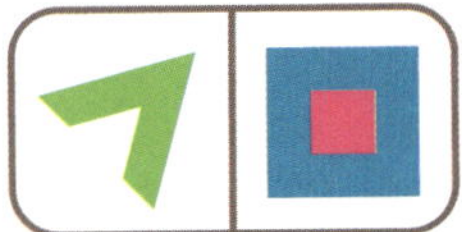
8 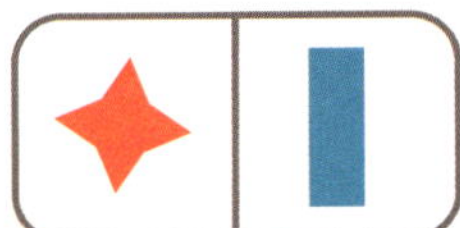

9 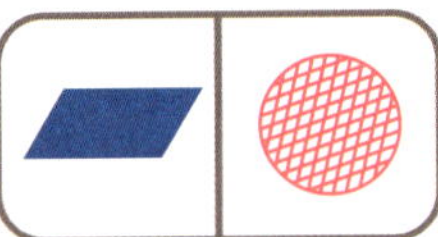
10 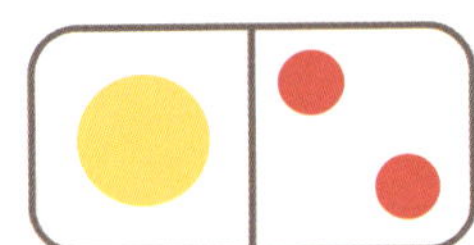
11 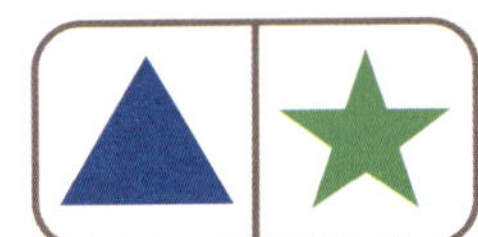
12 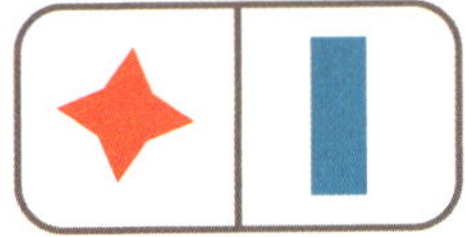
13 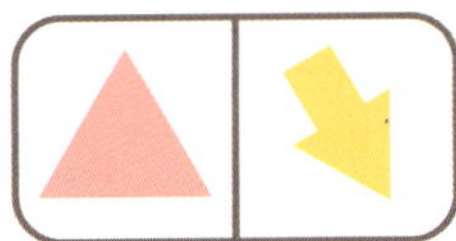
14 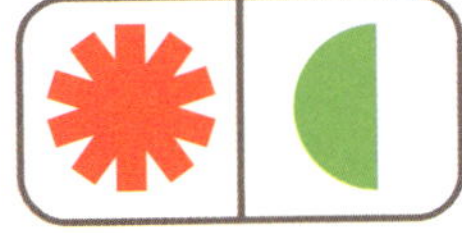
15 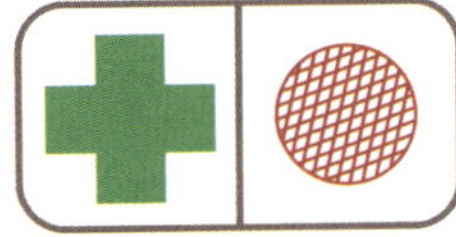
16 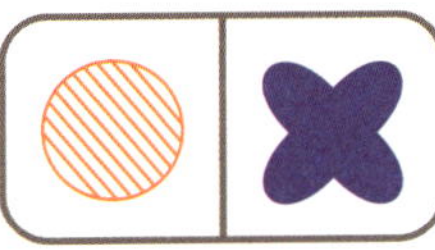

17 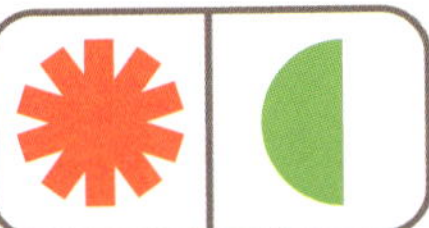
18 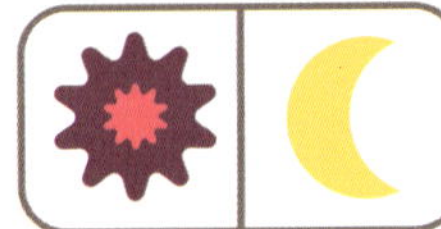
19 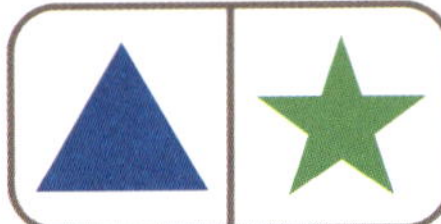
20 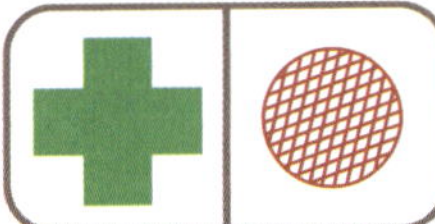
21 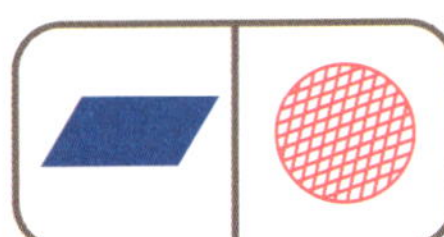
22 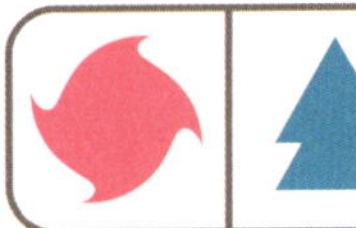
23 
24 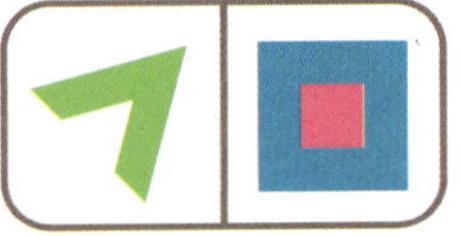

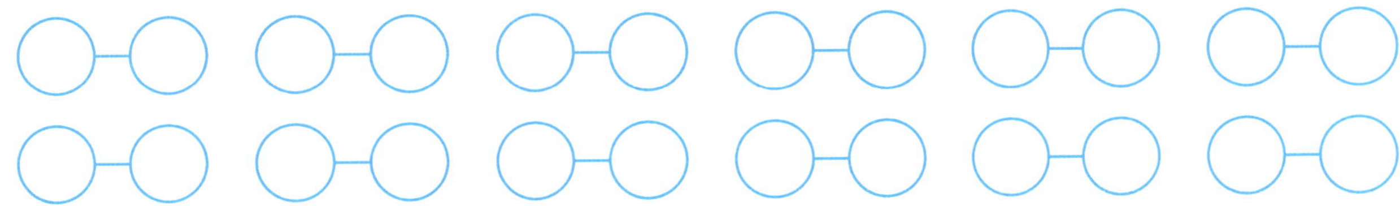

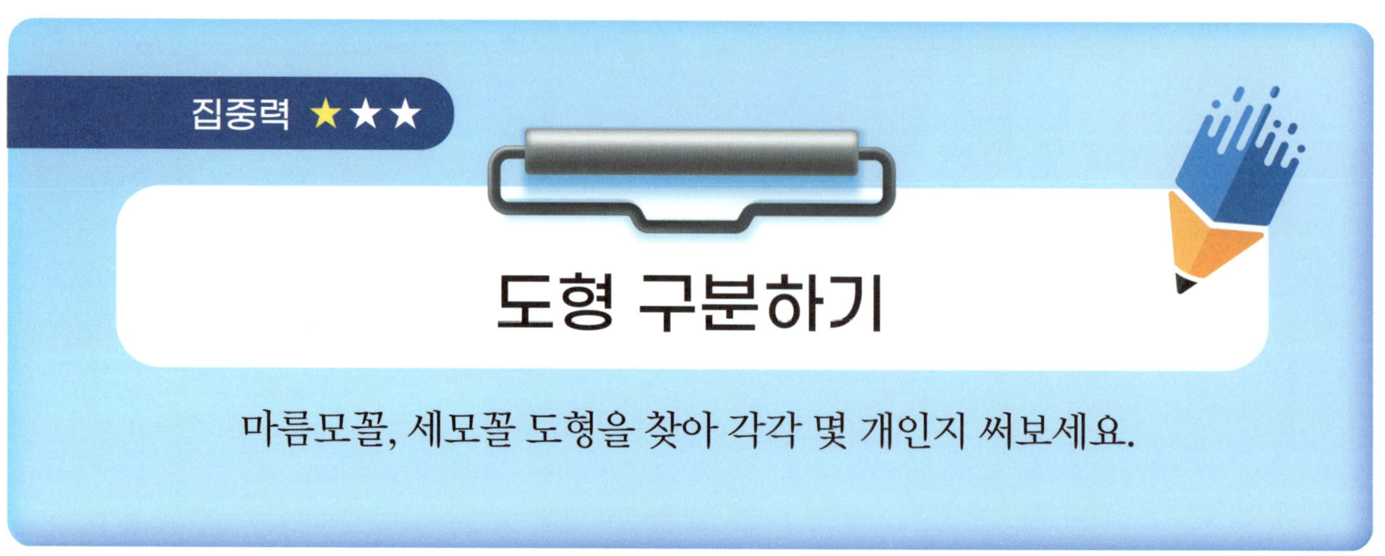


# 도형 구분하기

마름모꼴, 세모꼴 도형을 찾아 각각 몇 개인지 써보세요.

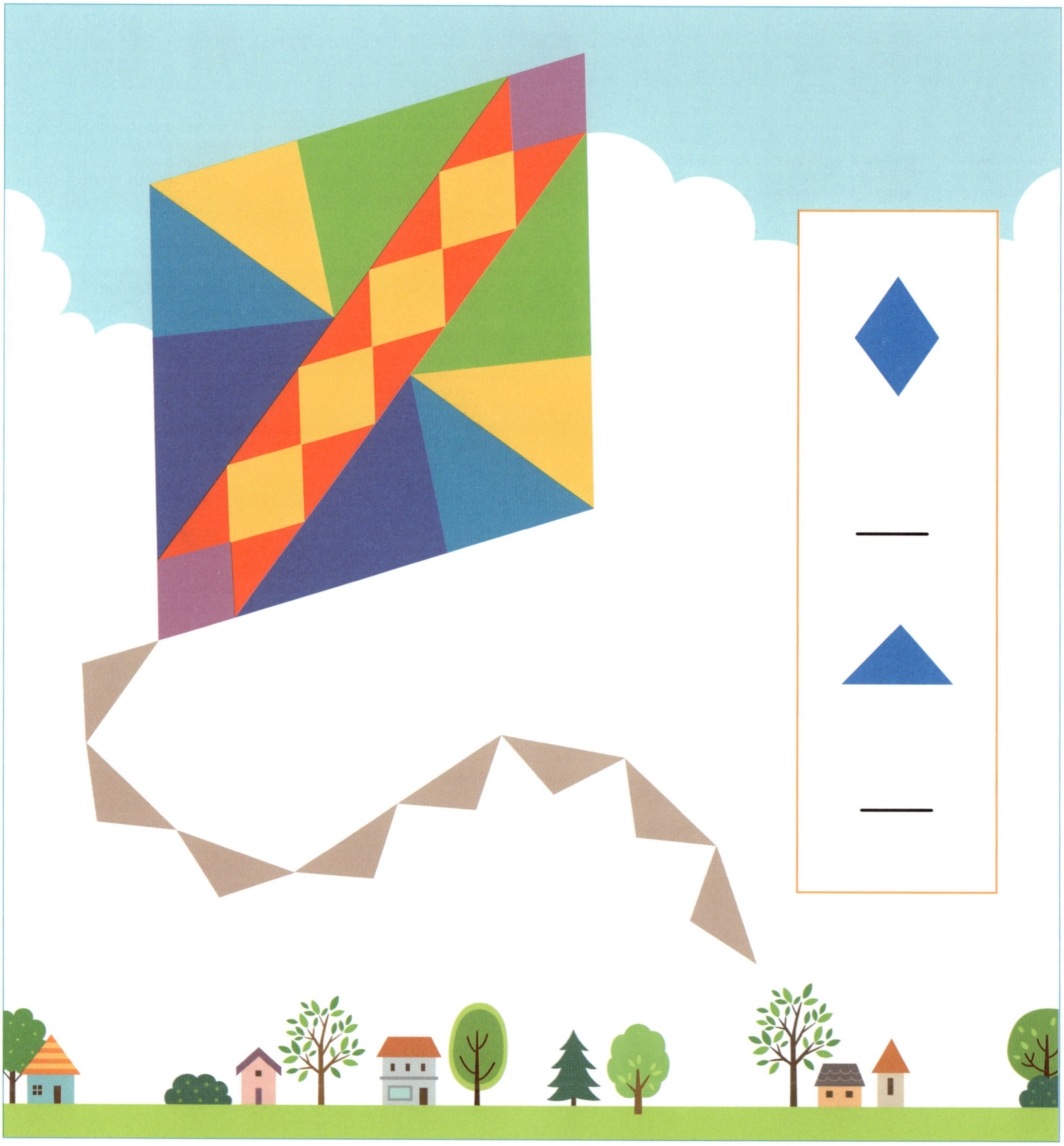

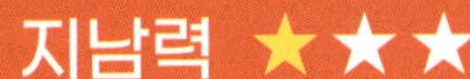

# 시간 알기

시계를 보고 맞는 시간과 연결해 보세요.

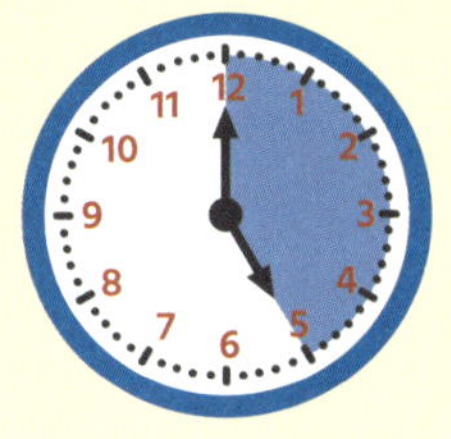
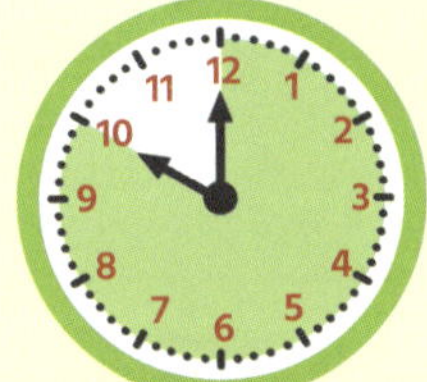
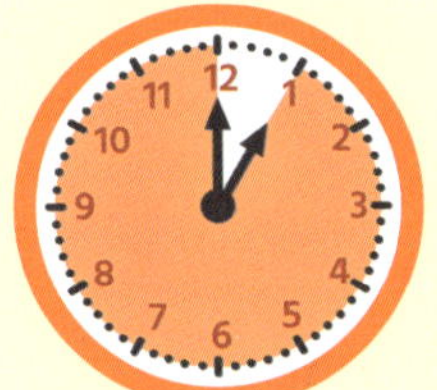
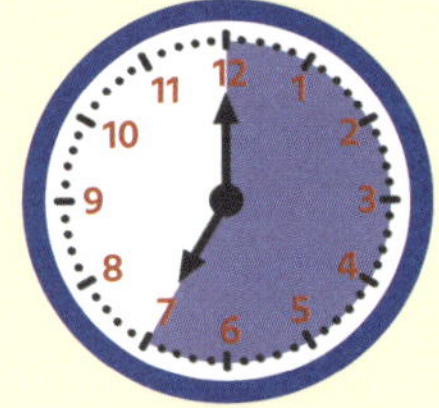
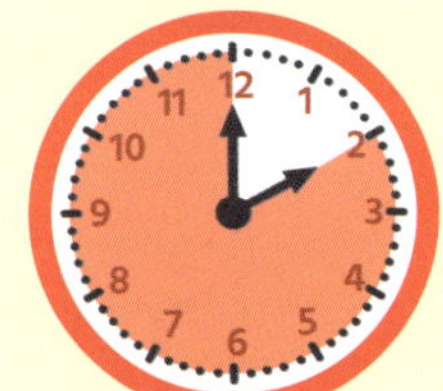
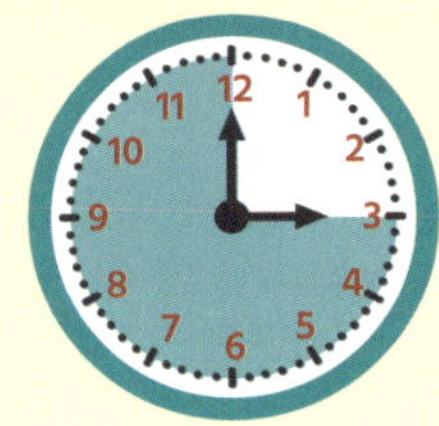

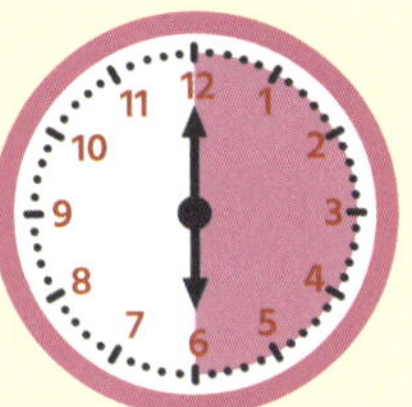
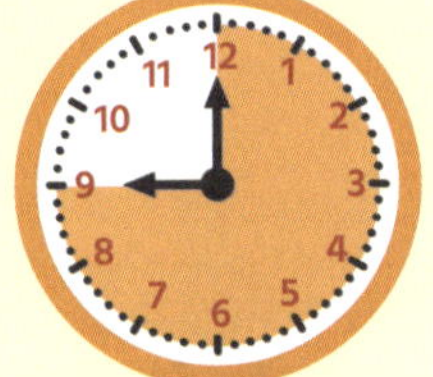

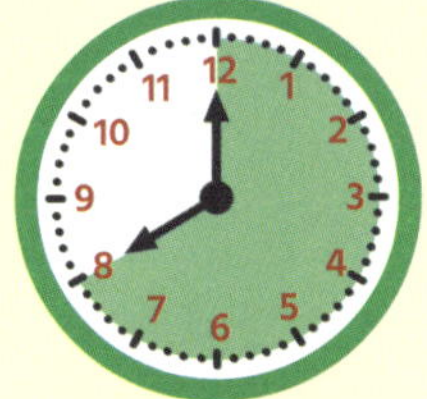
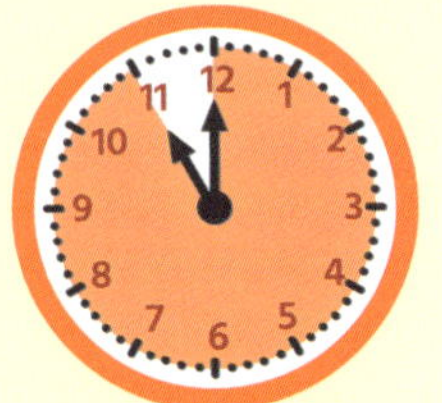
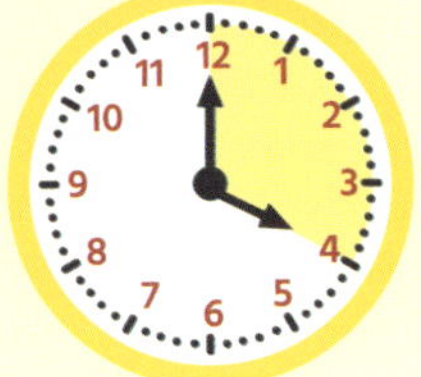

# 숫자 비교하기

수의 크고 작음을 비교하여 기호( ﹥, ﹤ )로 표시해 보세요.

| | |
|---|---|
| 1011 ◯ 1101 | 2048 ◯ 2084 |
| 3887 ◯ 3978 | 4567 ◯ 4476 |
| 5096 ◯ 5069 | 6432 ◯ 6423 |
| 7123 ◯ 7132 | 9987 ◯ 9978 |
| 8327 ◯ 8237 | 1235 ◯ 1253 |

# 그림 완성하기

보기처럼 빠진 선을 그려 넣어 그림을 완성하세요.

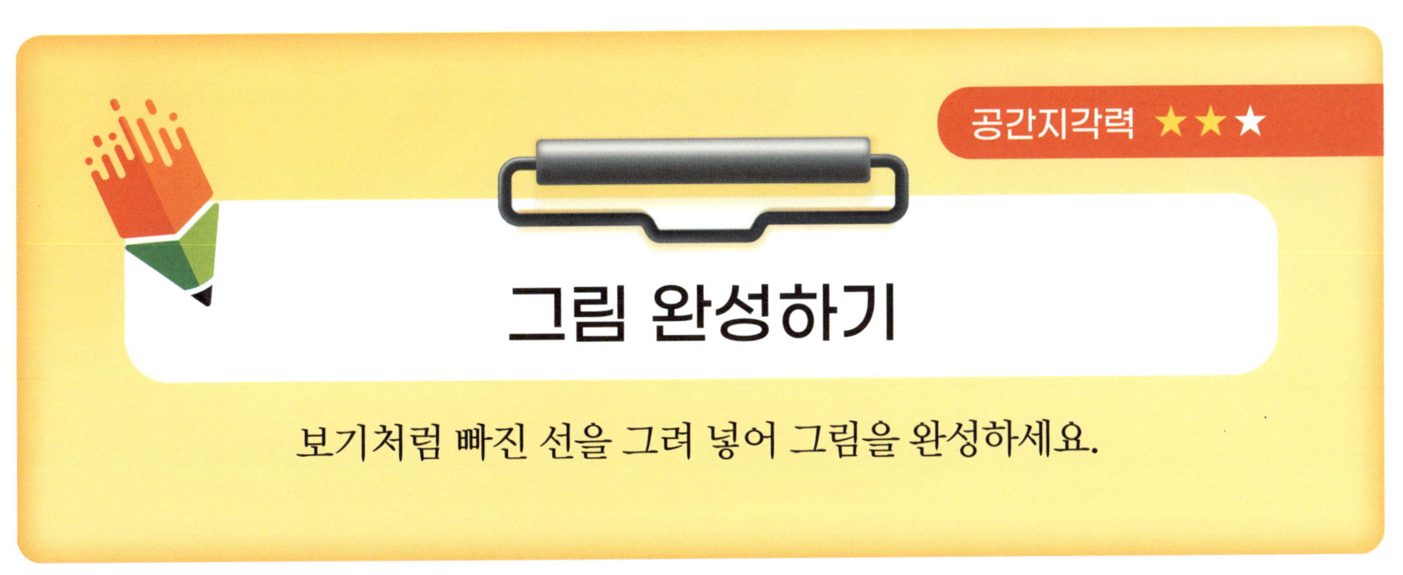

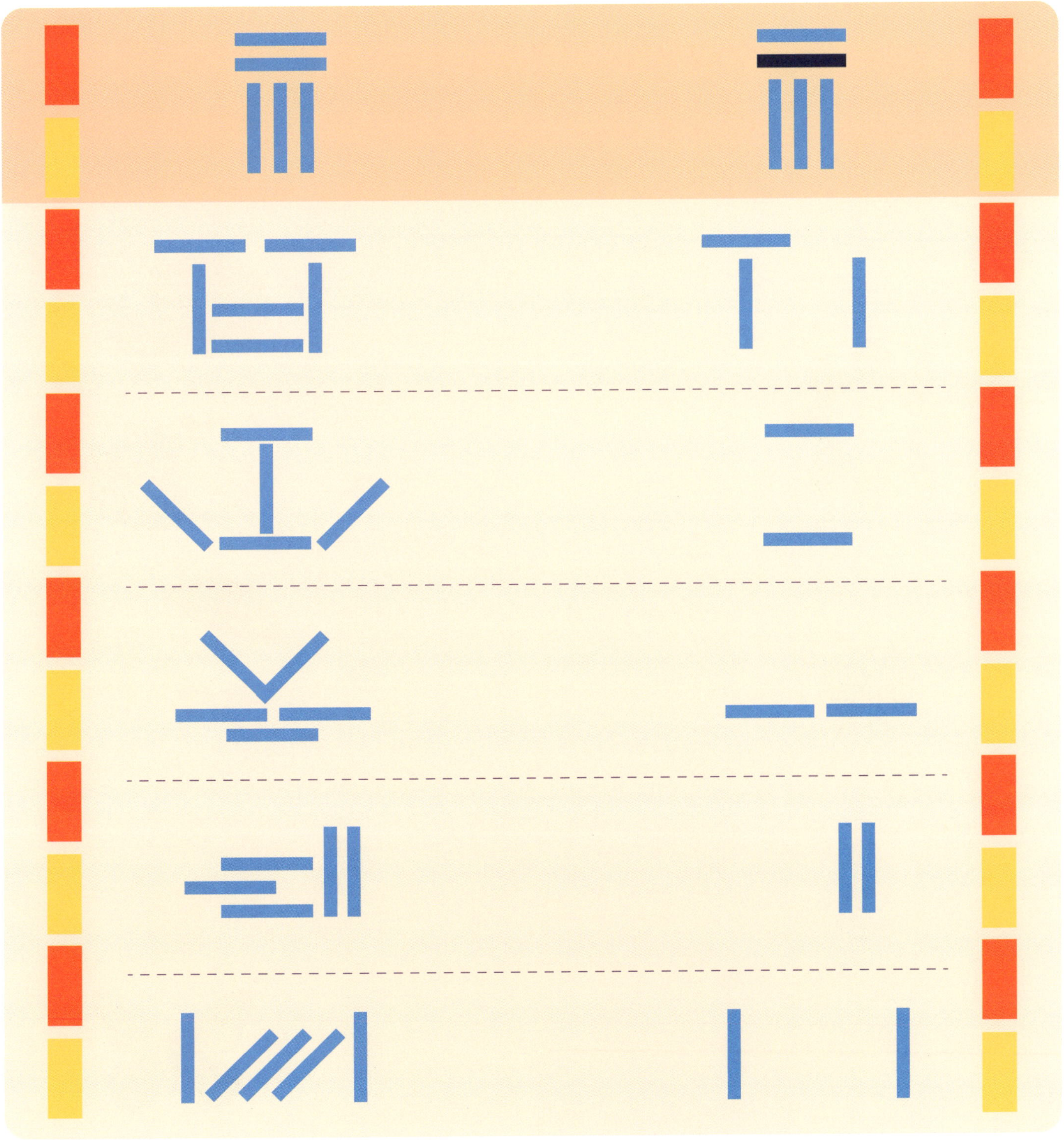

# 계절로 연상되는 사물 알기

봄, 여름 계절로 연상되는 물건을 찾아 연결하세요.

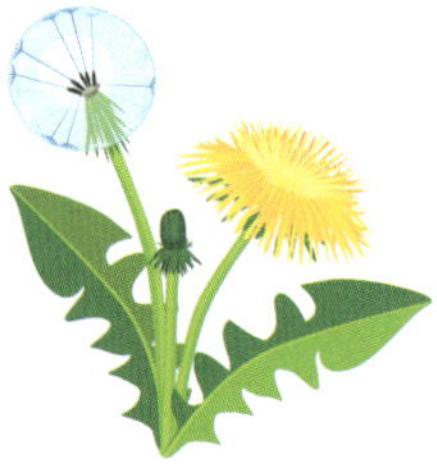

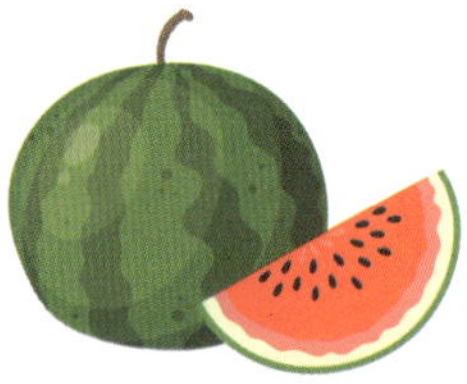

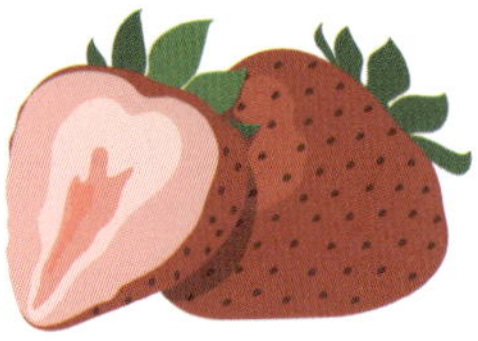

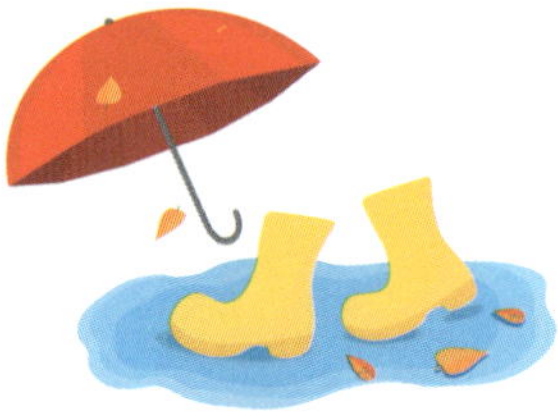

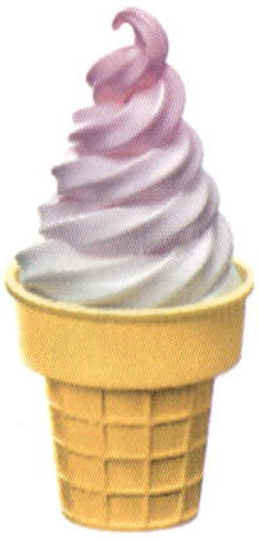

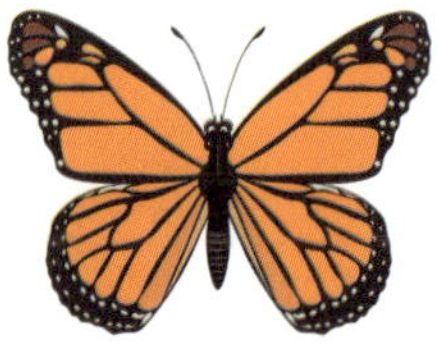

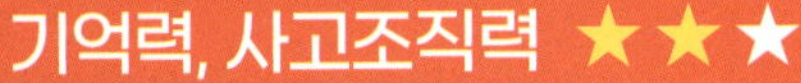


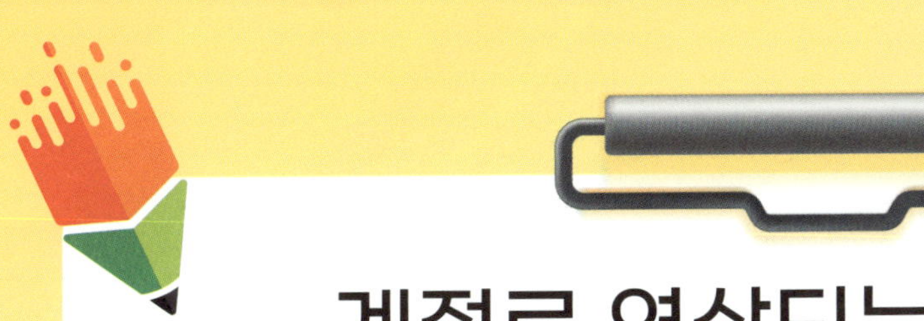

# 계절로 연상되는 사물 알기

가을, 겨울 계절로 연상되는 물건을 찾아 연결하세요.

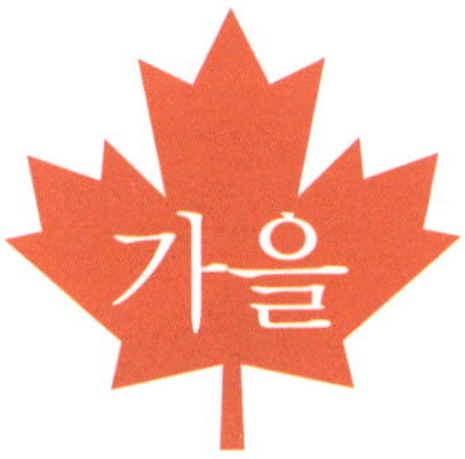

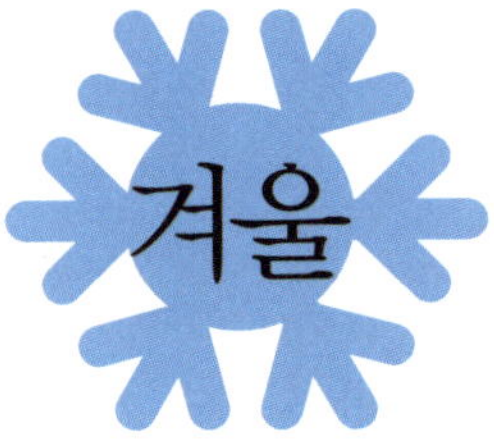

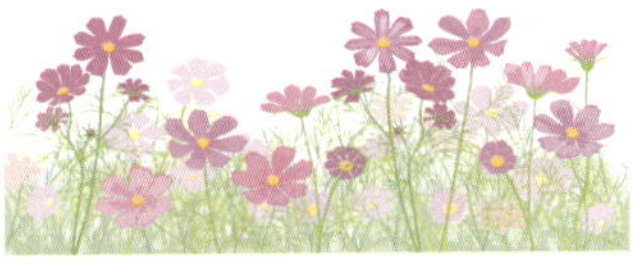

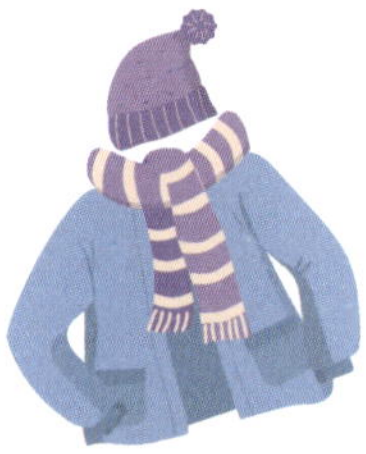

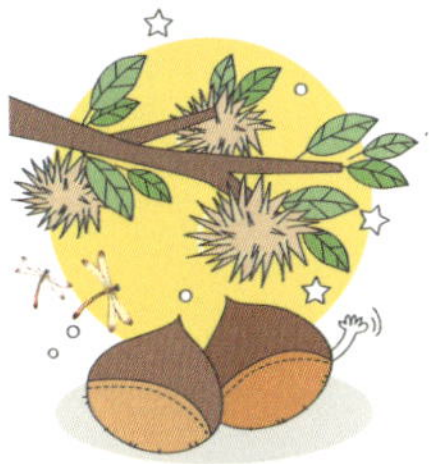

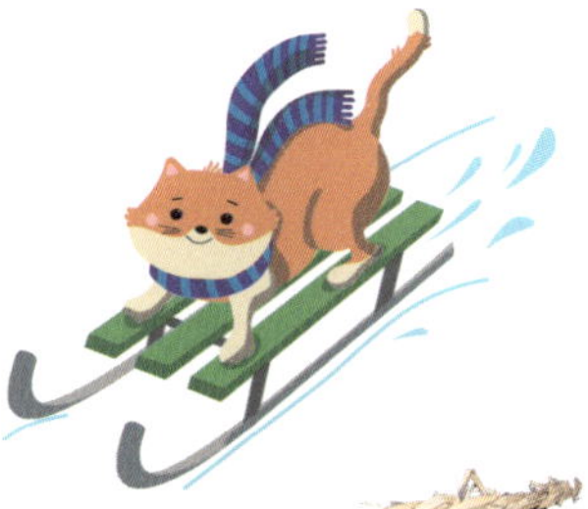

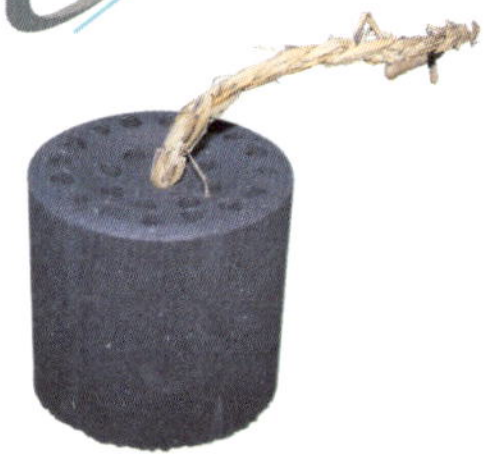

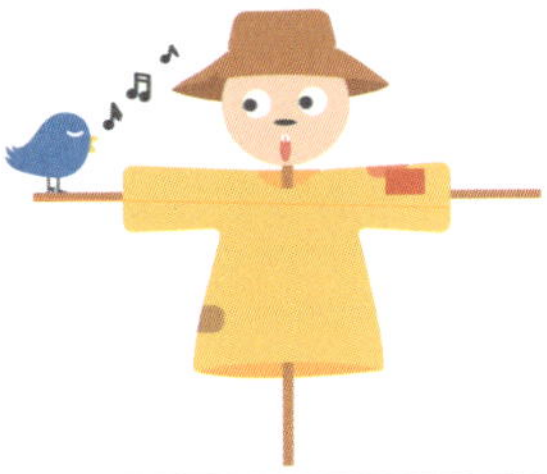

# 그림자로 사물 찾기

그림자를 보고 맞는 사물을 찾아 표시하세요.

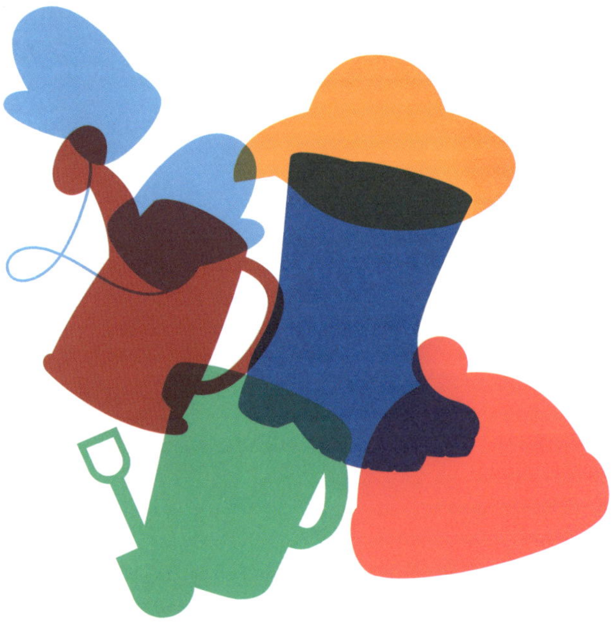

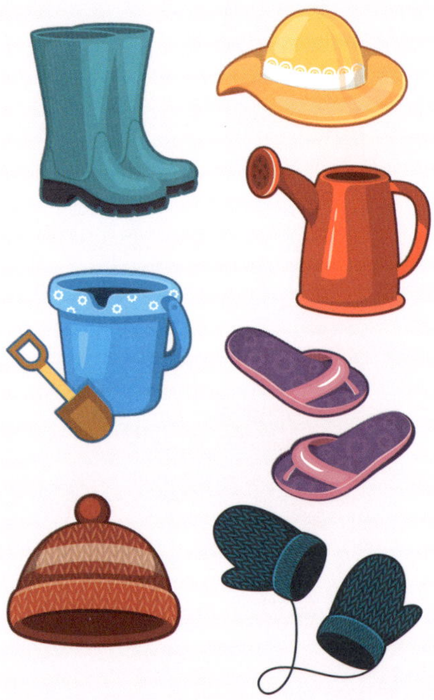

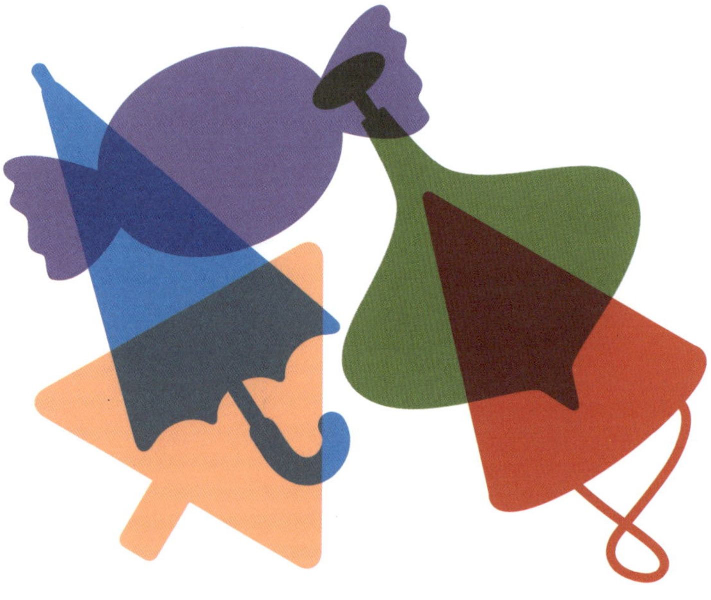

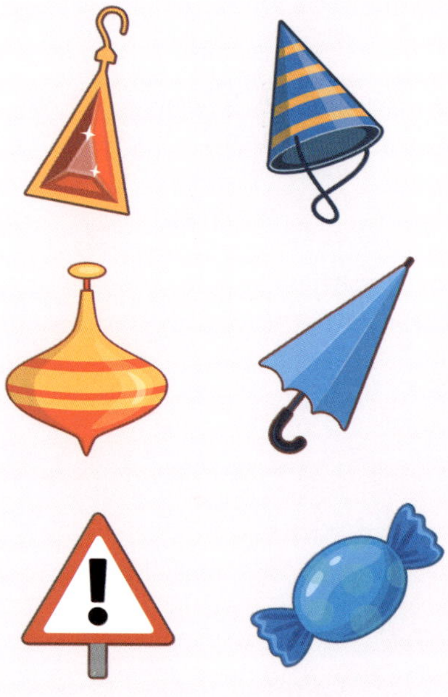

# 공간과 위치 알기

보기와 같게 빈칸에 색칠해 보세요.

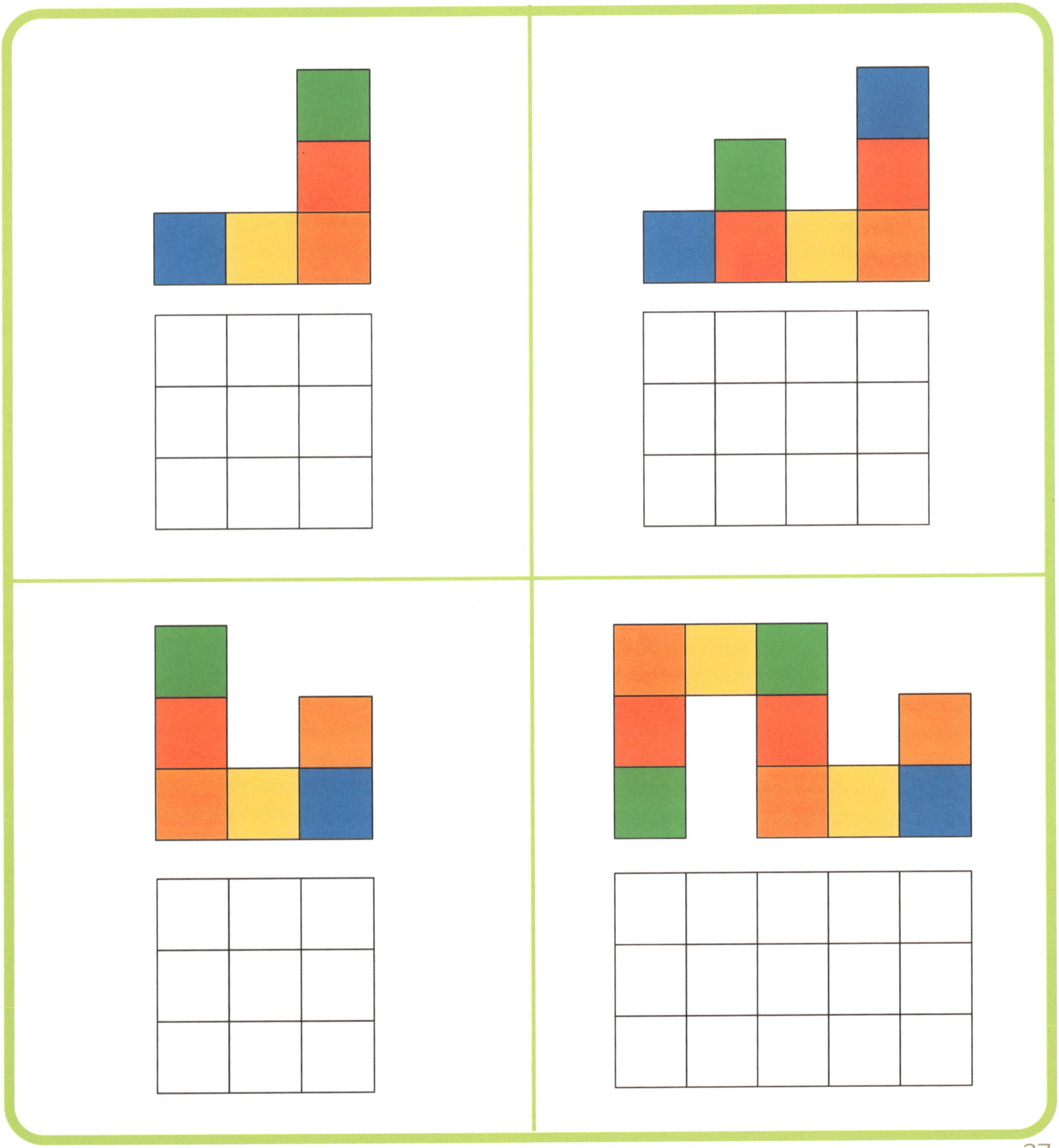

# 관계있는 것

먹거리와 원재료입니다. 서로 맞는 것을 연결하세요.

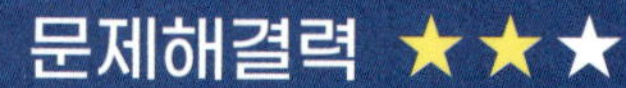

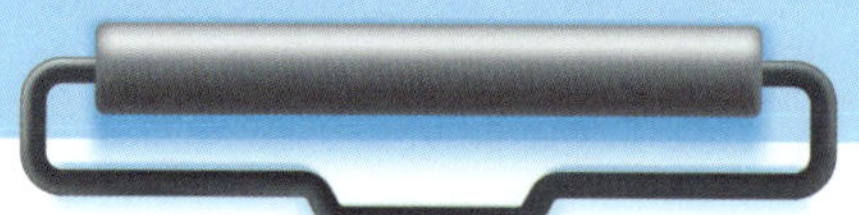

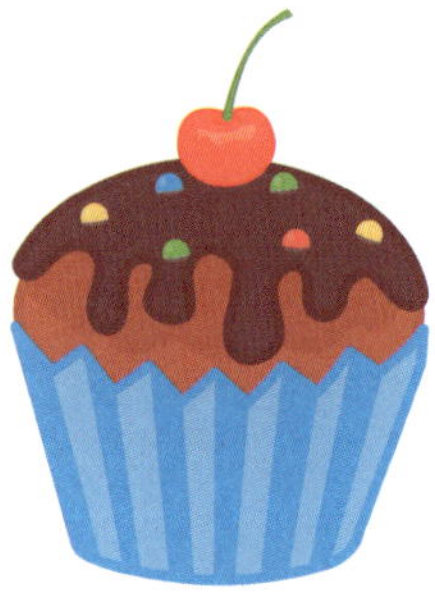

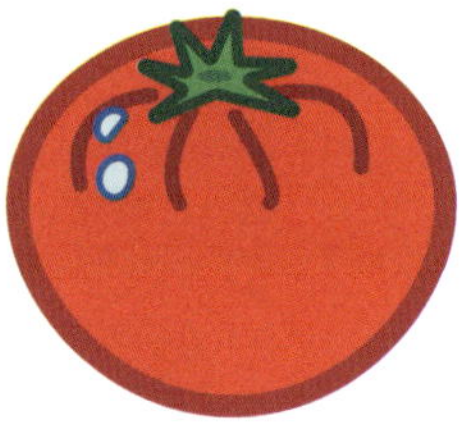

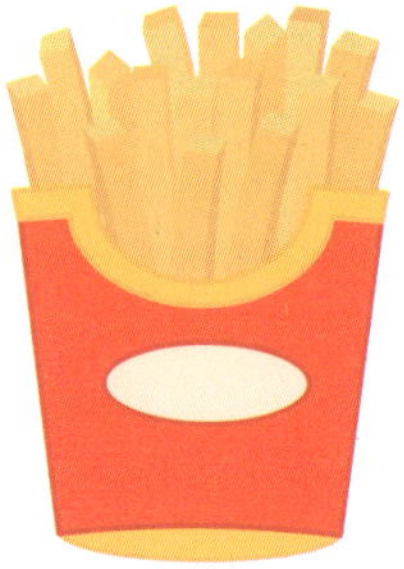

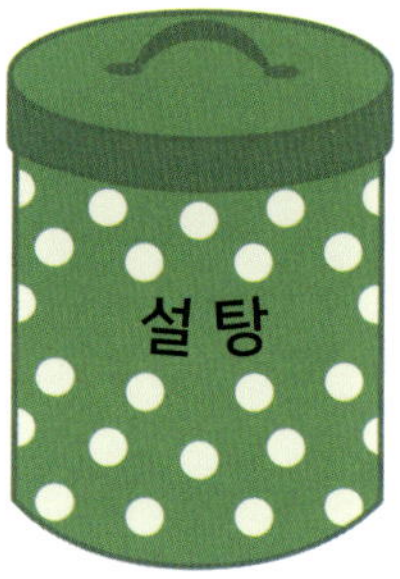

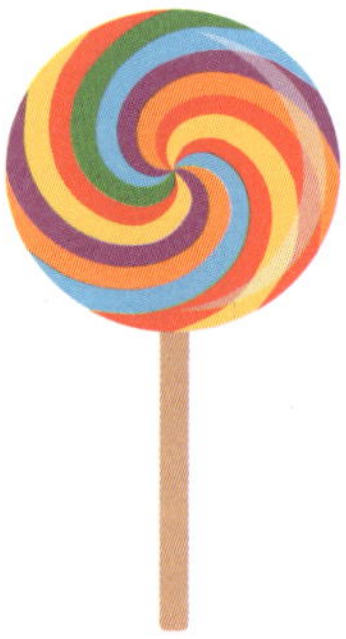

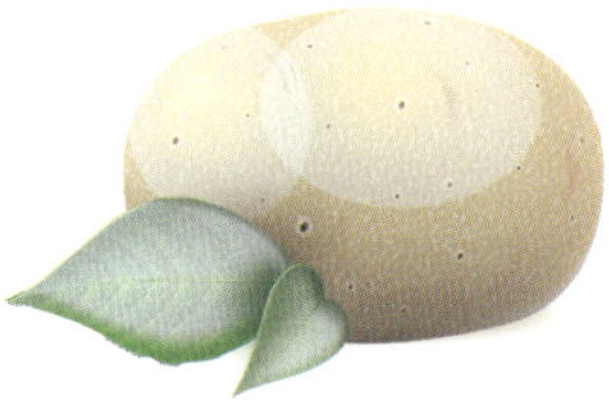

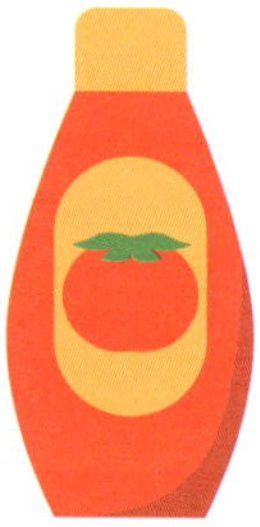

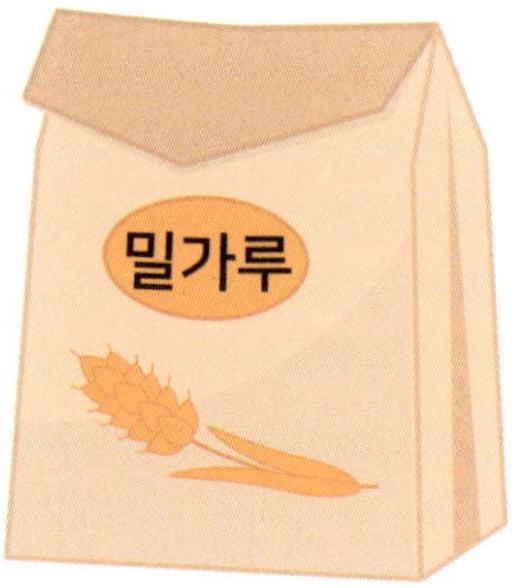

# 대칭 위치 알기

보기처럼 대칭되는 위치에 같은 색을 칠해 완성하세요.

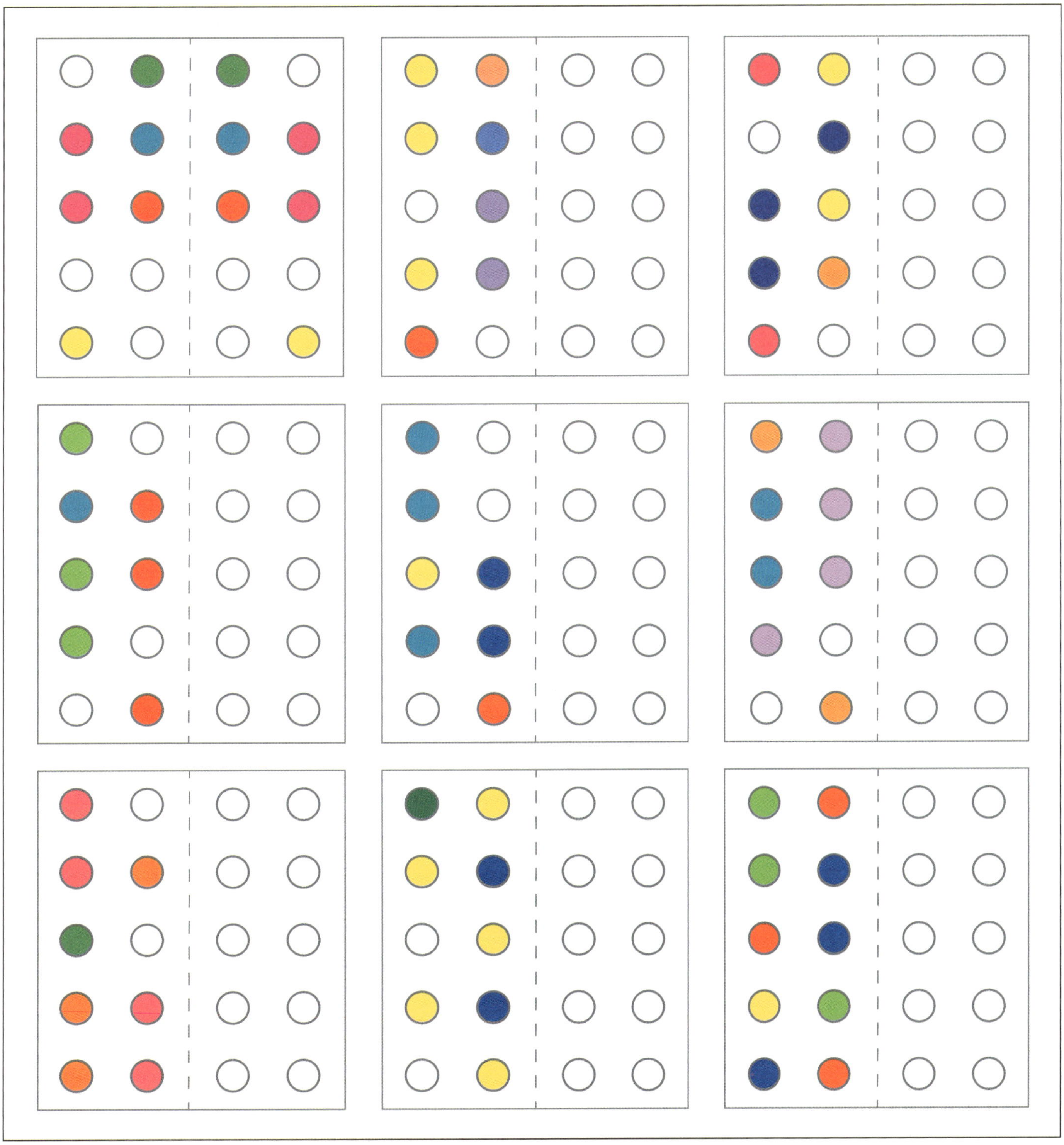

# 순서대로 선 긋기

숫자가 지시하는 순서대로 선을 그어 그림을 완성하세요.

11-7-2-8-4-9-15-14-18-12-11

8-7-1-2-8-13-14-20-19-13

3-2-7-11-16-20-15-9-4-3

15-19-18-12-16-1-7-3-4-10-15

7-3-9-5-20-8-16-1-7-18-9

16-11-7-12-8-13-4-14-10-20-16

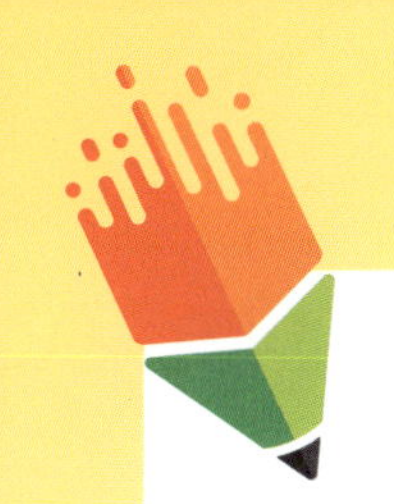

# 없어진 그림 찾기

어떤 배가 없어졌는지 번호에 표시하세요.

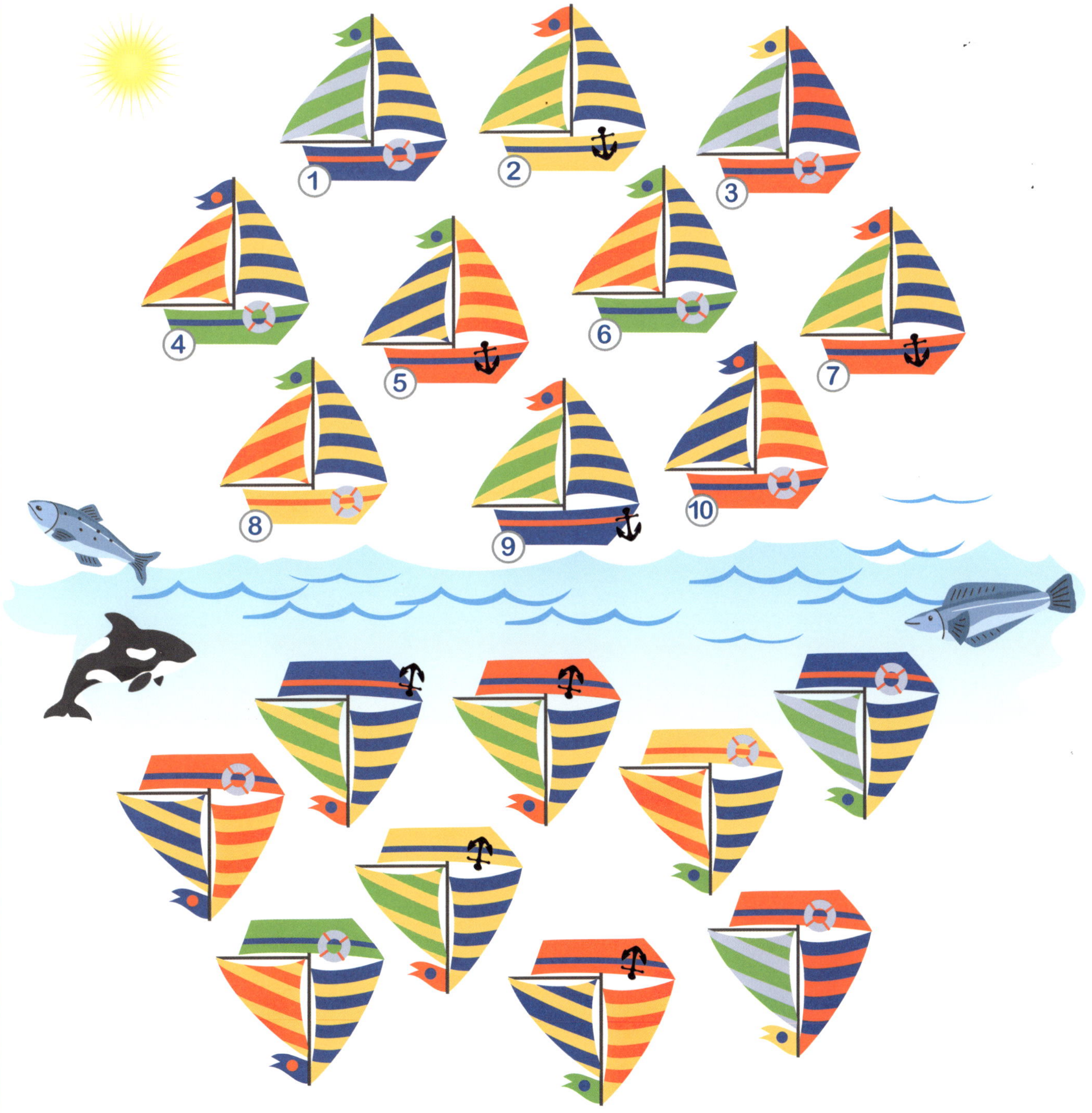

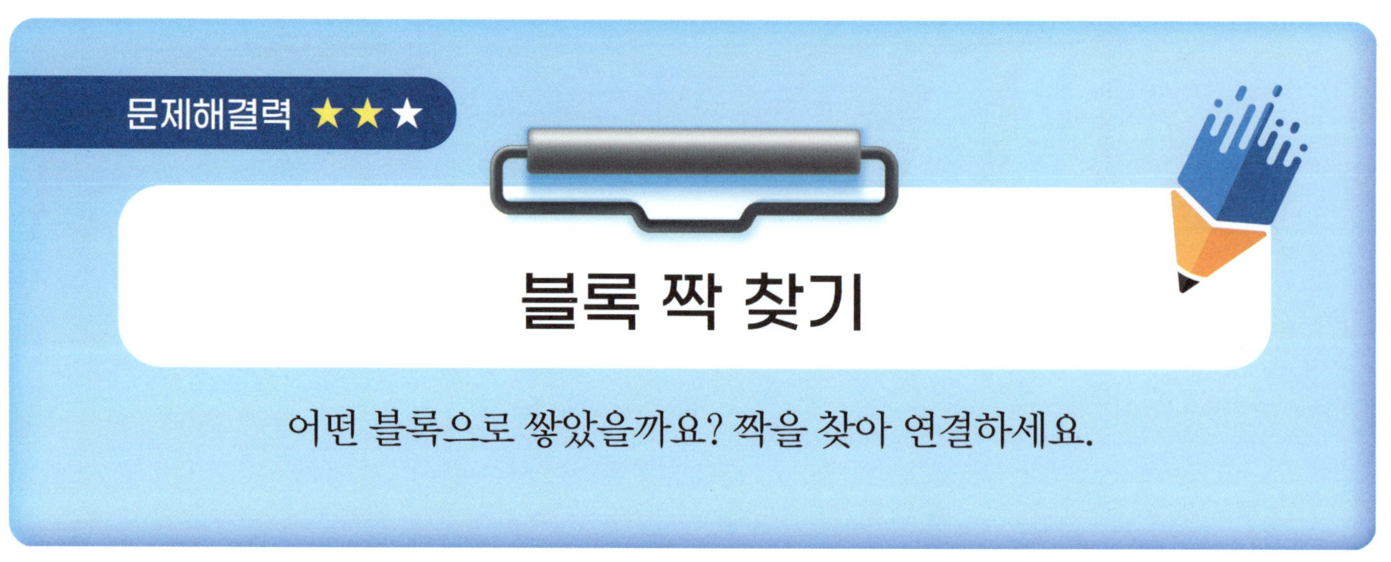

문제해결력 ★ ★ ★
블록 짝 찾기
어떤 블록으로 쌓았을까요? 짝을 찾아 연결하세요.

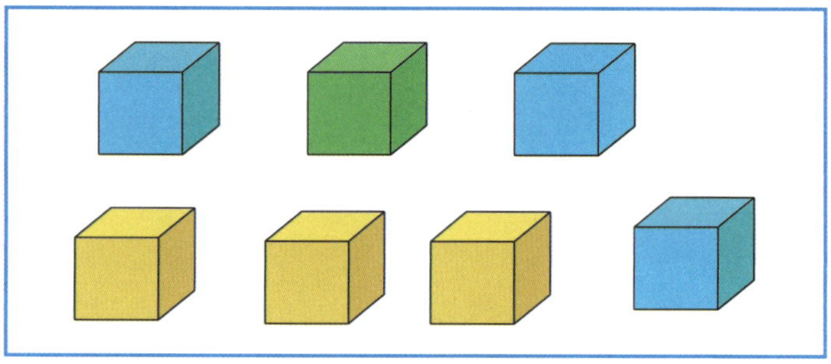

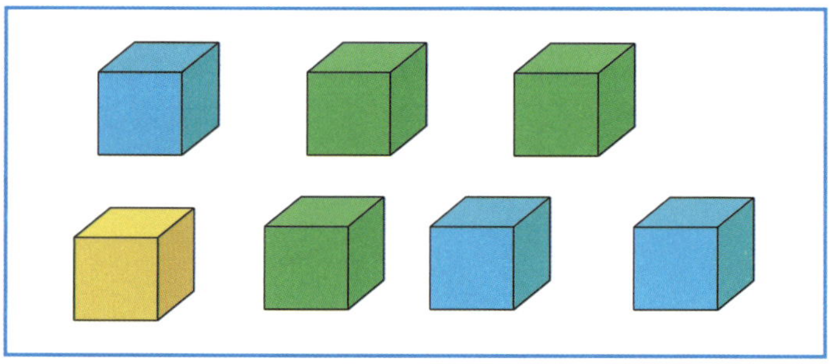

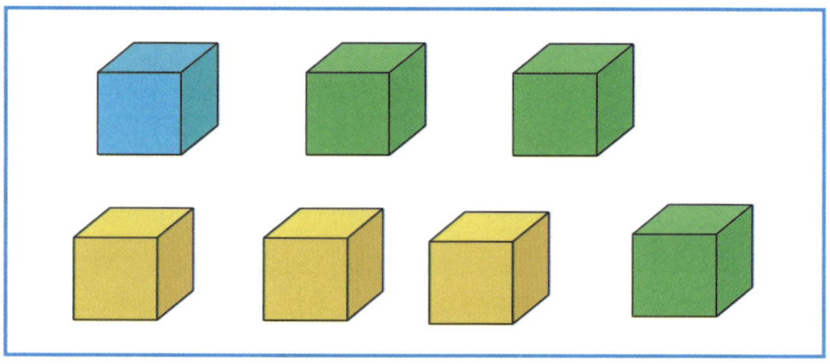

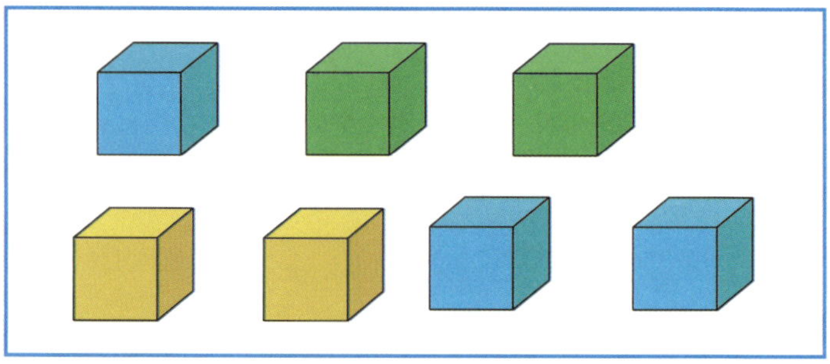

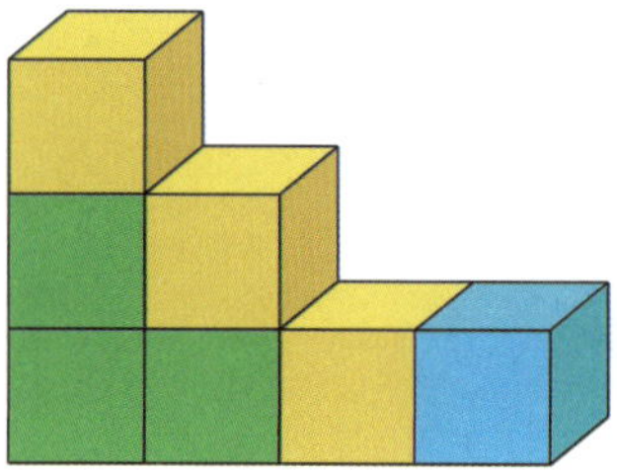

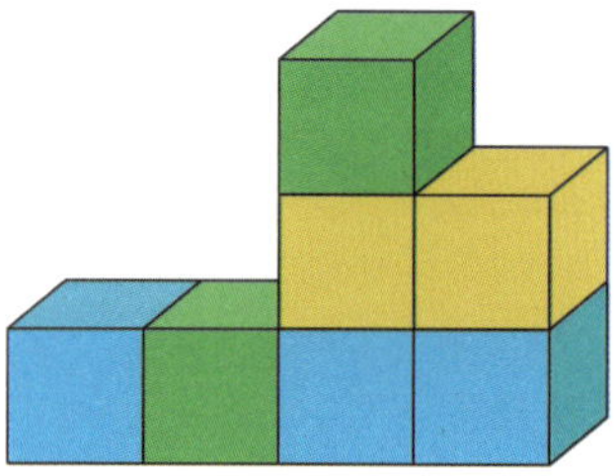

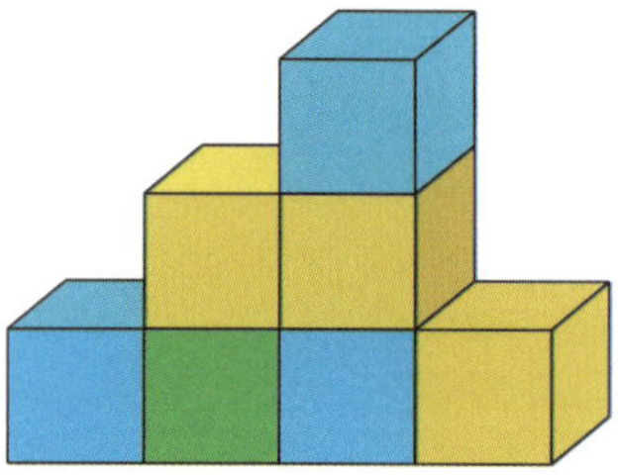

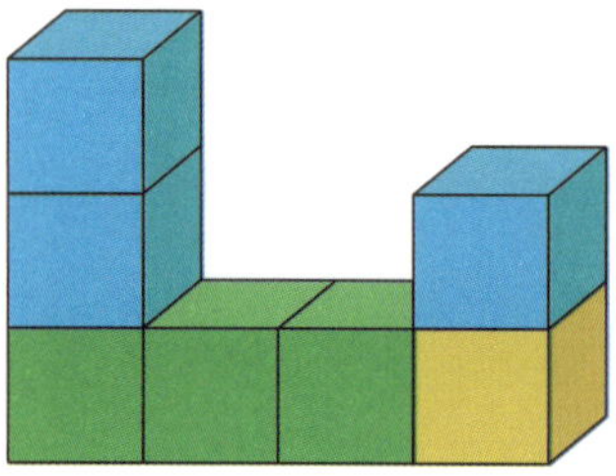

 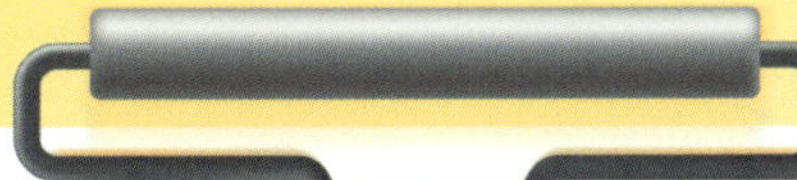



# 문장 완성하기

속담의 의미가 맞게 앞뒤 문장을 서로 연결하세요.

| | |
|---|---|
| 콩 심은 데 콩 나고 ◉ | ◉ 옷 젖는 줄 모른다. |
| 말 한마디에 ◉ | ◉ 밤말은 쥐가 듣는다. |
| 가는 말이 고와야 ◉ | ◉ 낙이 온다. |
| 가랑비에 ◉ | ◉ 천 냥 빚을 갚는다. |
| 천 리 길도 ◉ | ◉ 솟아날 구멍은 있다. |
| 하늘이 무너져도 ◉ | ◉ 오는 말이 곱다. |
| 고생 끝에 ◉ | ◉ 한 걸음부터. |
| 낮말은 새가 듣고 ◉ | ◉ 팥 심은 데 팥 난다. |

# 회전하는 도형

풍향계가 회전을 합니다. 빈곳에 알맞은 것을 찾아보세요.

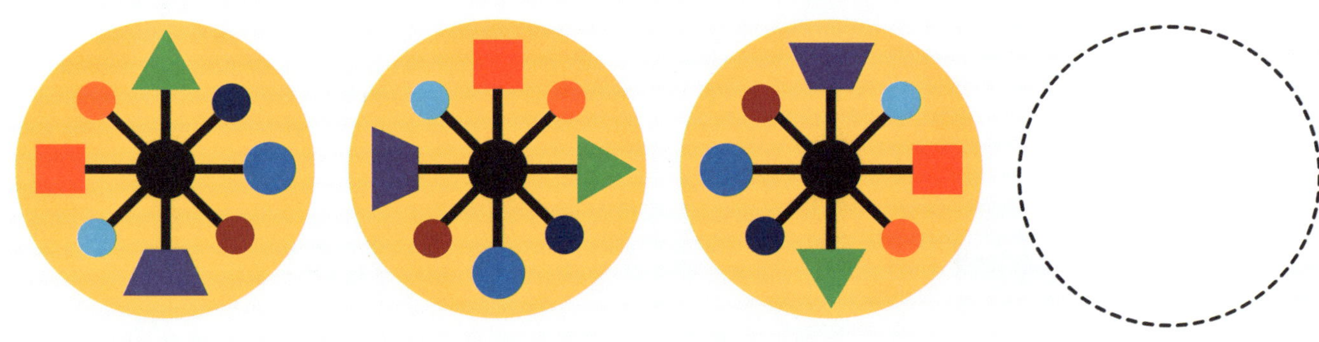

①      ②      ③      ④

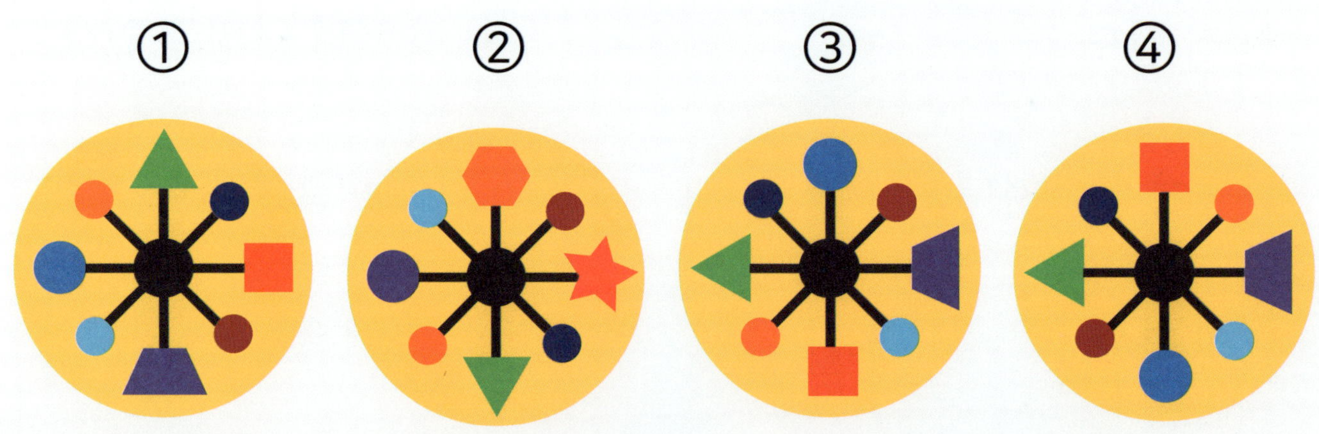

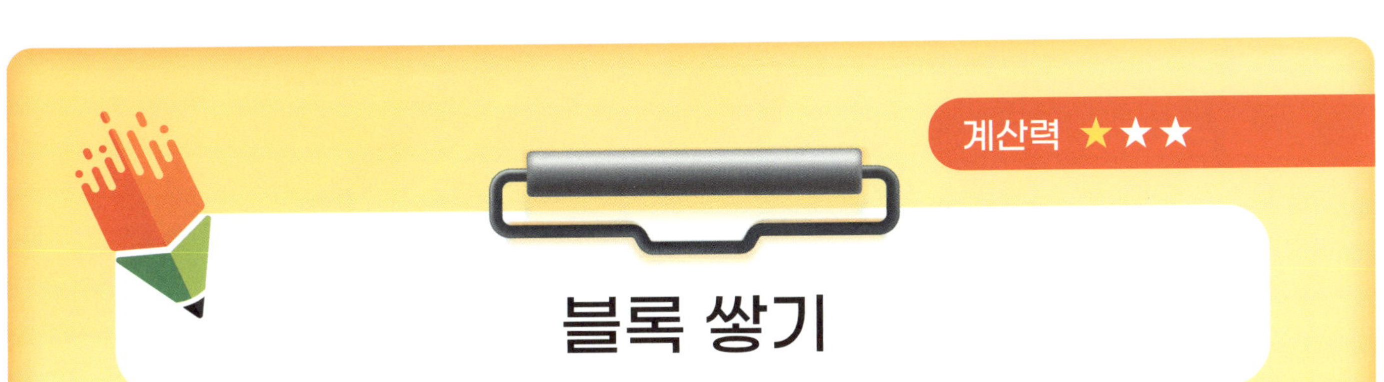

# 블록 쌓기



구슬의 합이 10개가 되도록 짝을 맞춰보세요.

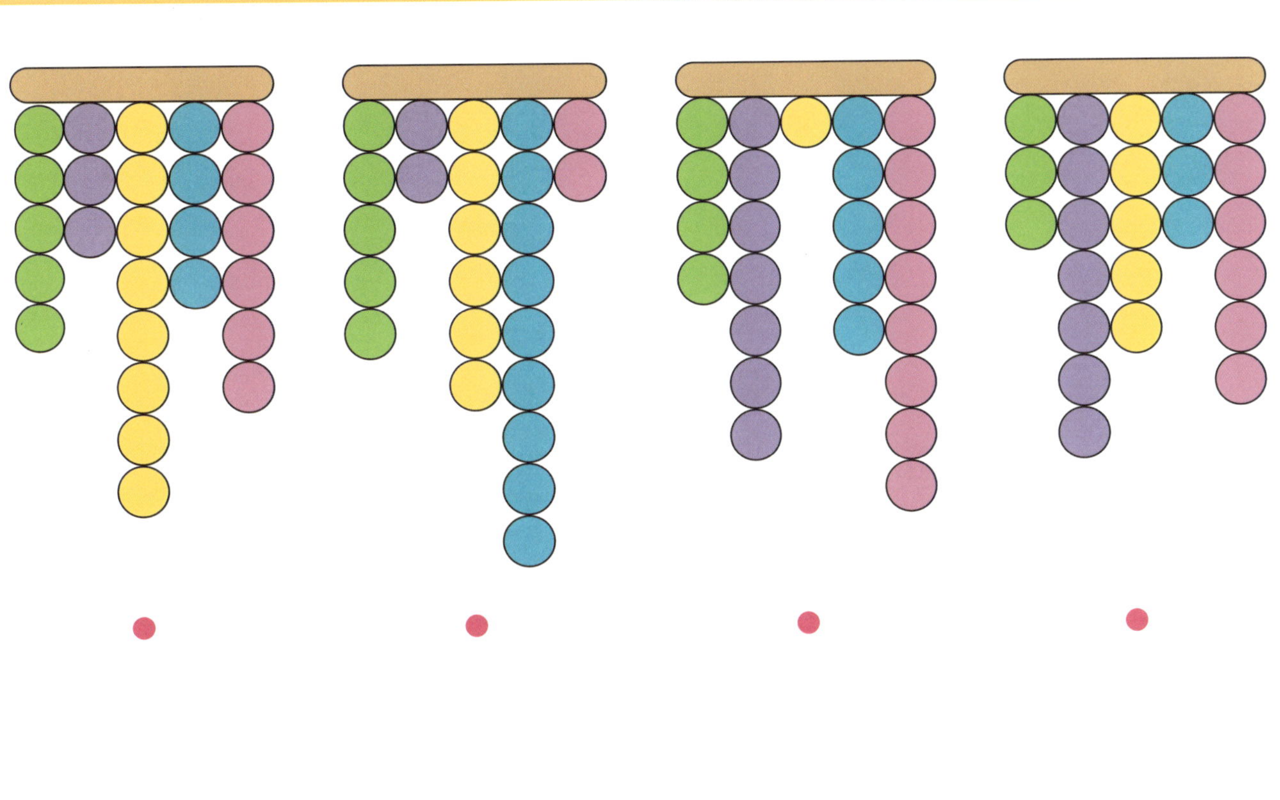

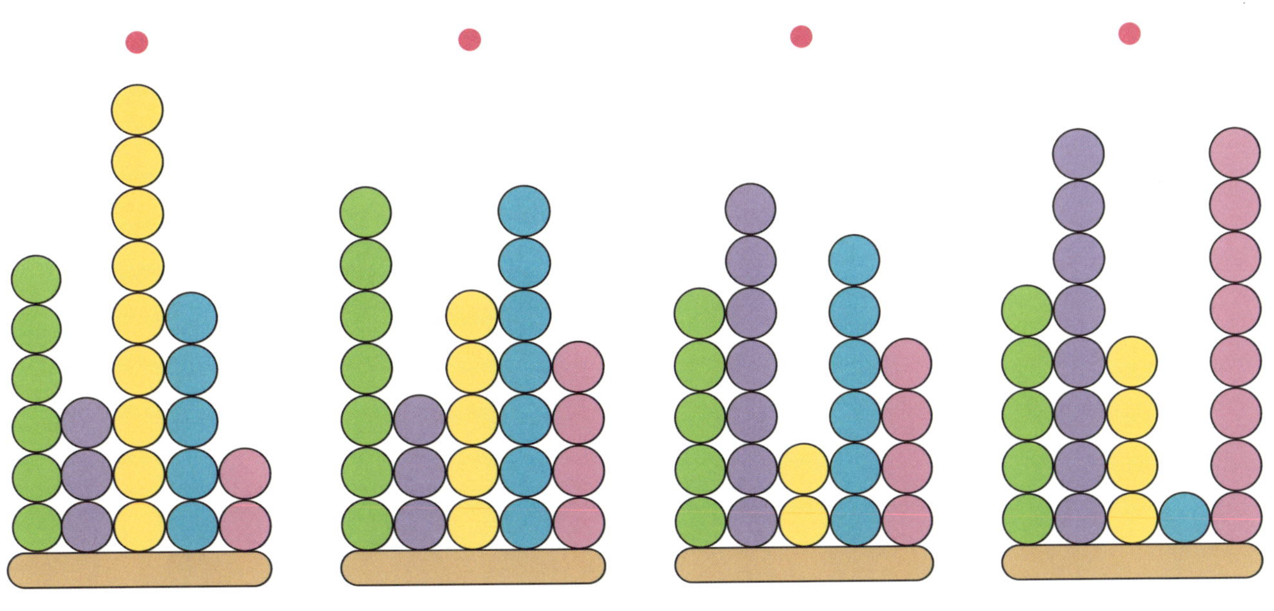

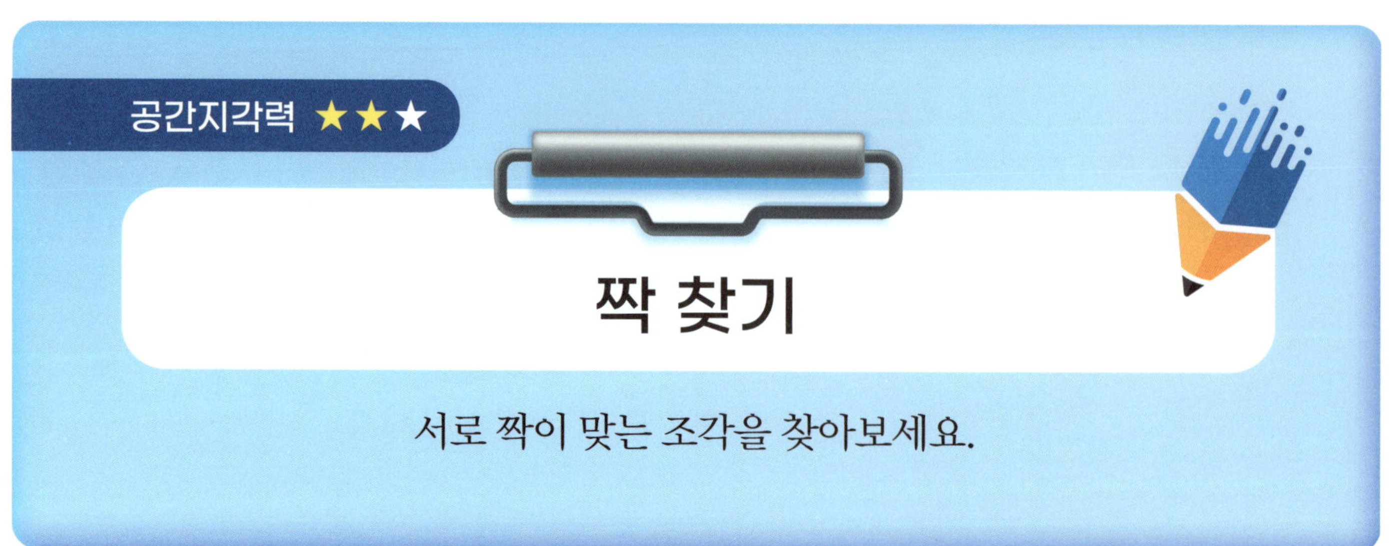

공간지각력 ★★★
짝 찾기
서로 짝이 맞는 조각을 찾아보세요.

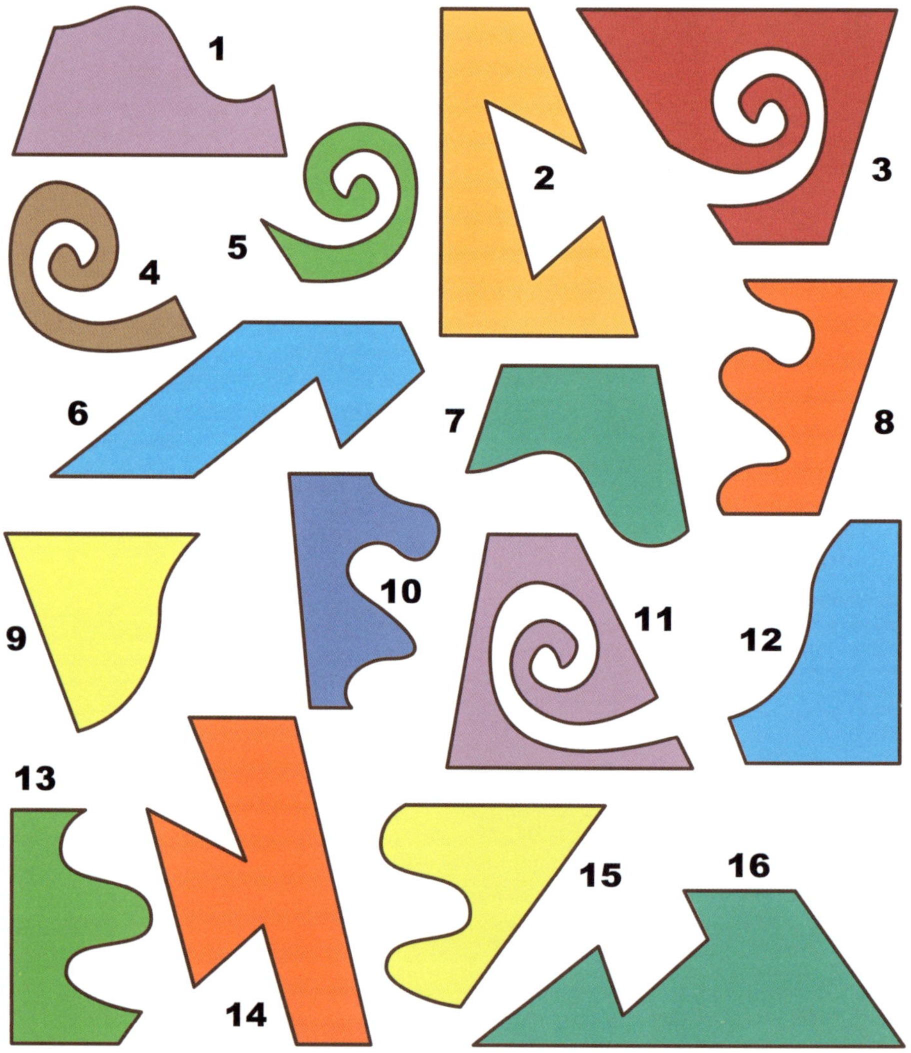

# 모양 결합하기

3장의 색종이를 겹치면 각각 어떤 모양이 될까요?

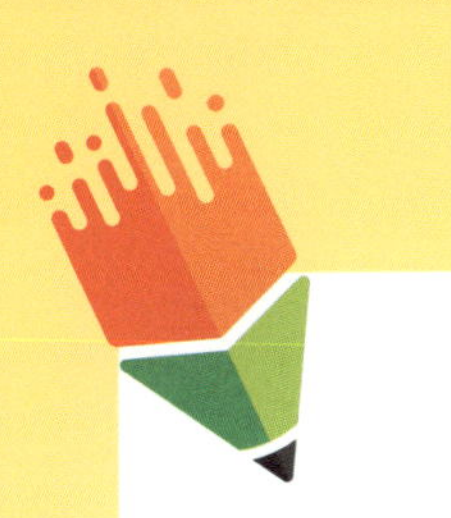

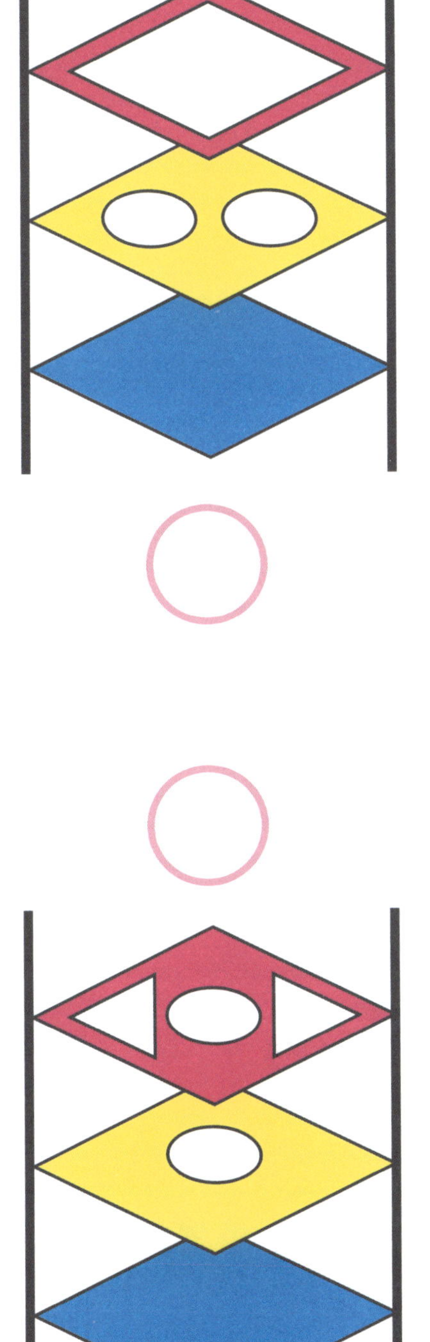

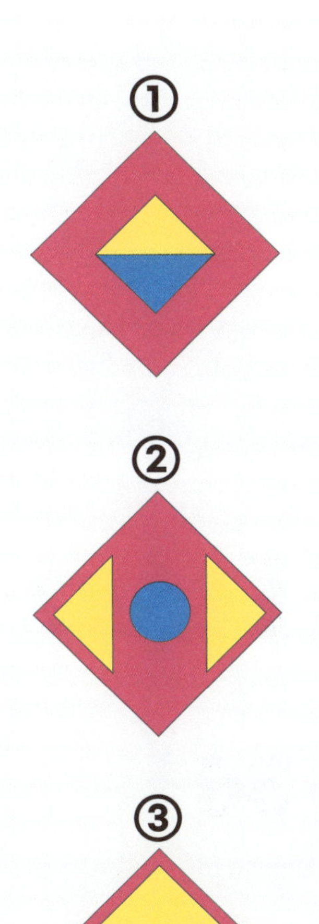
① ② ③ ④

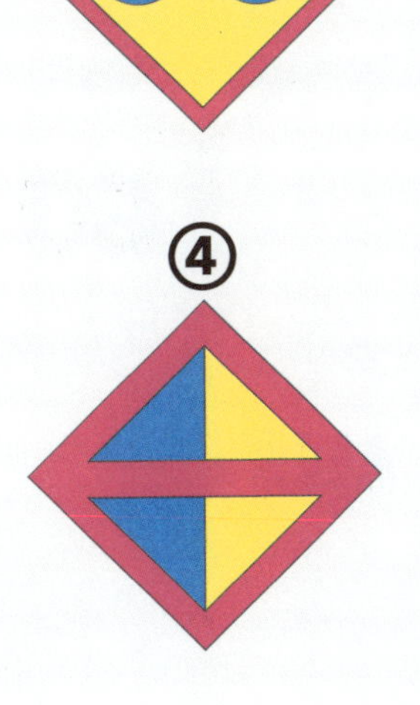

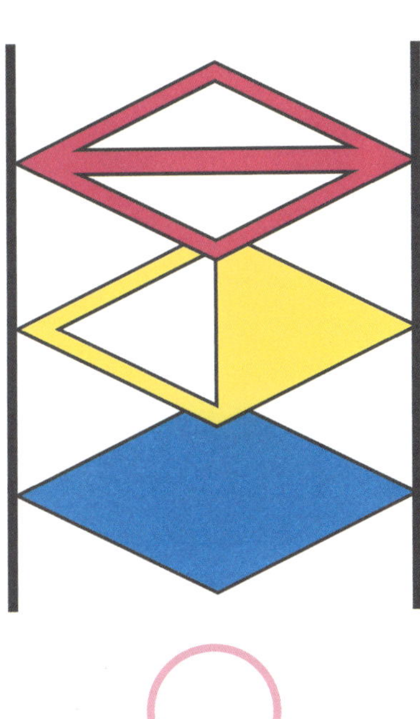

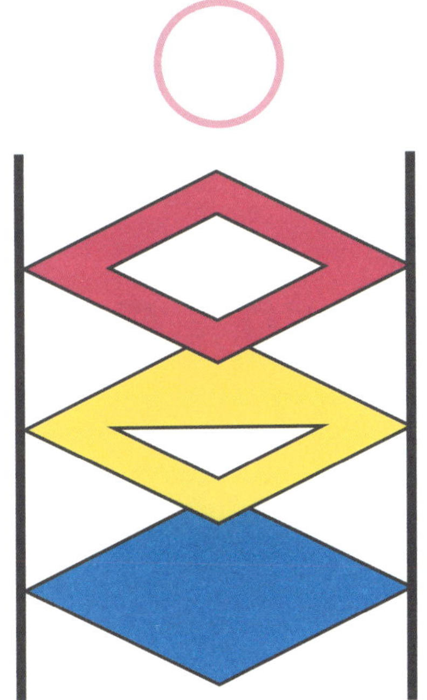

계산능력 ★★★

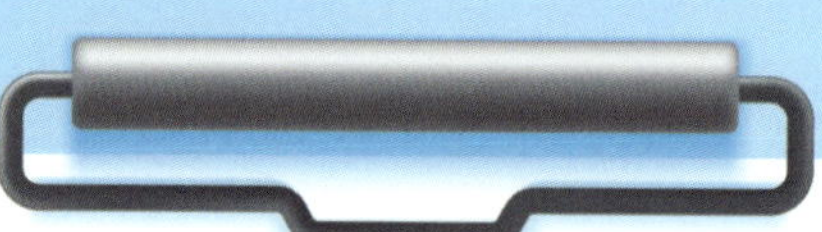

# 숫자 추론하기

힌트를 찾아 빈곳에 알맞은 숫자를 써보세요.

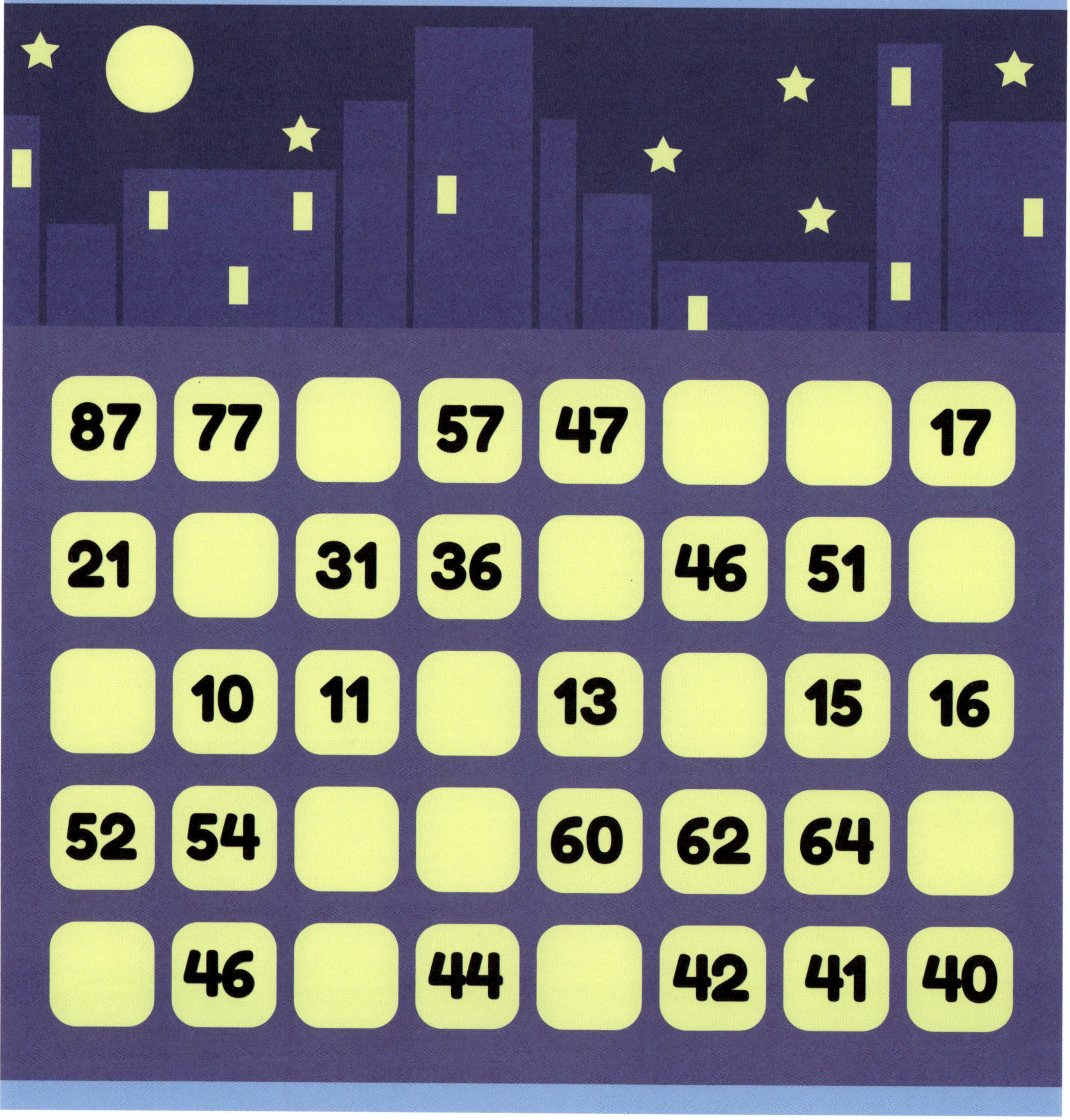

| | | | | | | | |
|---|---|---|---|---|---|---|---|
| 87 | 77 | | 57 | 47 | | | 17 |
| 21 | | 31 | 36 | | 46 | 51 | |
| | 10 | 11 | | 13 | | 15 | 16 |
| 52 | 54 | | | 60 | 62 | 64 | |
| | 46 | | 44 | | 42 | 41 | 40 |

# 입체도형 추론하기

보기의 전개도로 만든 정삼각기둥은 무엇일까요.

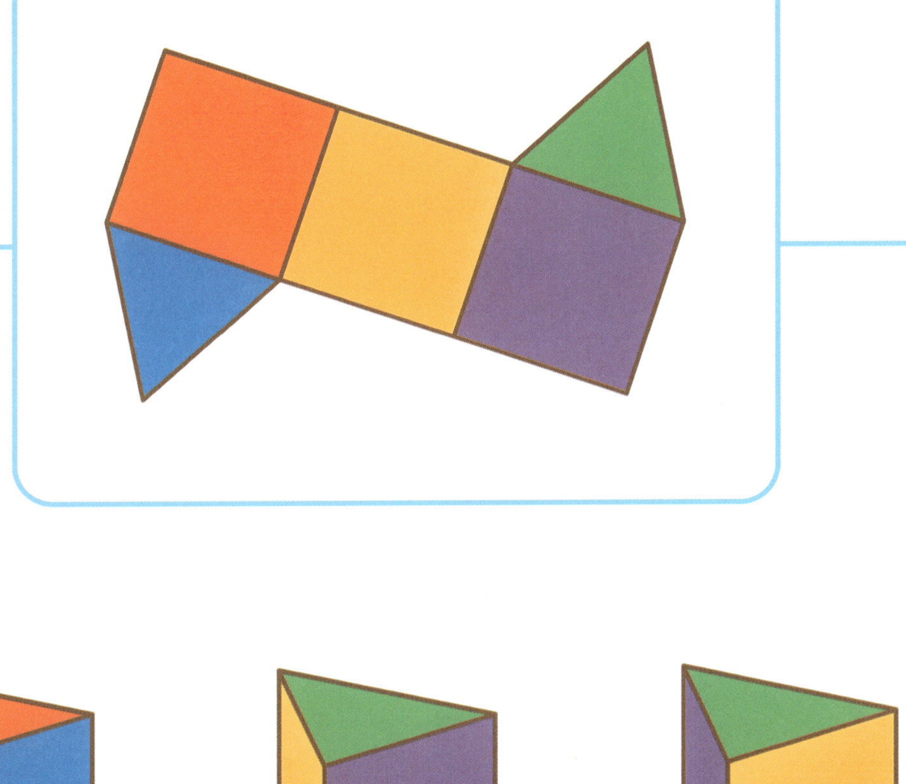

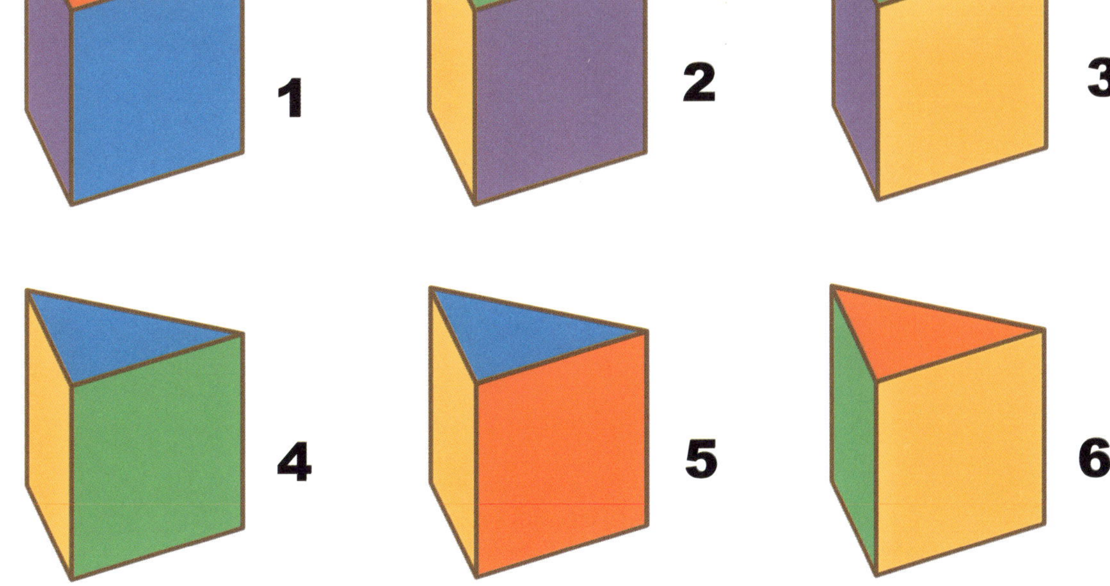

사고조직력 ★★★

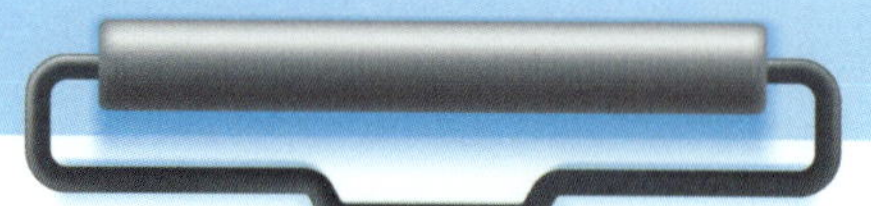

# 전체 확인하기

모두 6마리의 물고기가 있어요.
빈곳에는 어떤 물고기로 채워야 할지 맞는 번호를 써보세요.

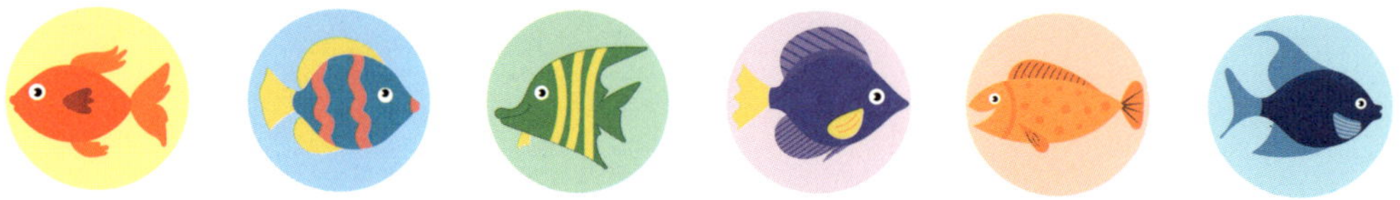

① ② ③ ④ ⑤ ⑥

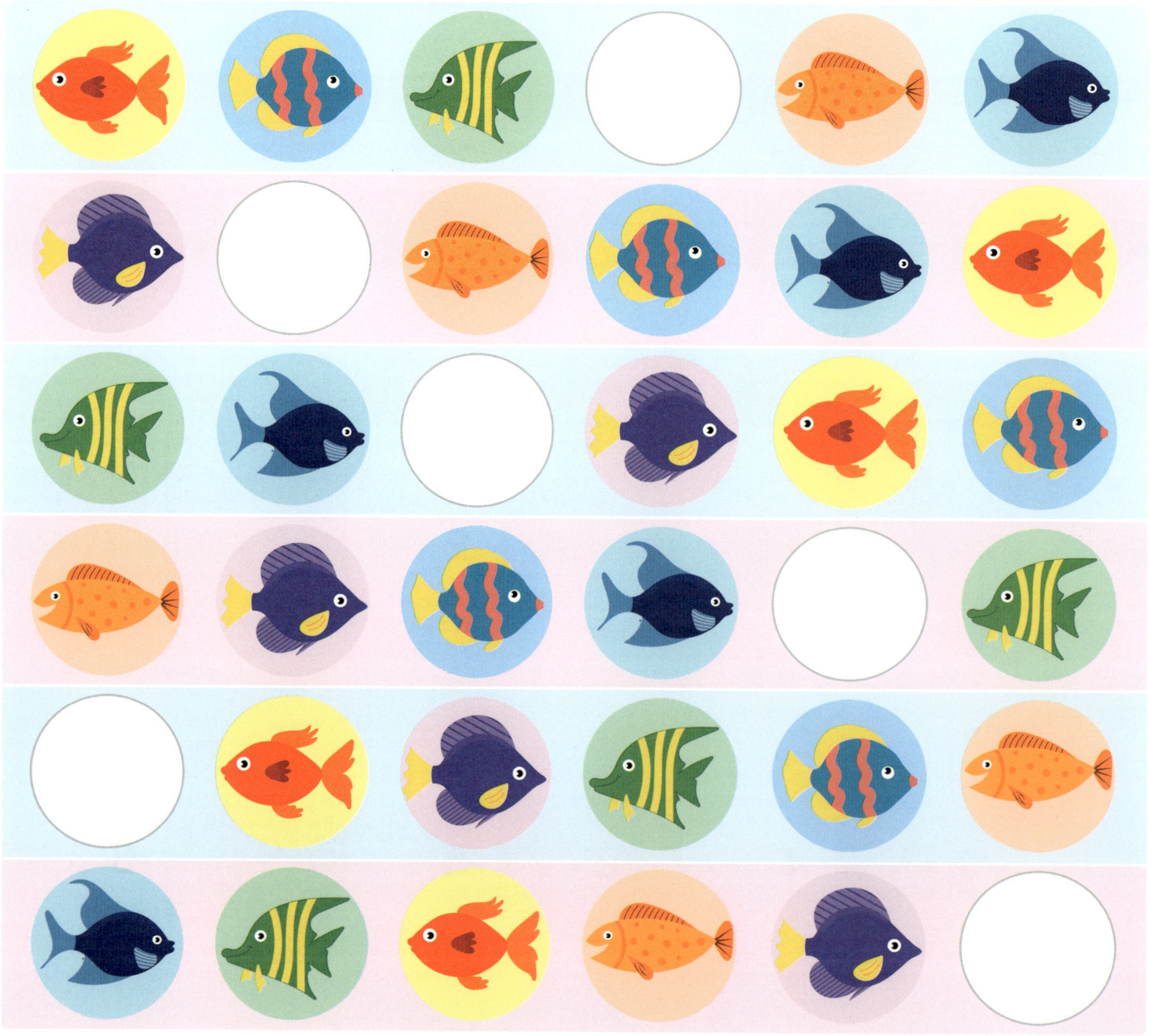

# 도형과 사물 더하기

도형과 사물을 각각 더하면 어떤 그림이 될지 맞는 번호를 써보세요.

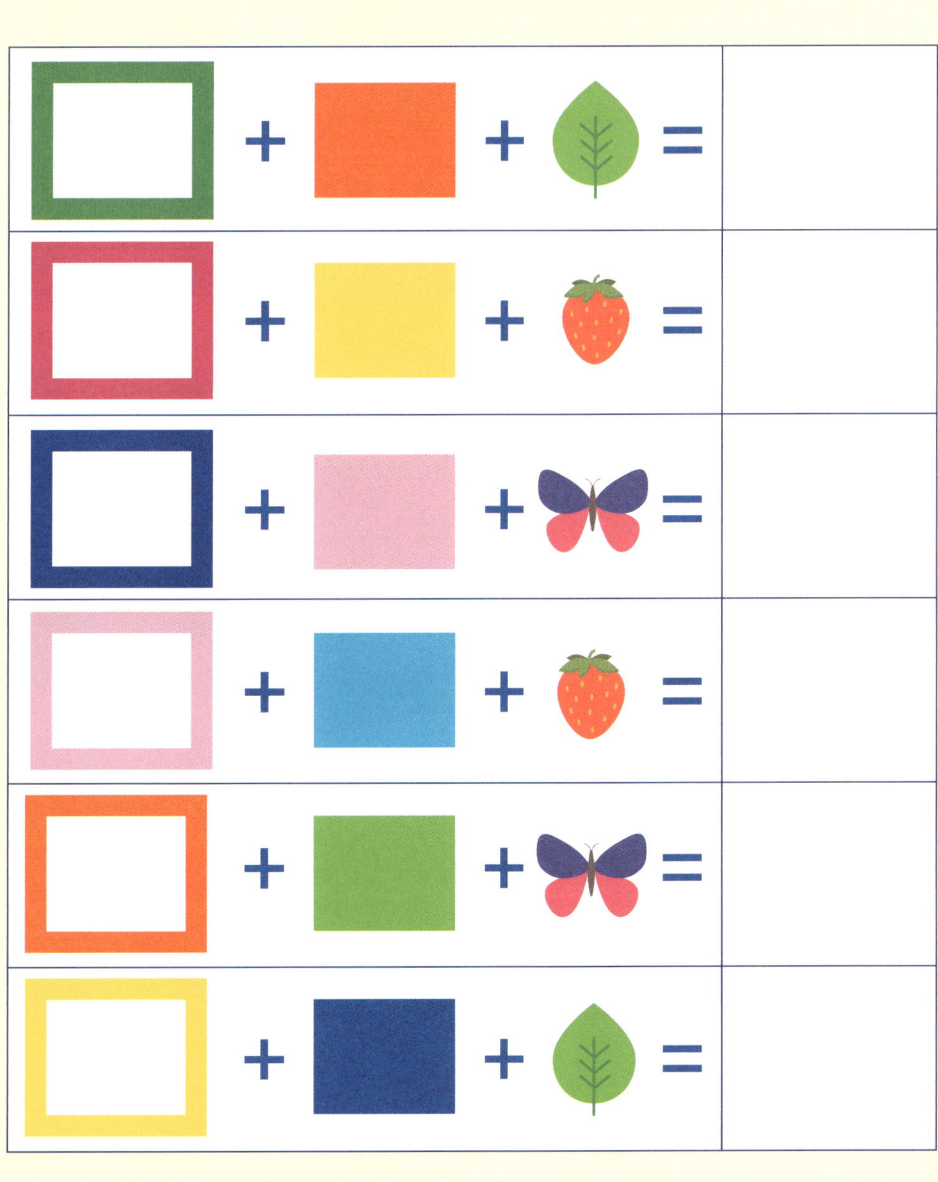

① 
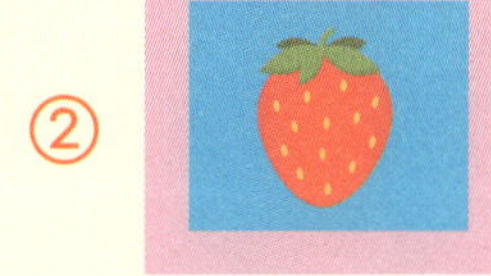
② 
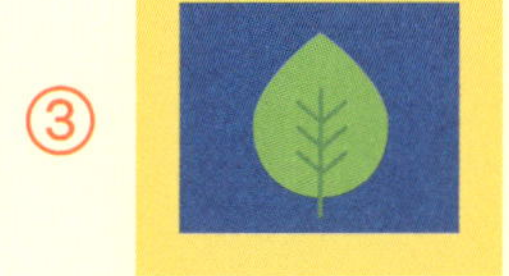
③ 
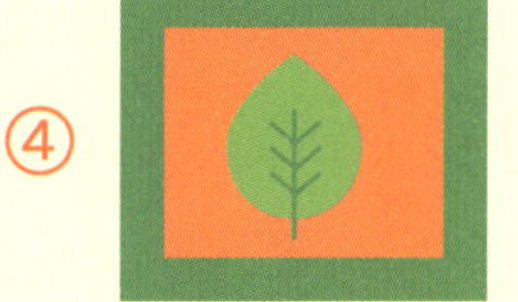
④ 

⑤ 
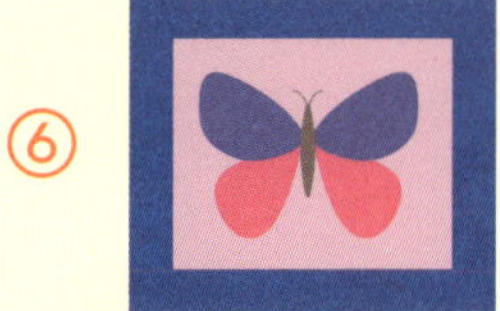
⑥ 

# 과정과 결과 알기

진행과정을 생각해보고, 맞는 번호를 써보세요.

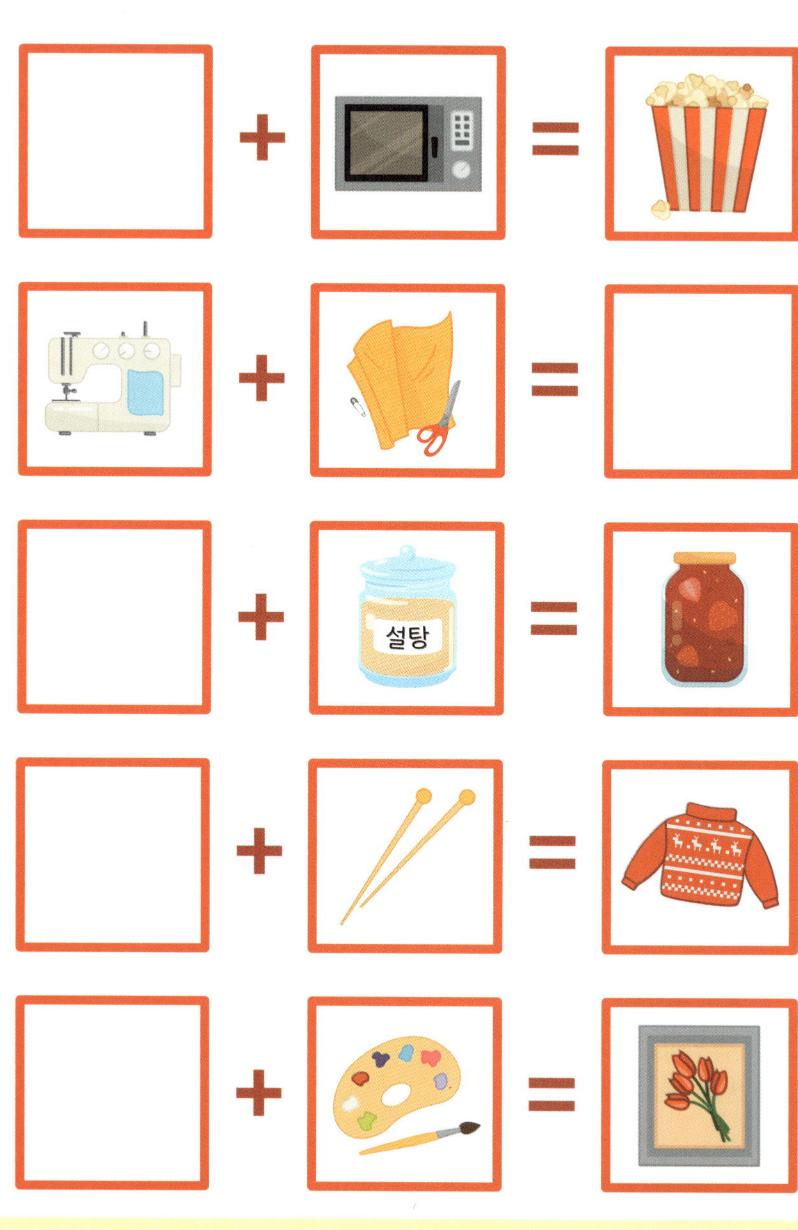

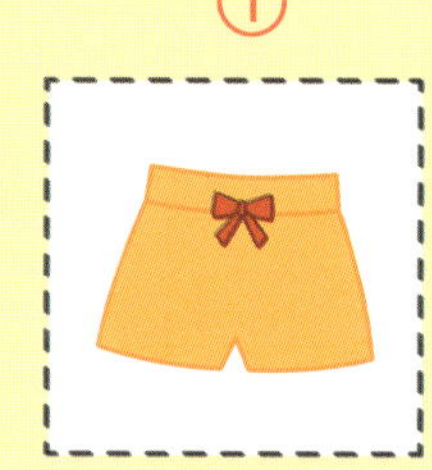

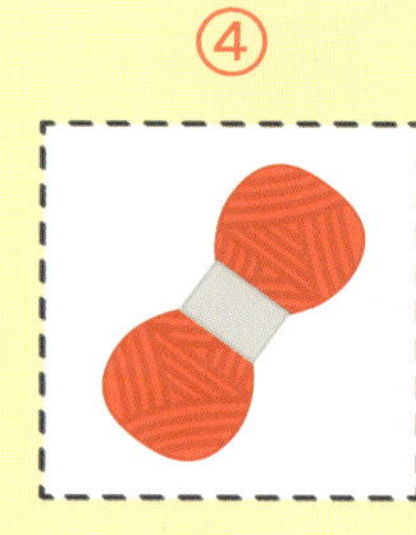

# 같은 그림 찾기

같은 연이 3쌍 있어요. 찾아 표시해 보세요.

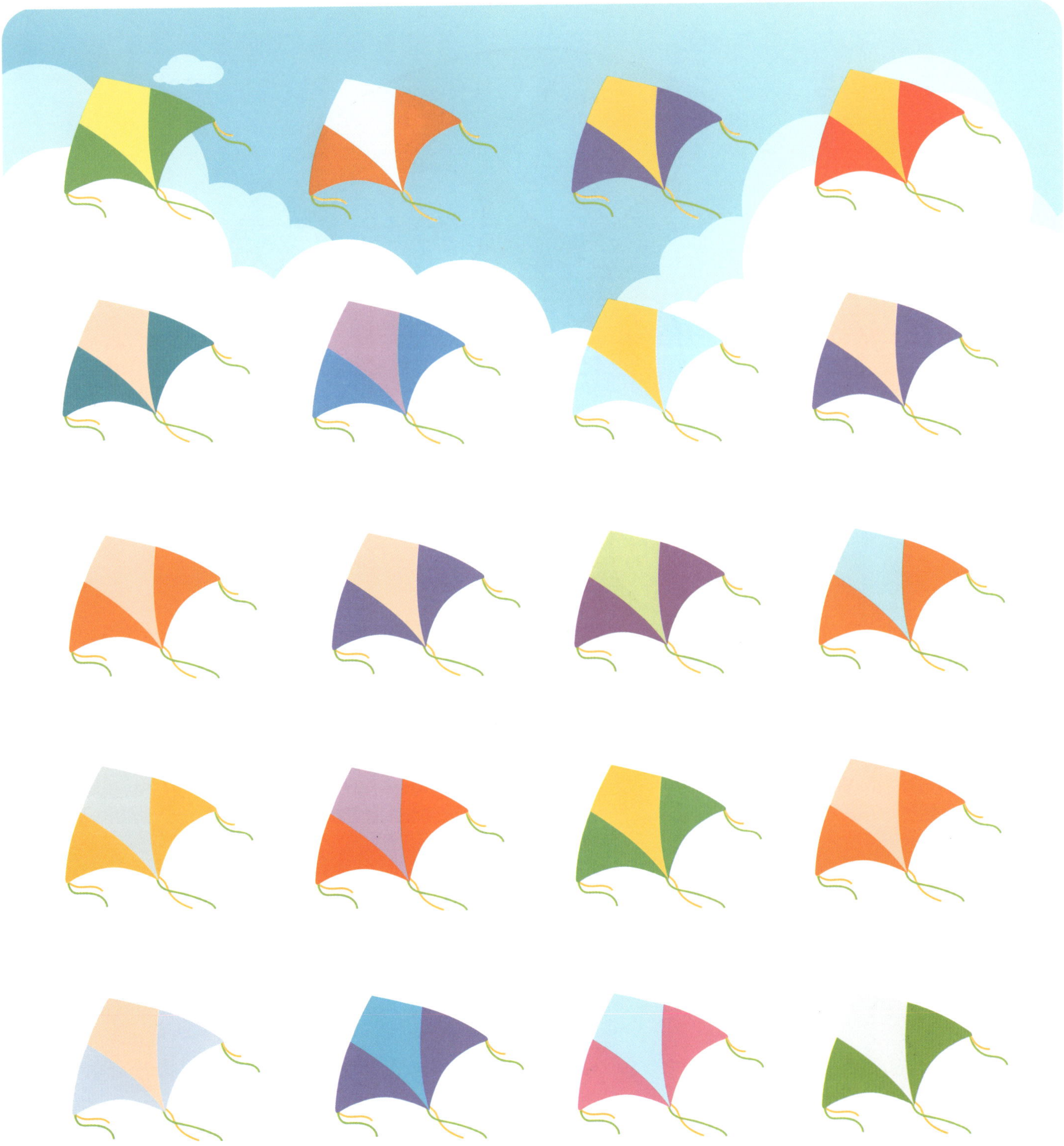

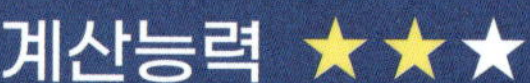
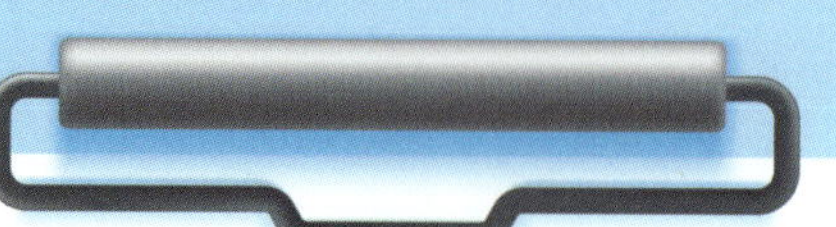

# 숫자 계산하기

사과에 적힌 수를 계산해서 나온 숫자의 색으로 칠해보세요.

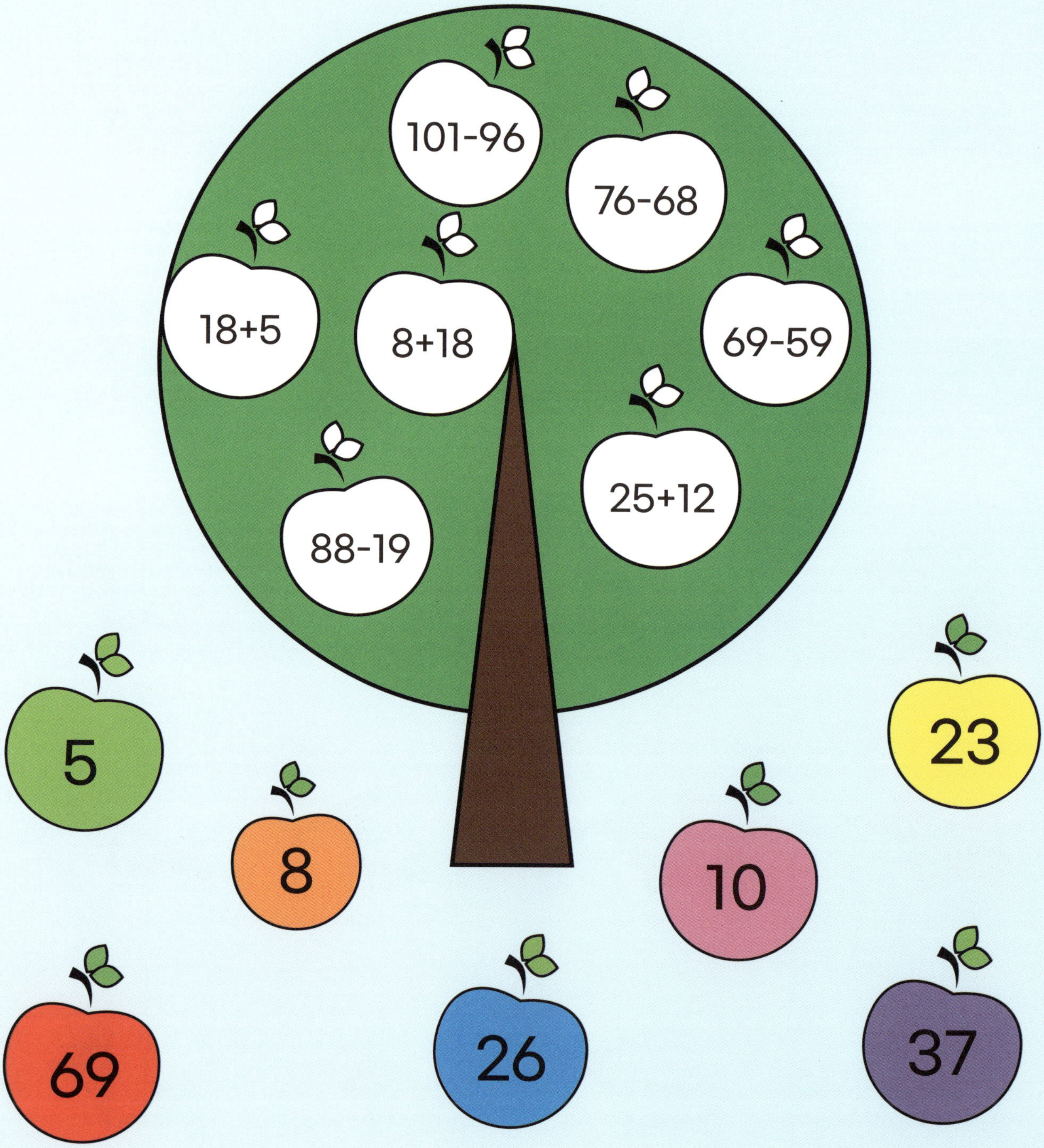

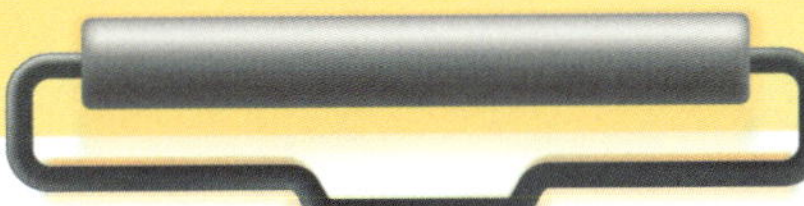

# 규칙 찾기

규칙에 맞게 빈곳에 색칠해 보세요.

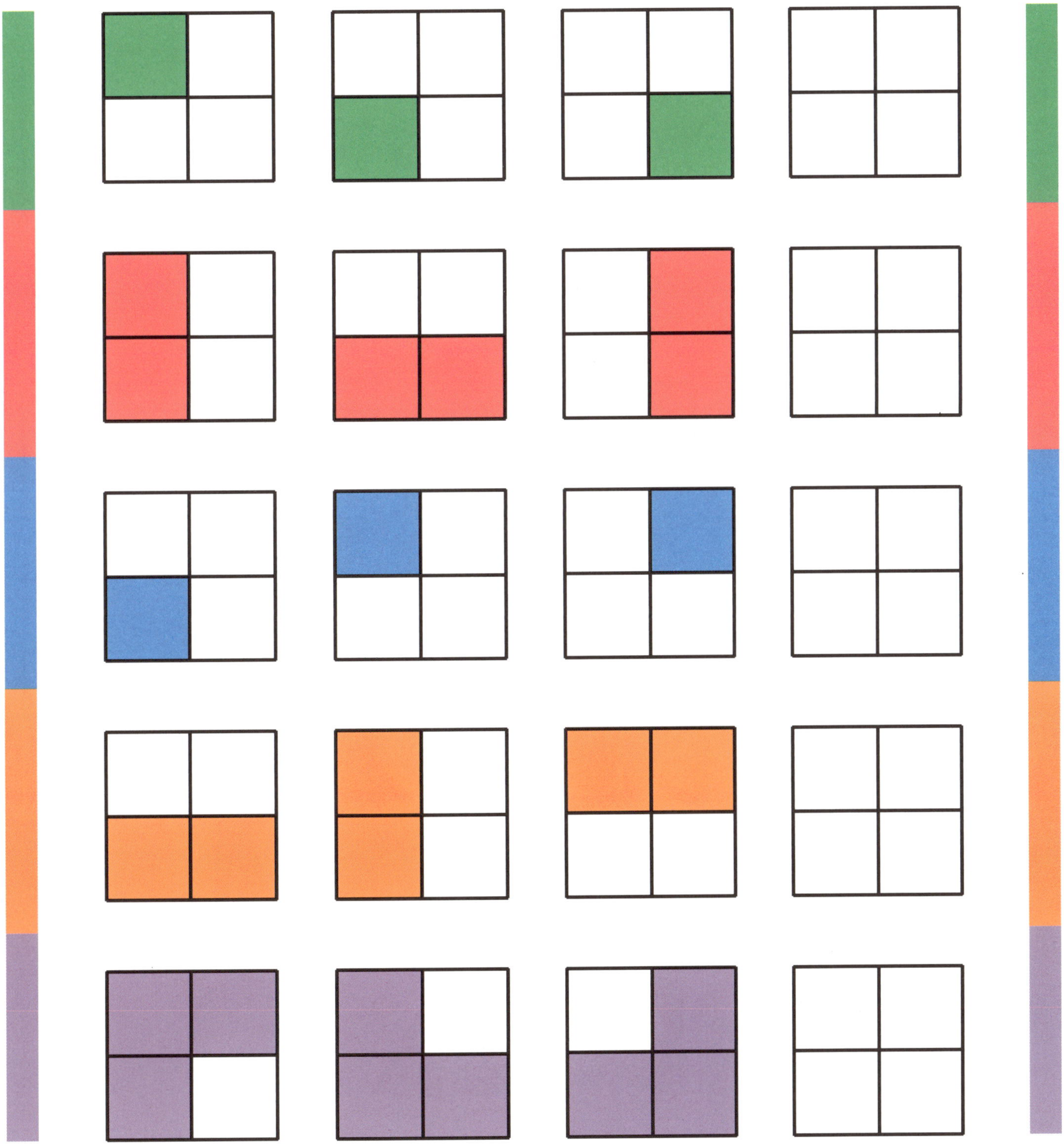

# 도형의 규칙 알기

도형의 배열규칙을 찾아 빈곳에 맞는 도형을 쓰세요.

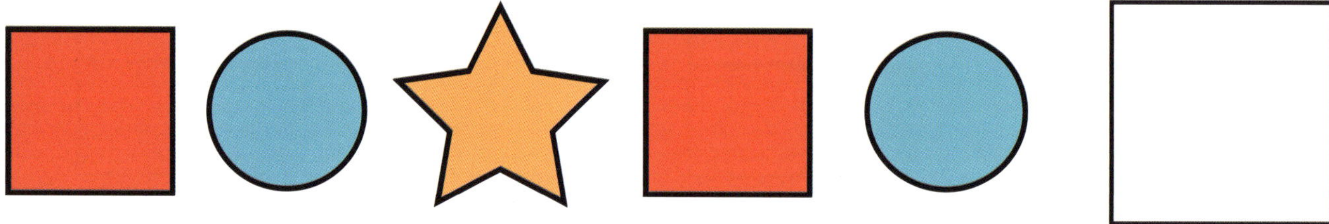

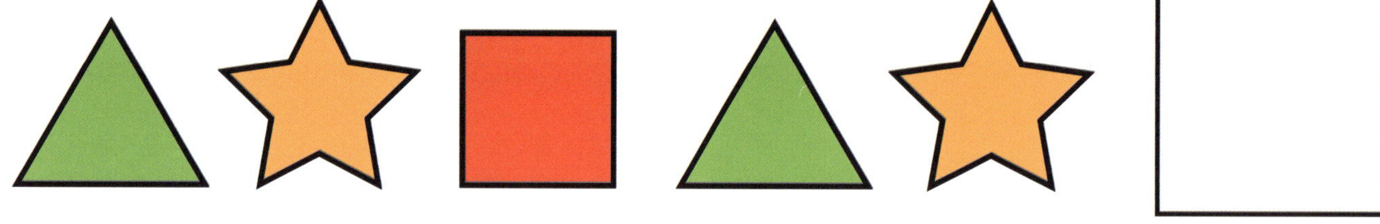

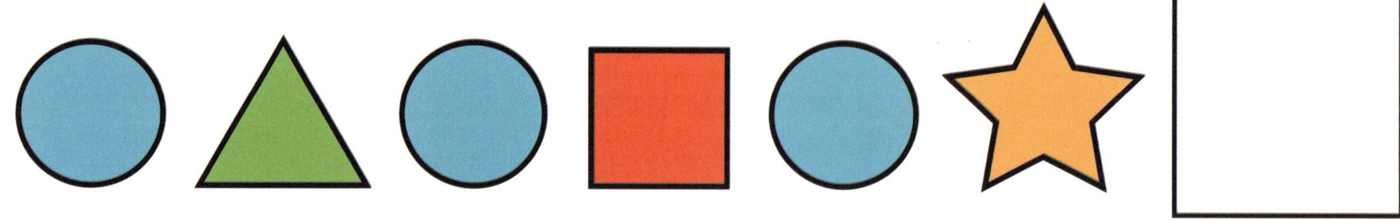

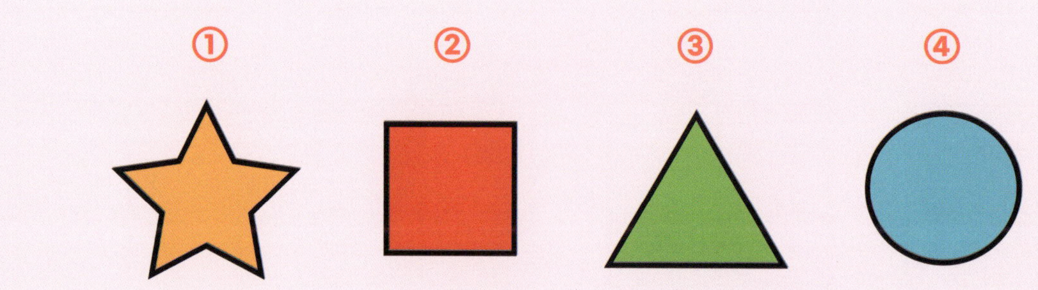

# 장소와 관계있는 물건 찾기

욕실에서 필요한 물건을 찾아보세요.

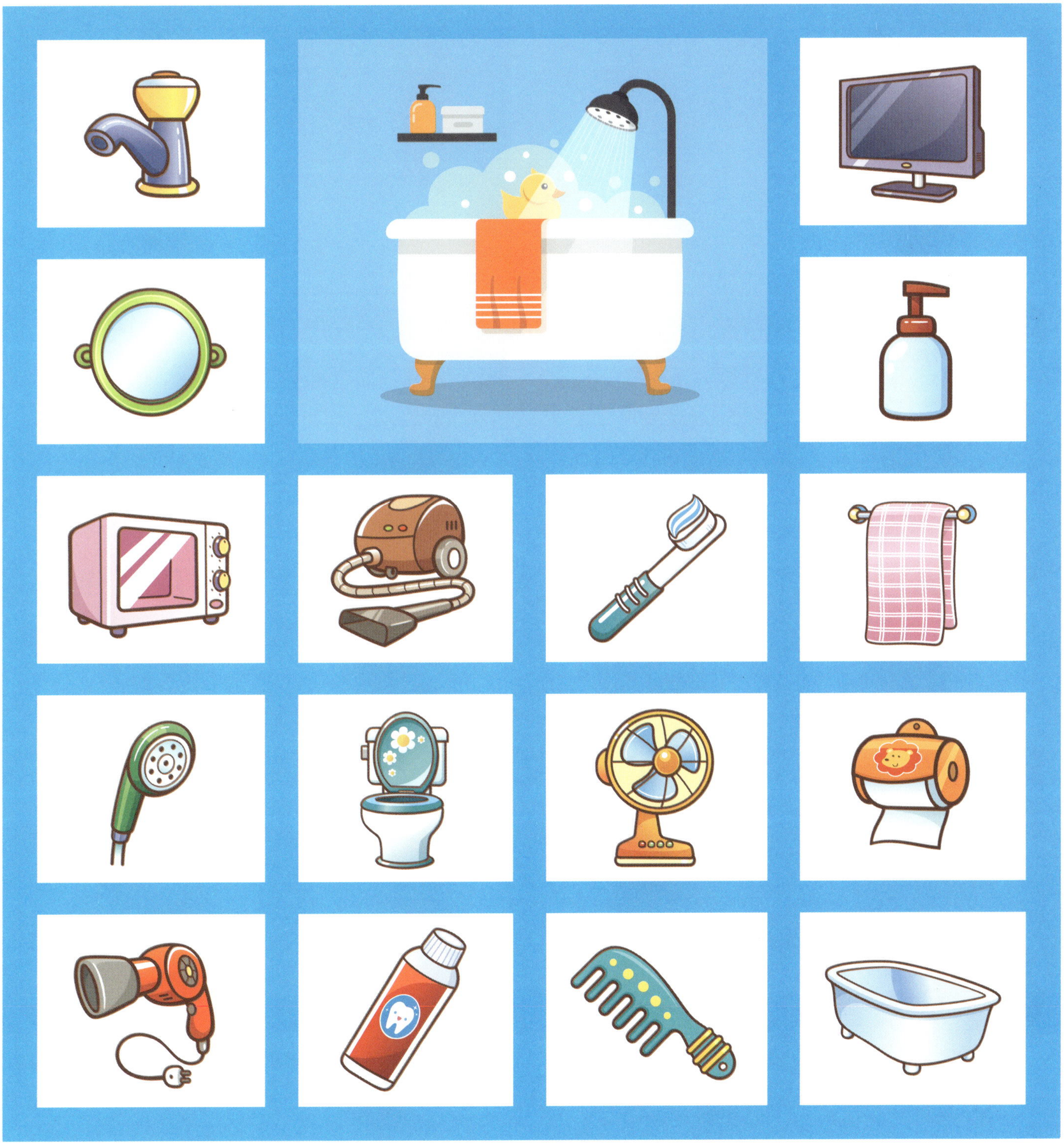

언어능력 ★★★

# 끝말잇기(2음절)

처음 주어진 낱말의 끝음절을 첫음절로 하는 2음절 낱말을 5개씩 써보세요.

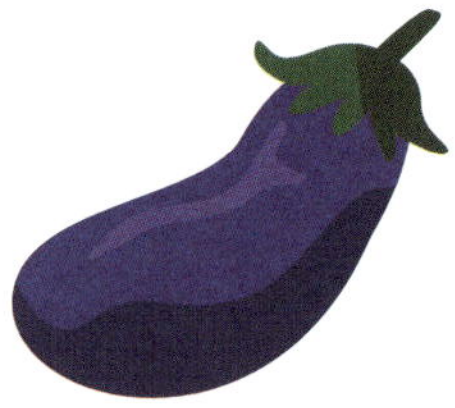

가지

| | | | | |
|---|---|---|---|---|
| 지도 | | | | |

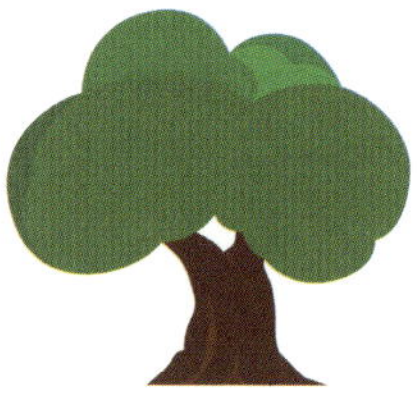

나무

| | | | | |
|---|---|---|---|---|
| | | | | |

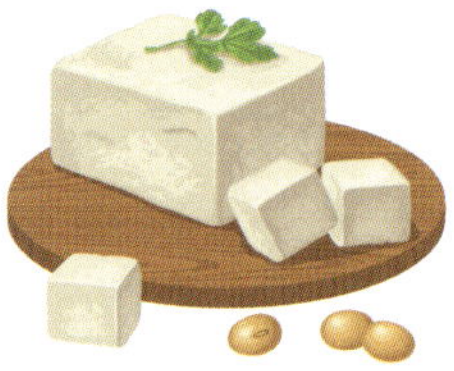

두부

| | | | | |
|---|---|---|---|---|
| | | | | |

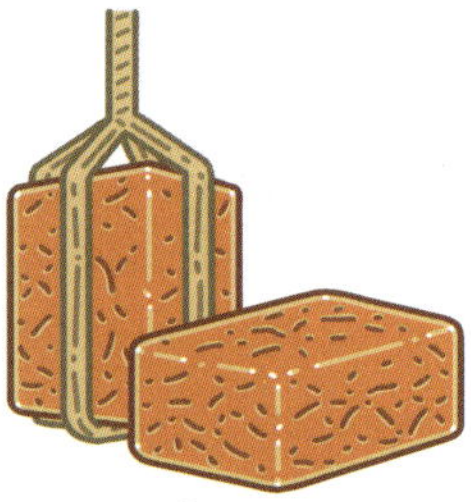

메주

| | | | | |
|---|---|---|---|---|
| | | | | |

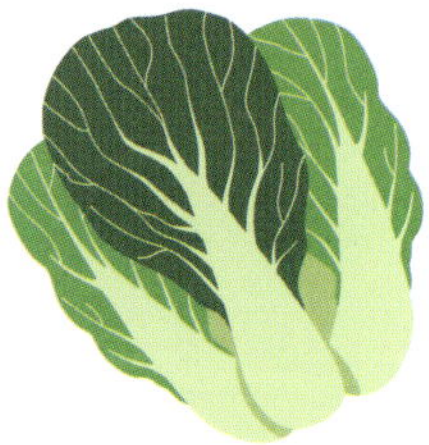

배추

| | | | | |
|---|---|---|---|---|
| | | | | |

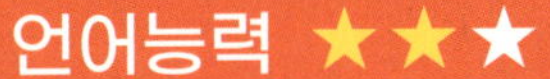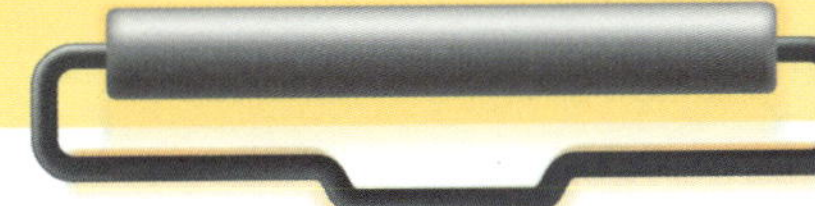

# 끝말잇기(3음절)

처음 주어진 낱말의 끝음절을 첫음절로 하는 3음절 낱말을 4개씩 써보세요.

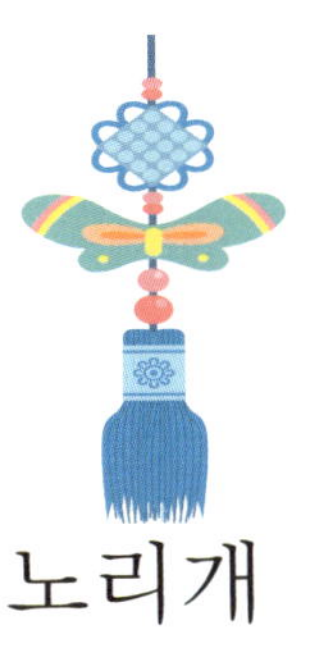
노리개

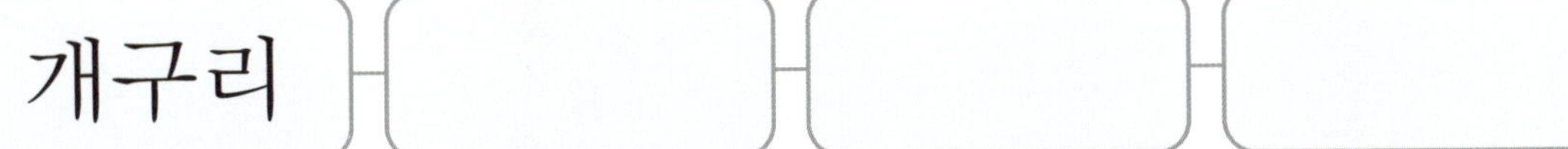

개구리

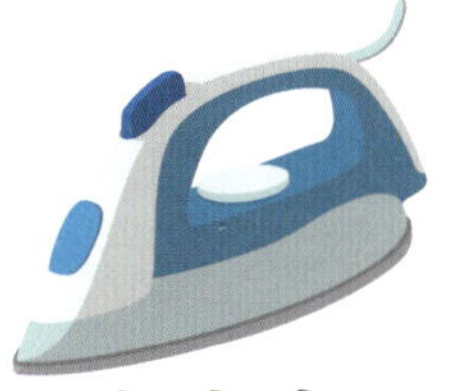
다리미

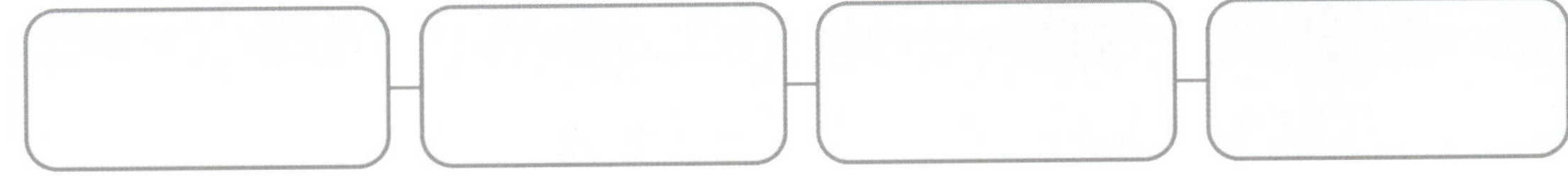

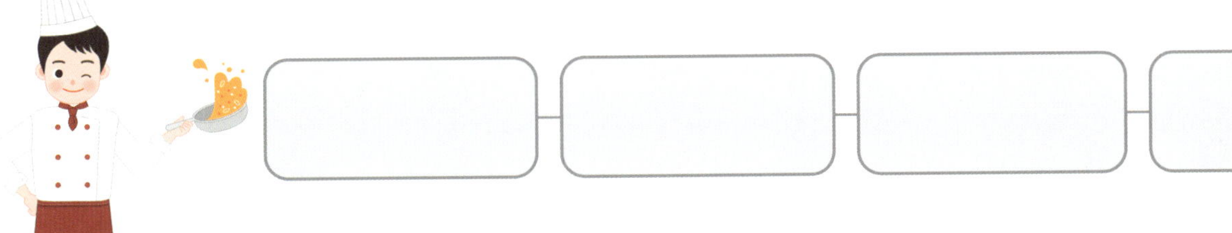
요리사

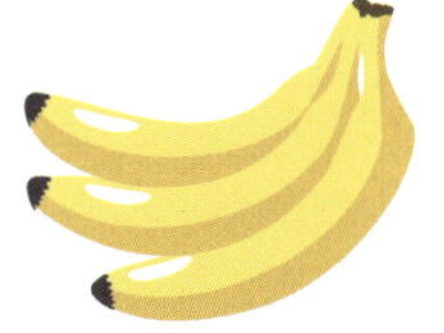
바나나

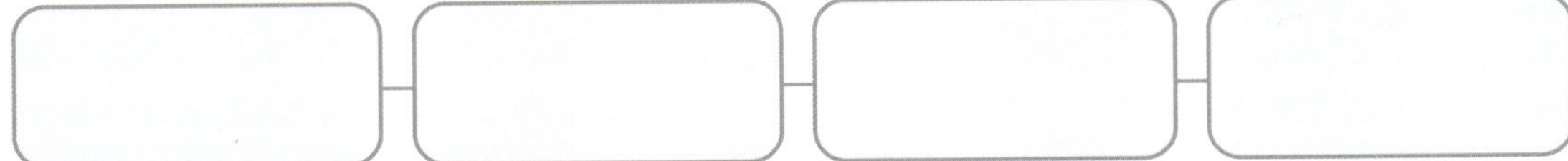

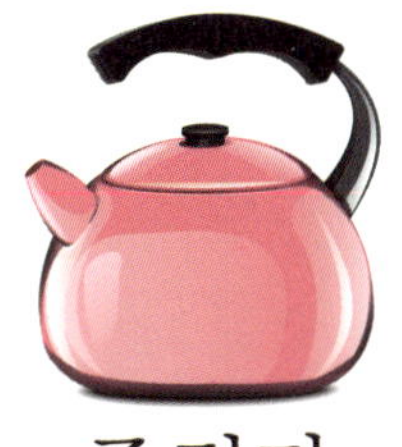
주전자

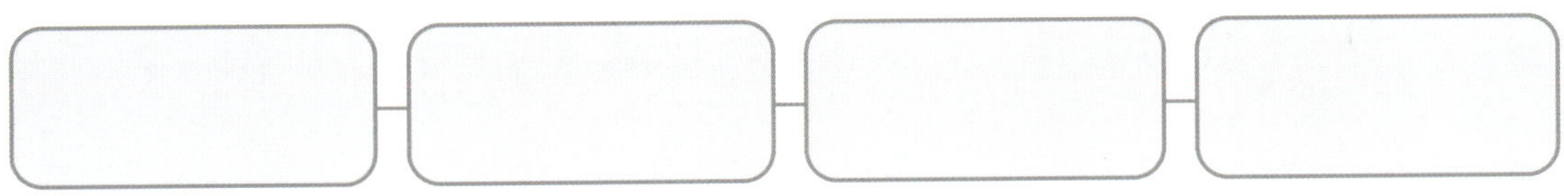

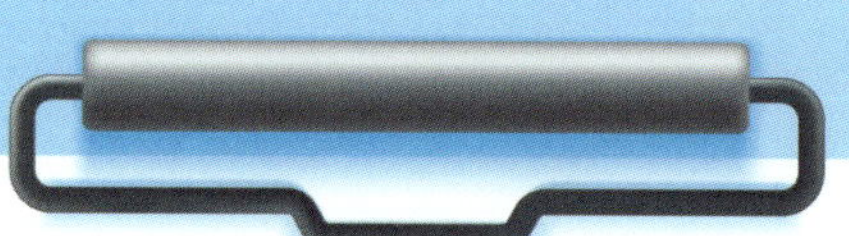

# 숫자 만들기

수를 더해서 가운데 숫자가 되는 수에 색을 칠해보세요.

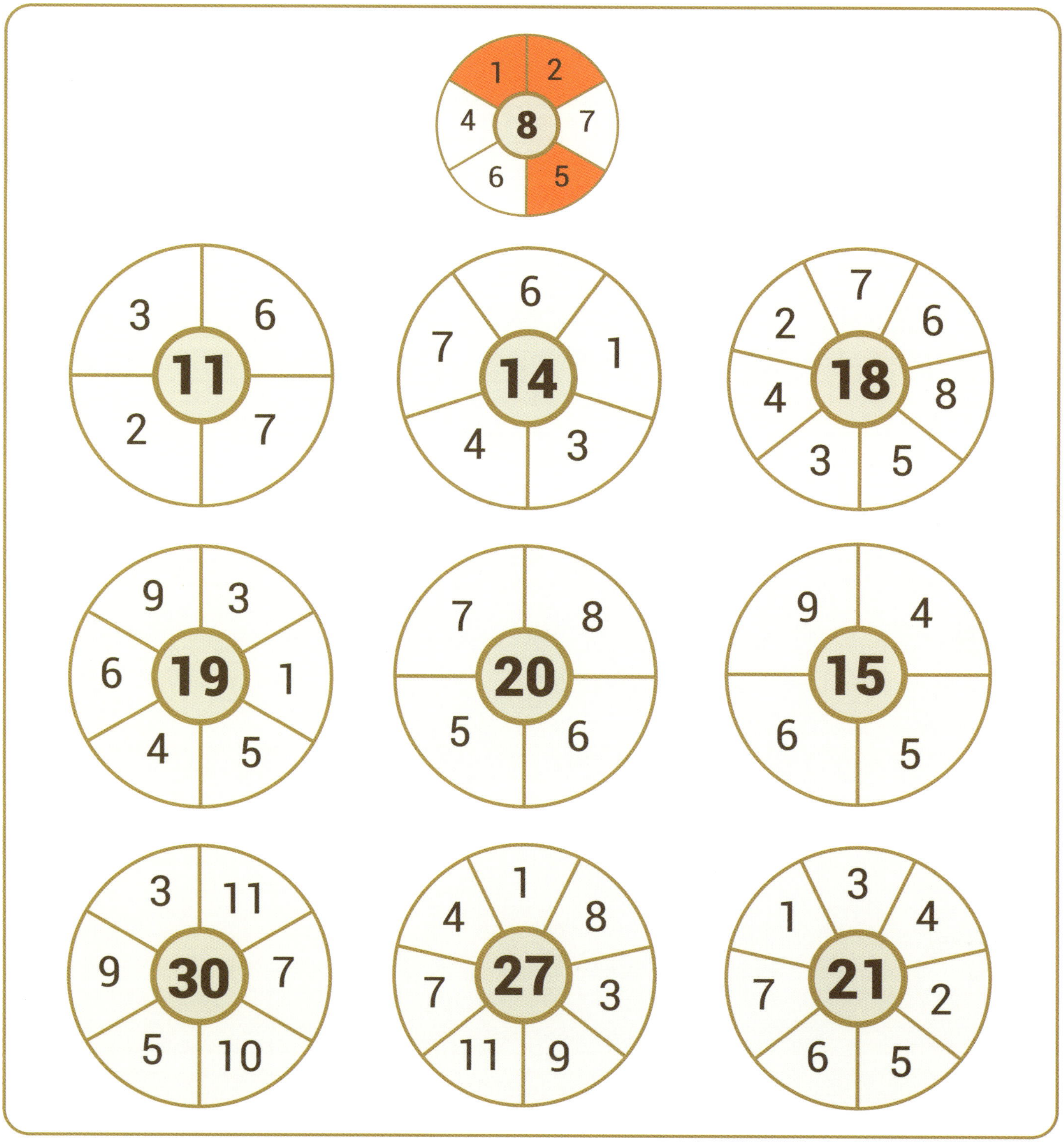

# 그림 채워 넣기

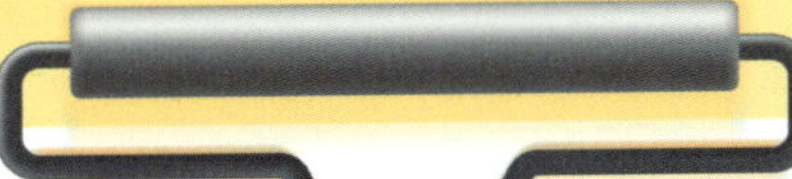

보기의 풍선을 빈곳에 넣어보세요.
가로세로에 풍선이 하나씩만 있어야 합니다.

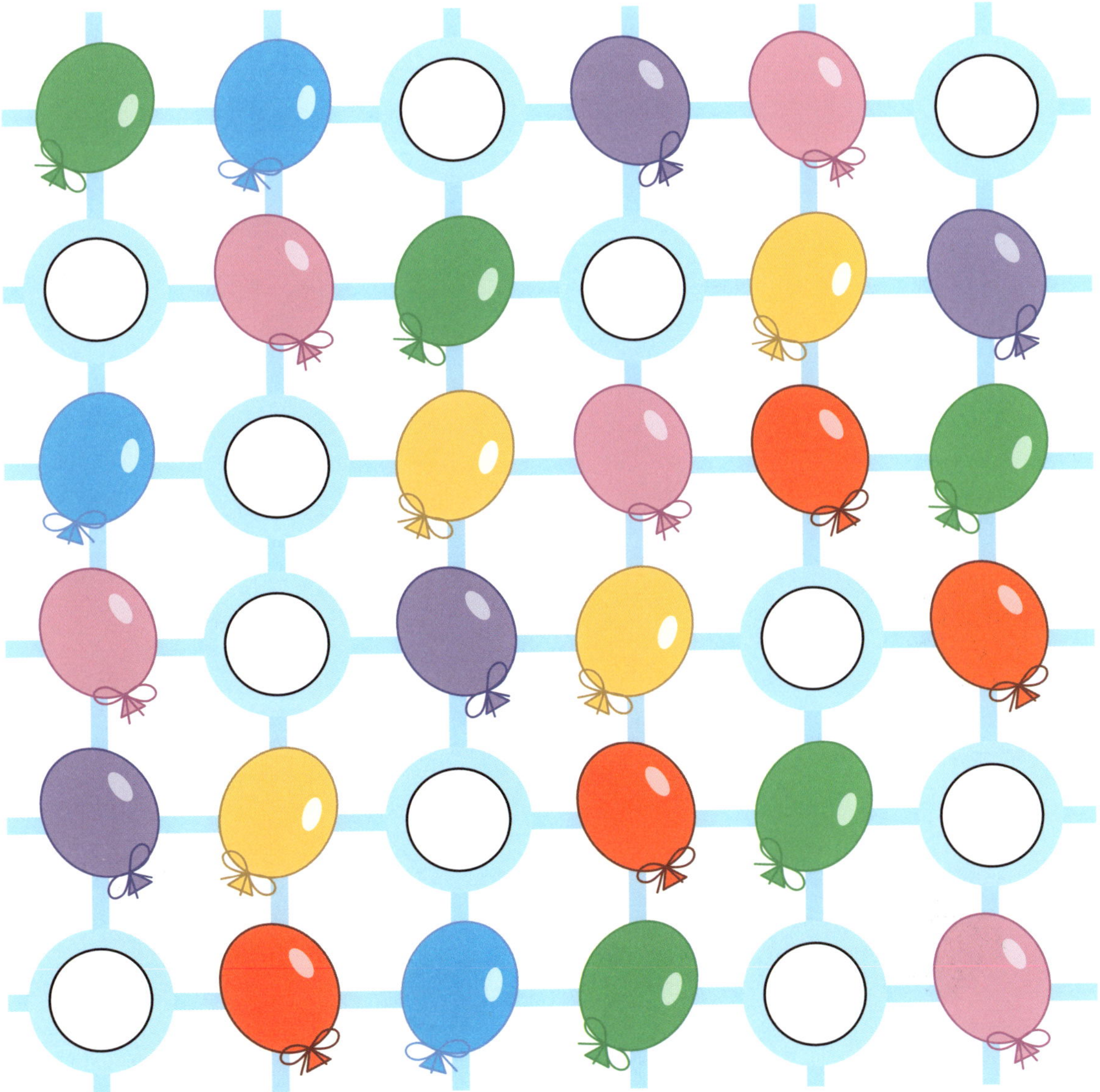

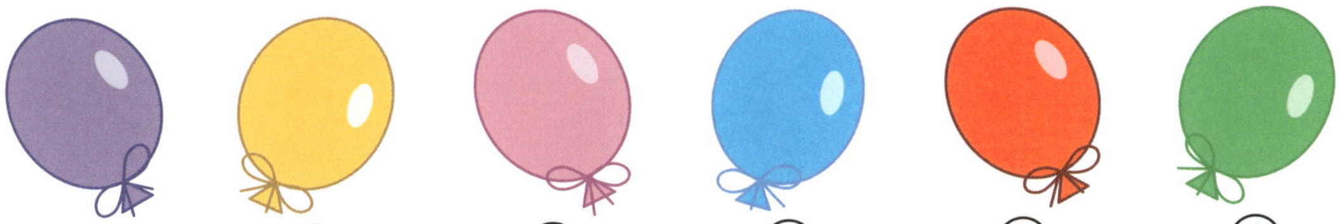

# 퍼즐 맞추기

보기의 모양을 완성하는 퍼즐 조각을 찾아 맞춰보세요.

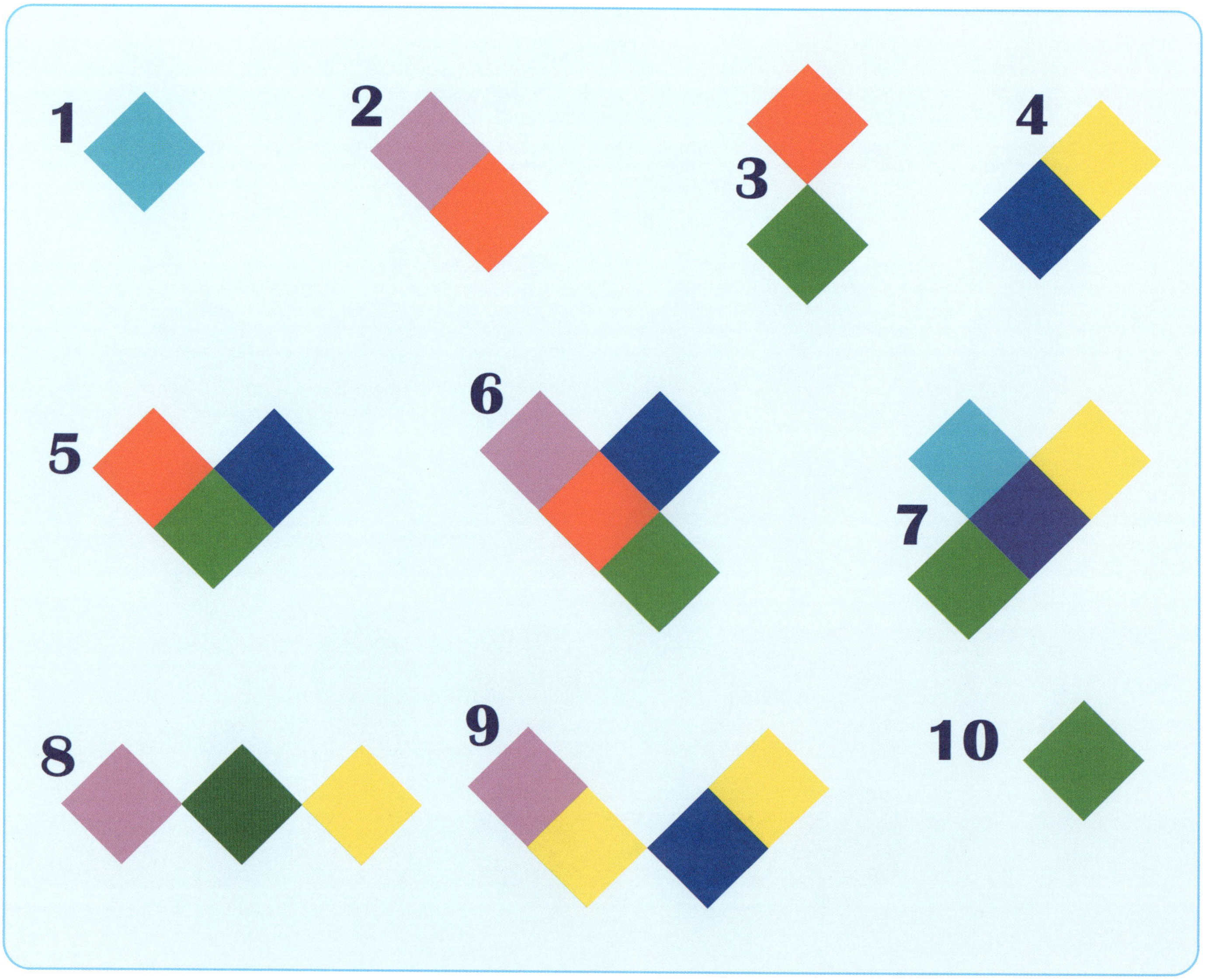

# 규칙 기억하기

채소와 도형의 결합을 기억하고 보기처럼 그려보세요.

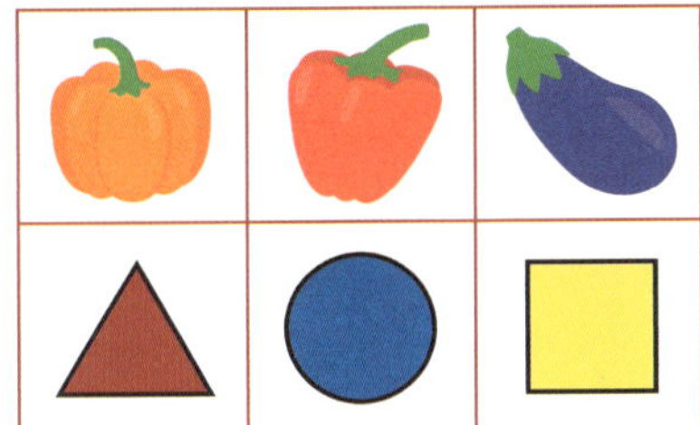

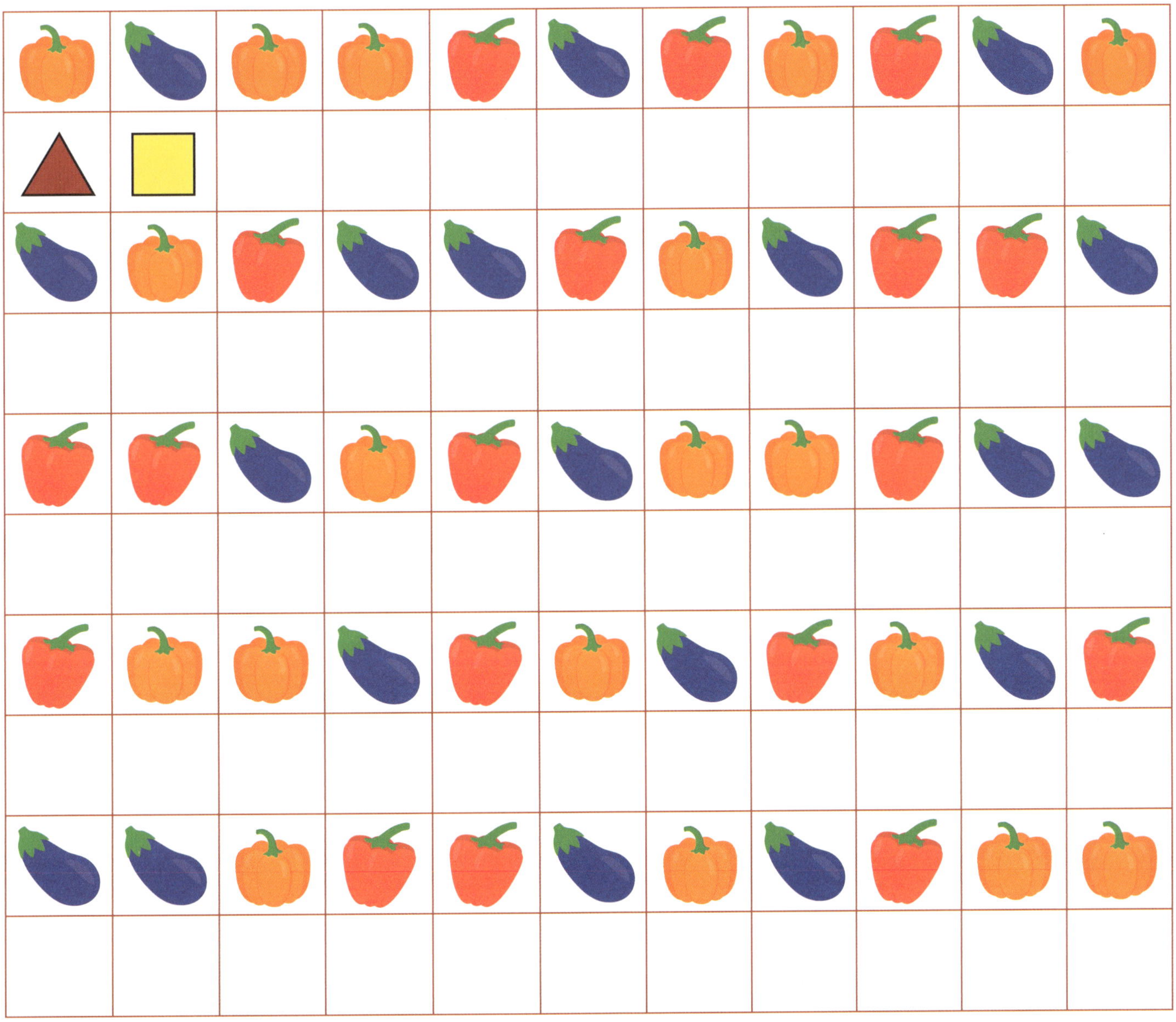

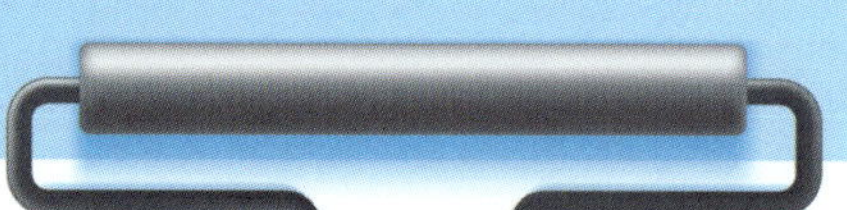

# 전체와 부분 알기

삼각형의 쪽이 떨어졌어요. 맞는 짝을 찾아 연결하세요.

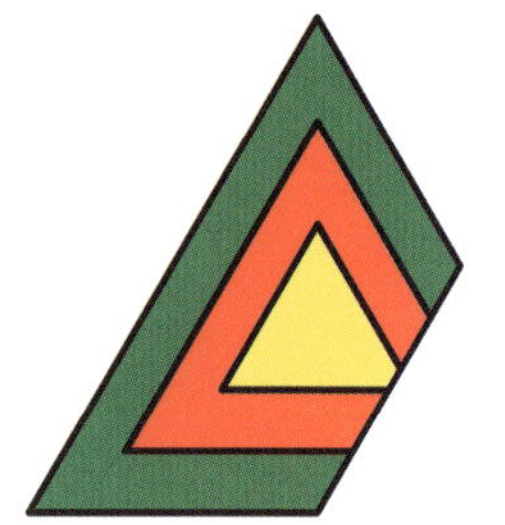

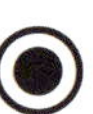

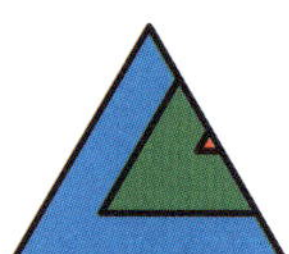

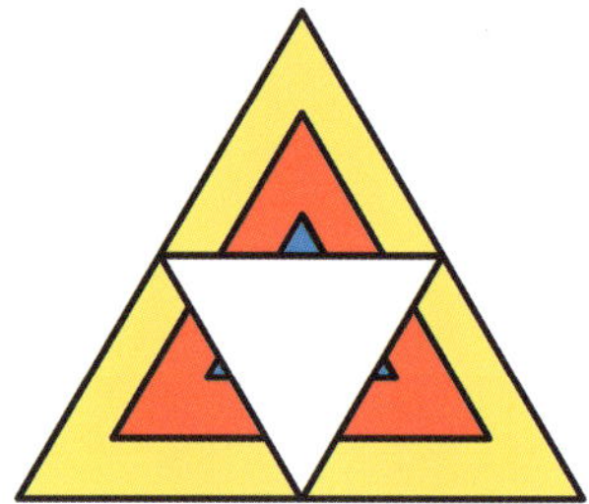

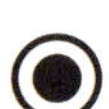

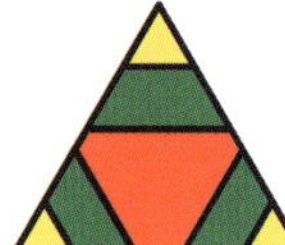

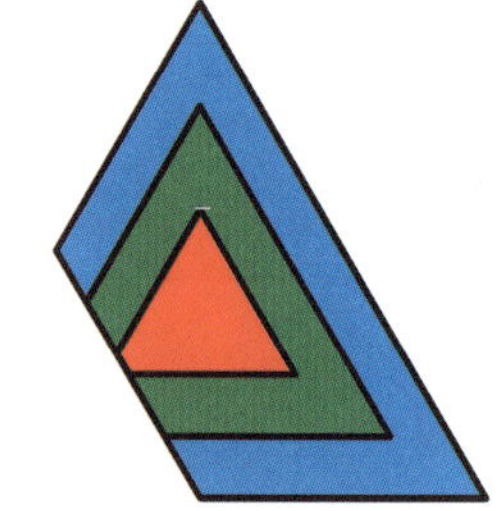

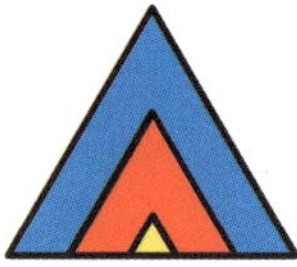

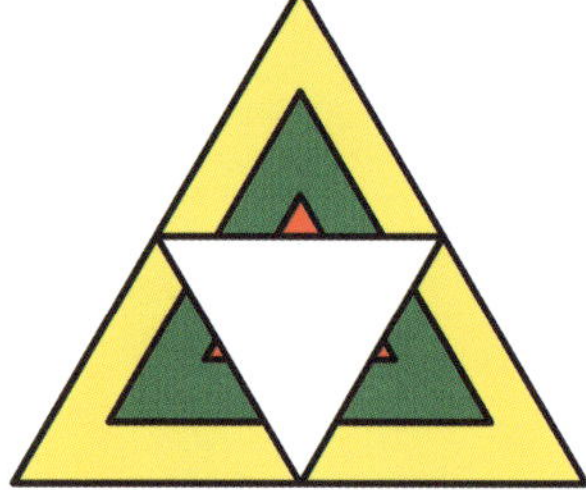

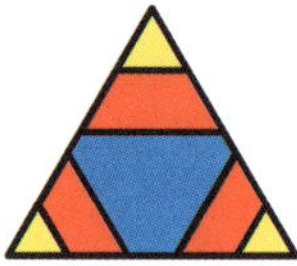

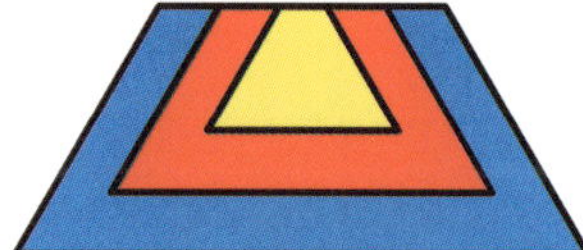

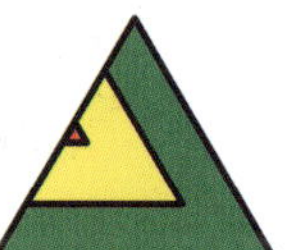

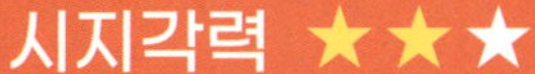

# 색의 조합과 균형 알기

블록의 색깔이 겹치지 않게 빈곳에 맞는 블록을 찾아보세요.

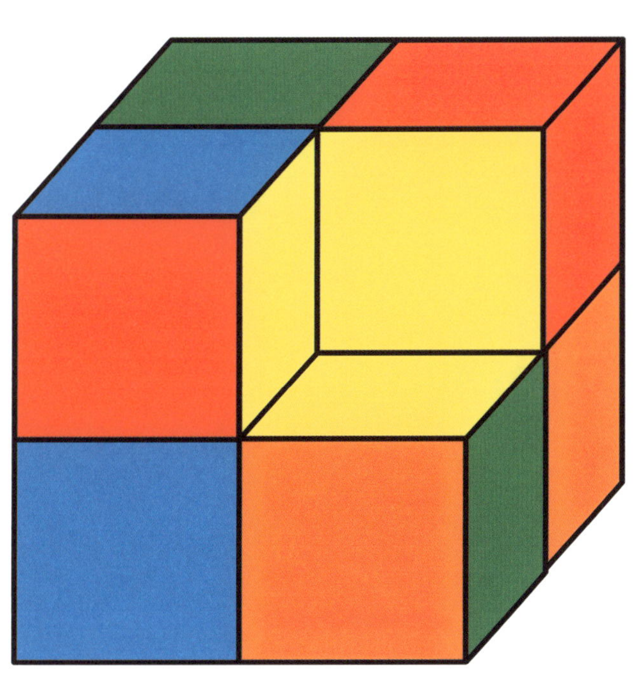

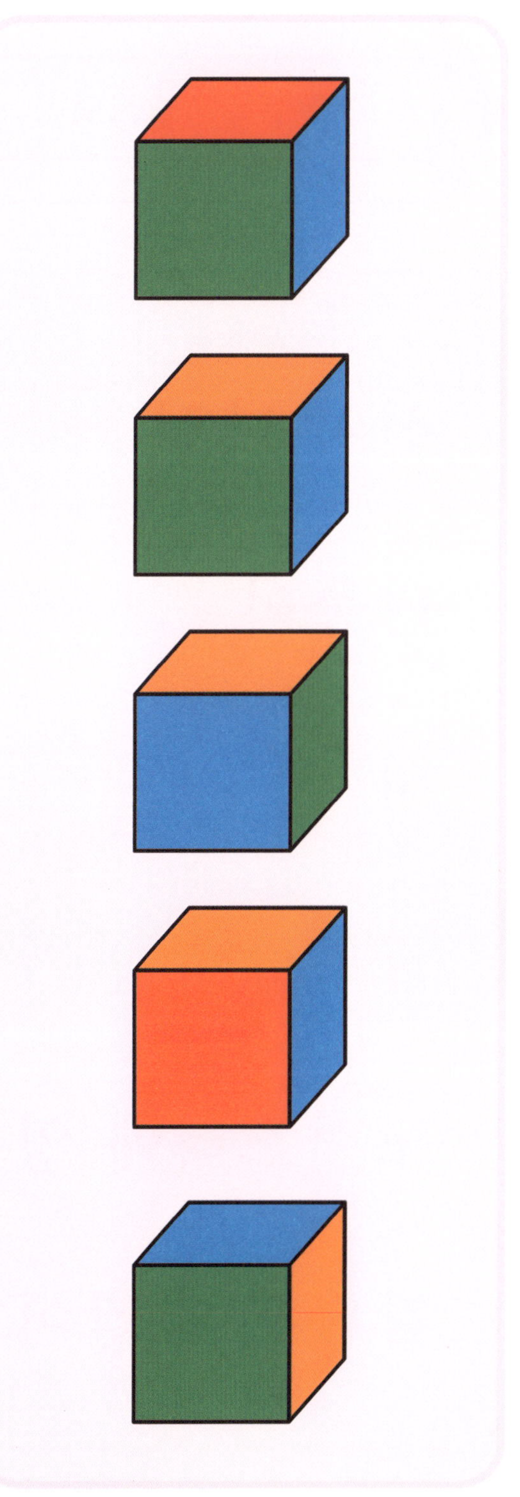

# 어울리는 표현 찾기

빈칸에 들어갈 어울리는 표현을 찾아 써보세요.

주룩주룩　덩실덩실　울긋불긋　주렁주렁　들썩들썩　모락모락

신이 나서 ☐☐☐☐ 춤을 춰요.

단풍이 ☐☐☐☐ 물들었어요.

비가 ☐☐☐☐ 내려요.

굴뚝에서 연기가 ☐☐☐☐ 피어올라요.

노랫소리에 엉덩이가 ☐☐☐☐ 해요.

감나무에 감이 ☐☐☐☐ 달렸어요.

# 어울리는 표현 찾기

빈칸에 들어갈 어울리는 표현을 찾아 써보세요.

똑딱똑딱   찰랑찰랑   칙칙폭폭   철썩철썩   꿀꺽꿀꺽   첨벙첨벙

기차가 ☐☐☐☐ 소리를 내며 달려갔다.

파도가 바위에 ☐☐☐☐ 부딪쳤다.

시계가 ☐☐☐☐ 잘도 간다.

웅덩이에서 ☐☐☐☐ 장난을 친다.

긴 머리가 바람에 ☐☐☐☐ 거린다.

물을 단숨에 ☐☐☐☐ 마셨다.

공간지각력 ★★★

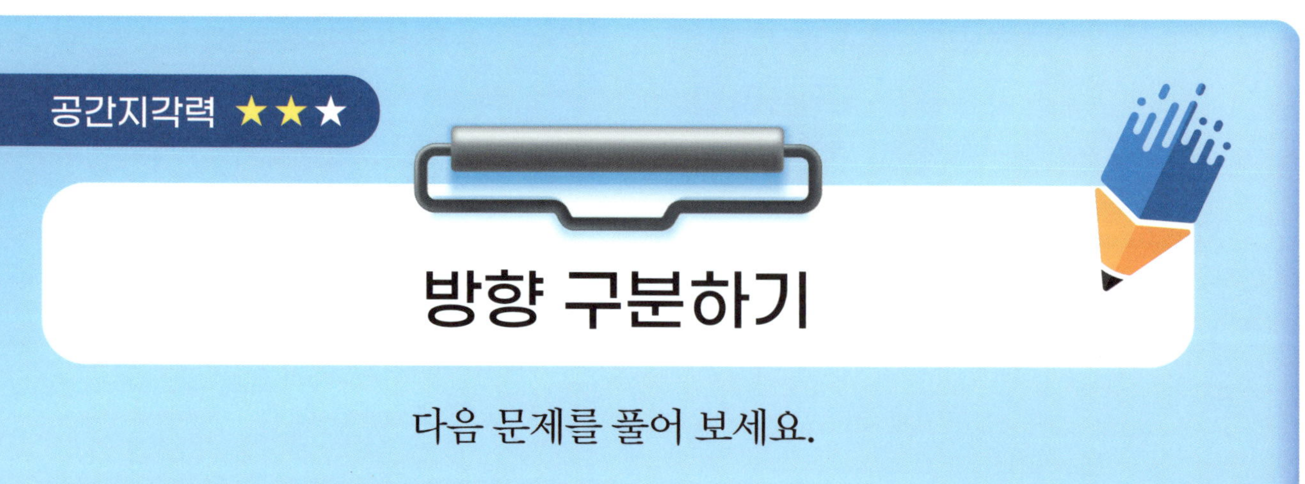

# 방향 구분하기

다음 문제를 풀어 보세요.

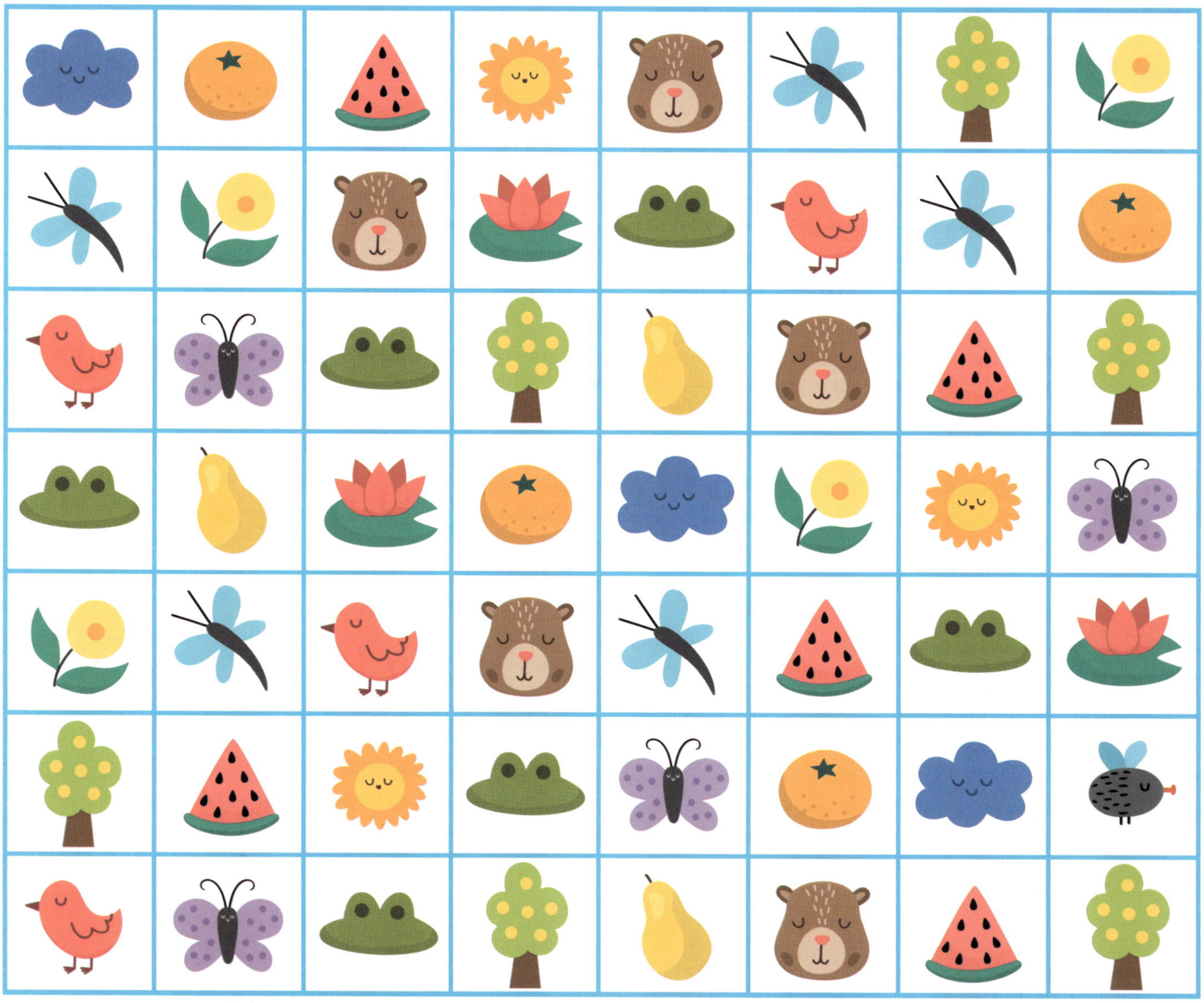

① 맨 위 줄 3번째 칸 수박에서 아래로 2칸, 오른쪽으로 2칸 움직이면 무엇인지 표시하세요.

② 맨 위 줄 8번째 칸 노란 꽃에서 왼쪽으로 4칸, 아래로 3칸 움직이면 무엇인지 표시하세요.

③ 맨 아래 줄 1번째 칸 새에서 오른쪽으로 2칸, 위로 2칸 움직이면 무엇인지 표시하세요.

④ 맨 아래 줄 6번째 칸 곰에서 왼쪽으로 1칸, 위로 3칸 움직이면 무엇인지 표시하세요.

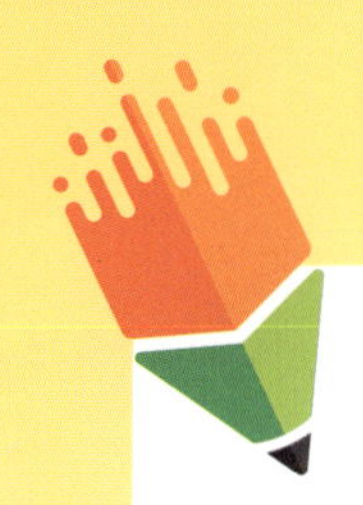

# 위에서 본 모양 알기

위에서 아래로 보았을 때의 모양으로 맞는 것에 표시하세요.

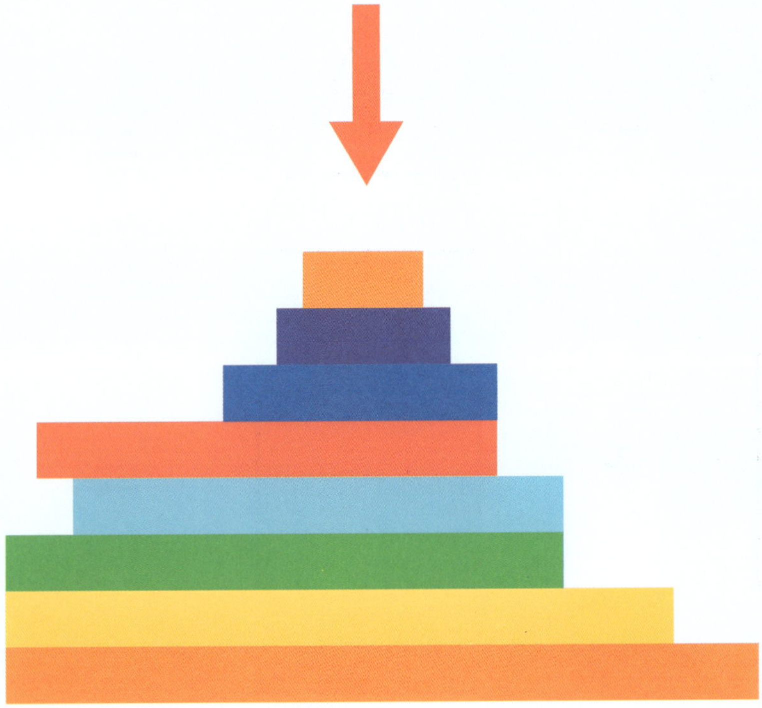

① 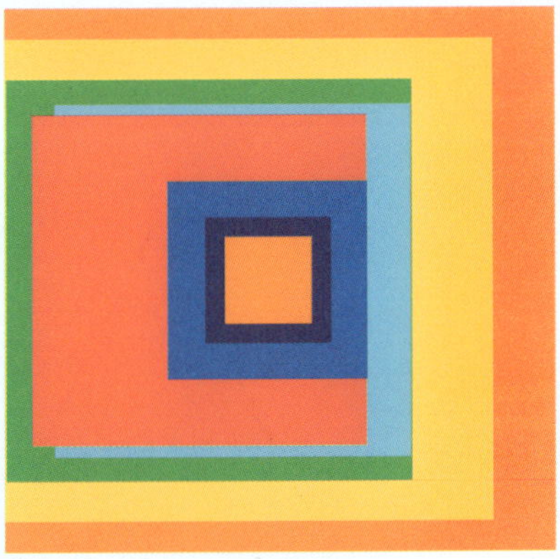     ② 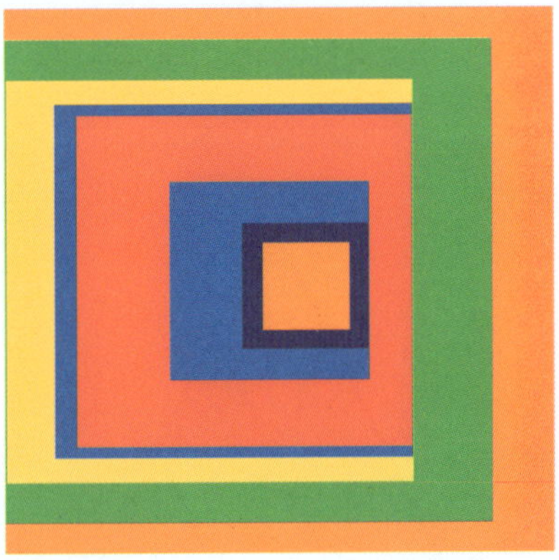     ③

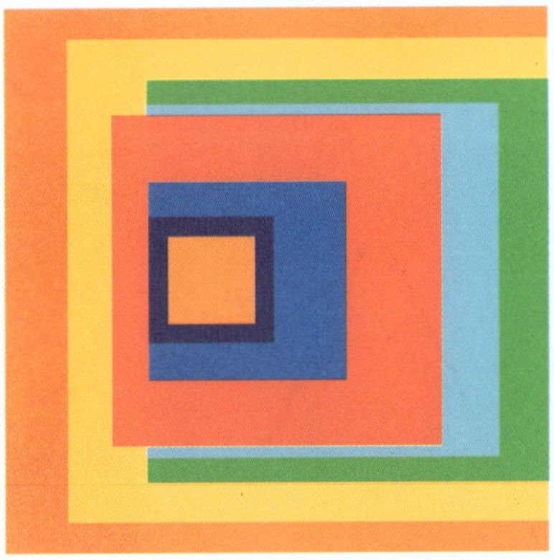

# 선 더하고 빼기

도형의 선을 더하거나 뺀 나머지를 그려보세요.

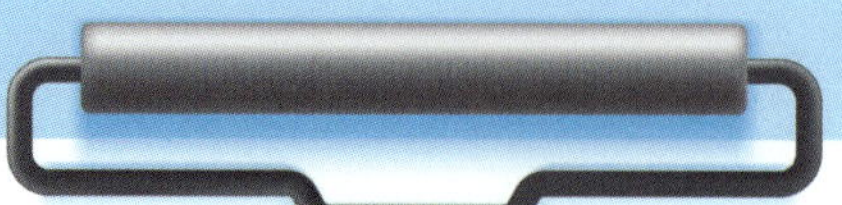

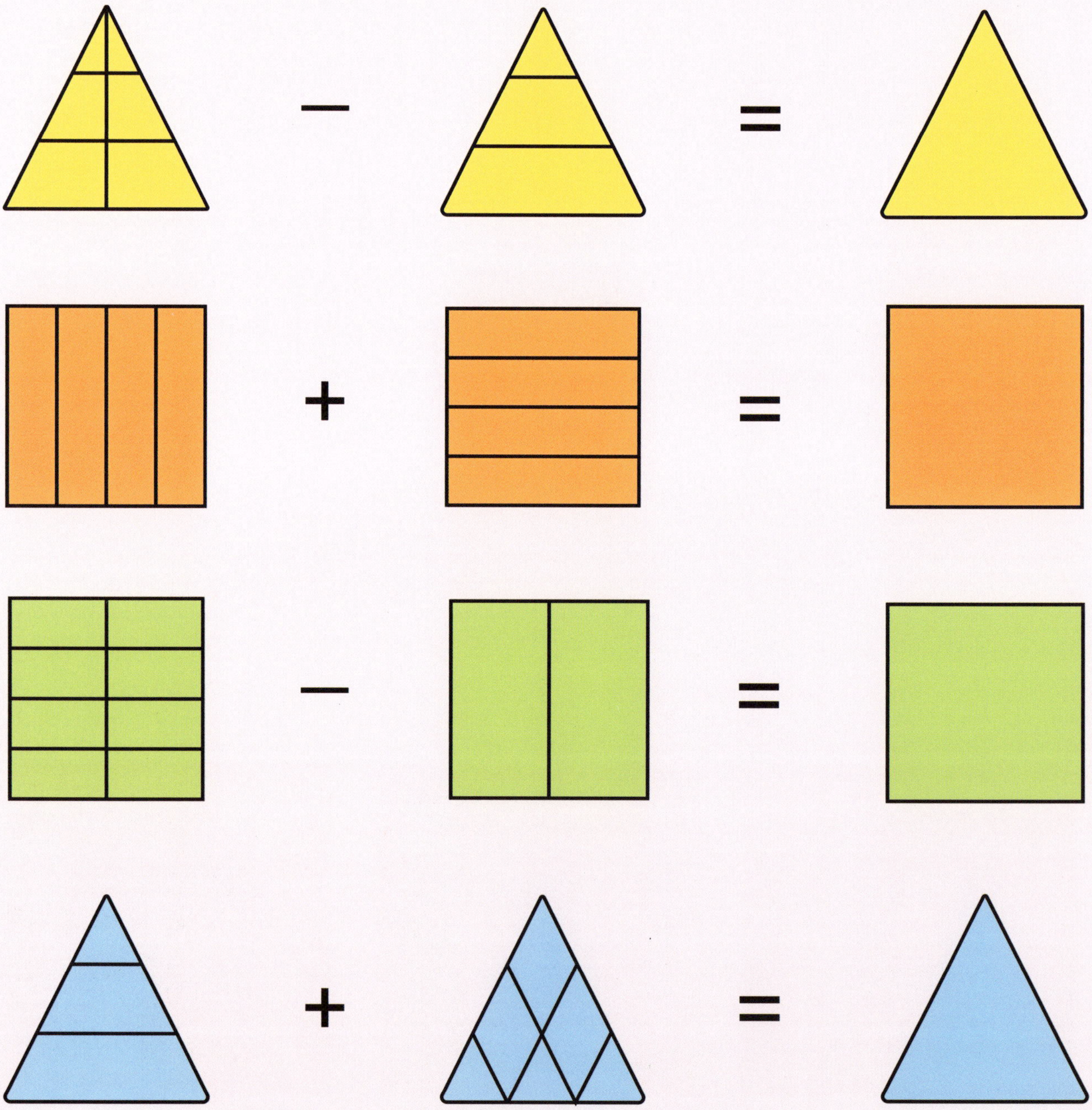

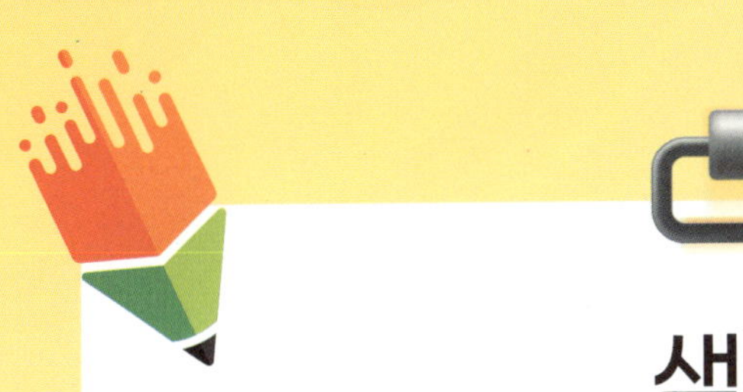

# 색의 조합 알기

스웨터와 실의 조합이 맞게 연결하세요.

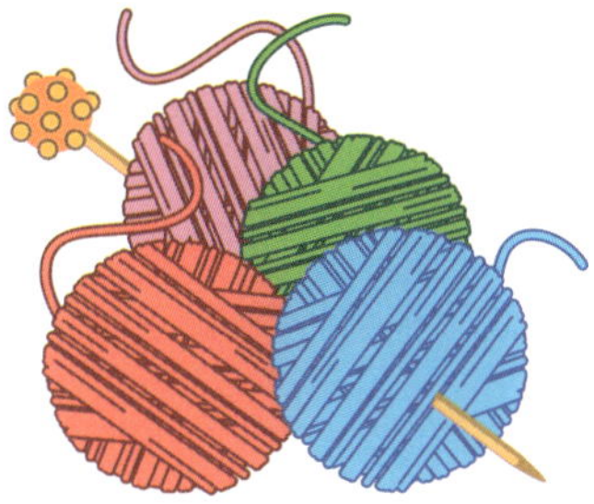

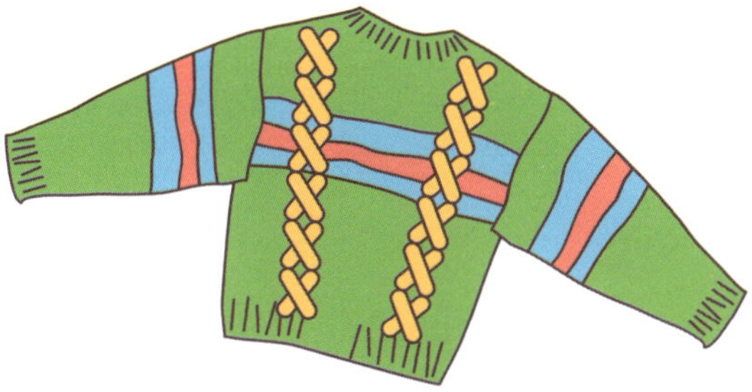

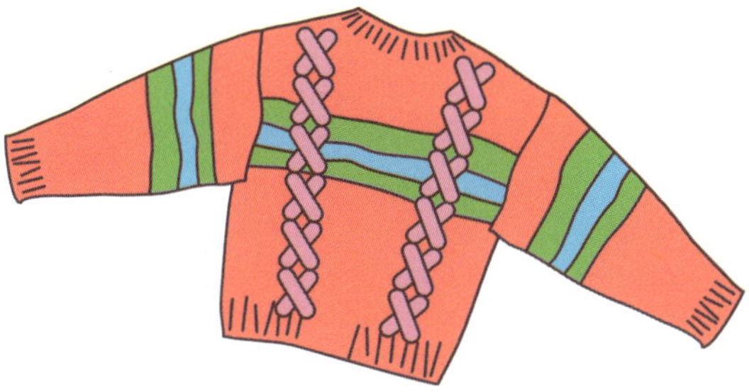

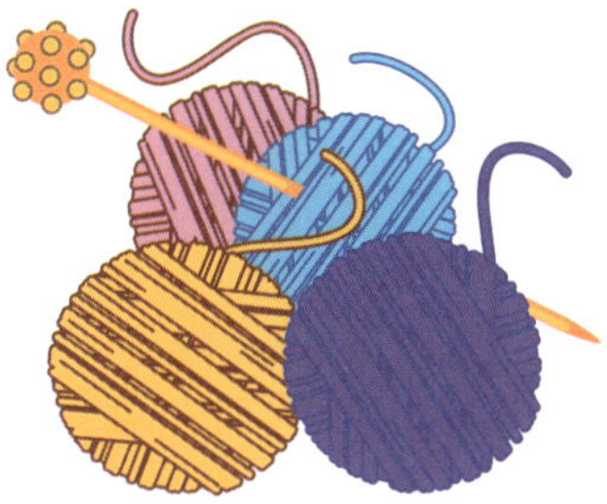

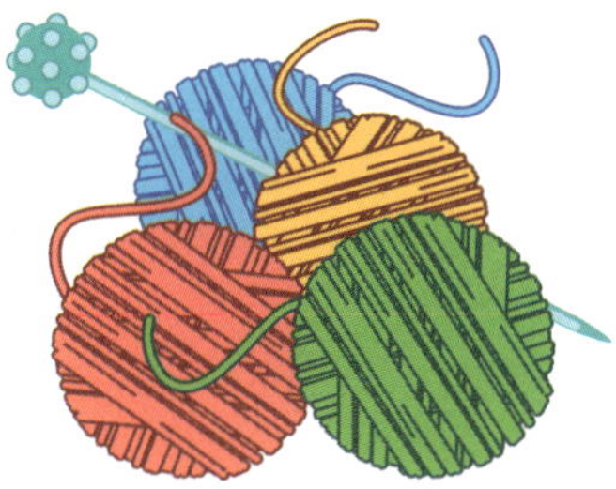

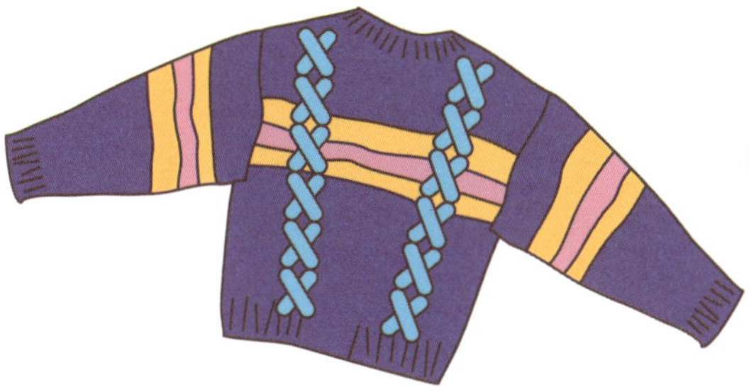

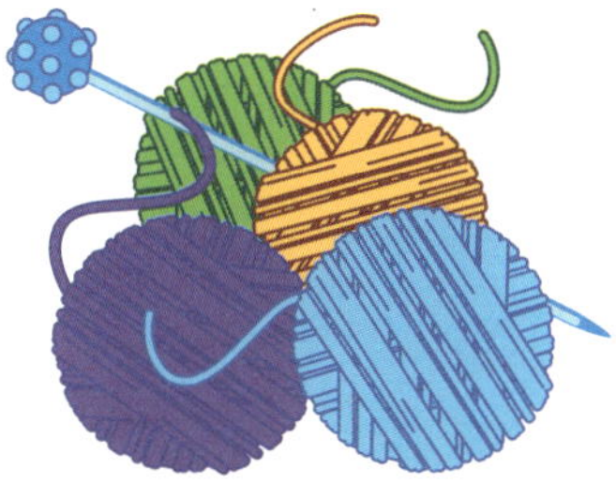

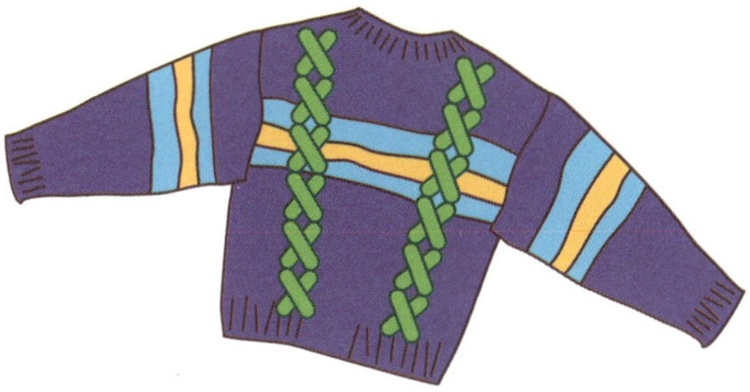

# 숫자로 길 만들기

1부터 시작해서 20까지 숫자가 끊어지지 않게 길을 만들어보세요.

|  | **10** |  |  | **1** |
|---|---|---|---|---|
|  |  |  |  |  |
|  |  |  |  | **3** |
|  |  |  |  | **20** |
| **15** |  |  |  |  |

# 보이지 않는 공간 추측하기

블록의 개수는 모두 몇 개일까요?

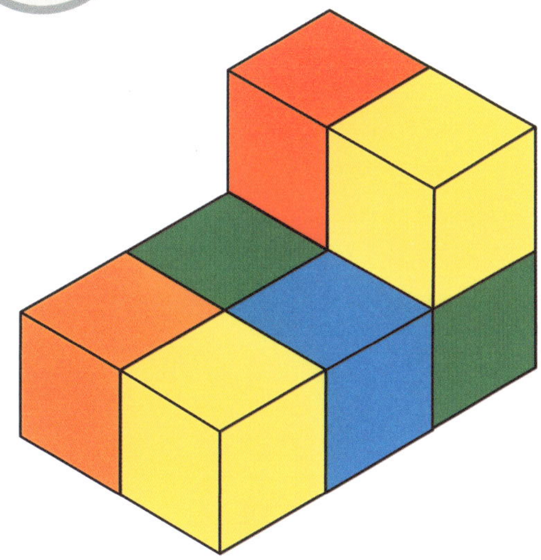

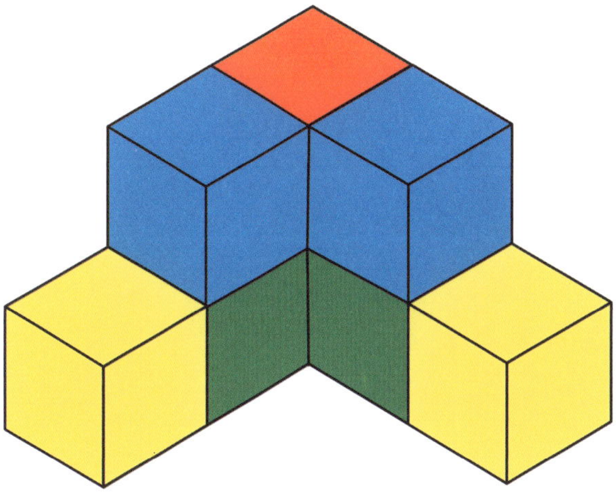

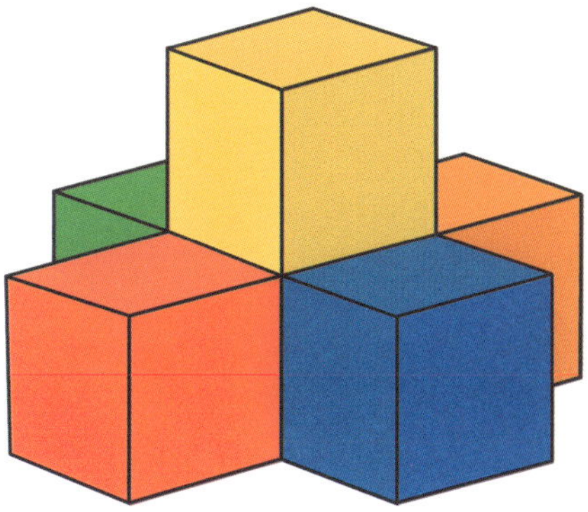

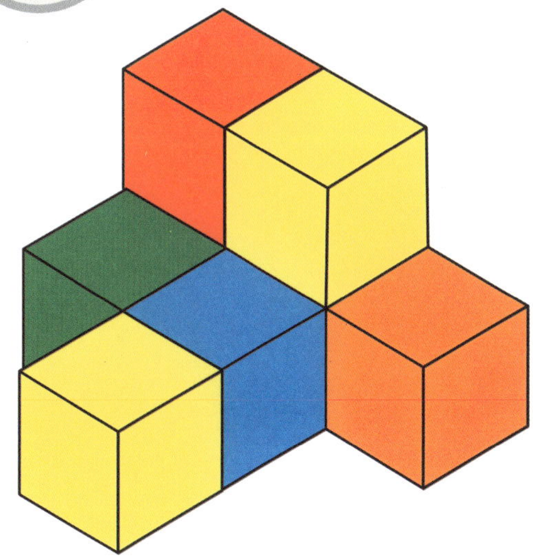

# 규칙 기억하기

도형과 숫자의 결합을 기억하고 보기처럼 써보세요.

| 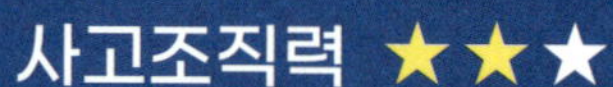 | | | | | |
|---|---|---|---|---|---|
| 1 | 2 | 3 | 4 | 5 | 6 |

| | | | | | | | | | |
|---|---|---|---|---|---|---|---|---|---|
| 5 | 1 | | | | | | | | |

| | | | | | | | | | |
|---|---|---|---|---|---|---|---|---|---|
| | | | | | | | | | |

| | | | | | | | | | |
|---|---|---|---|---|---|---|---|---|---|
| | | | | | | | | | |

| | | | | | | | | | |
|---|---|---|---|---|---|---|---|---|---|
| | | | | | | | | | |

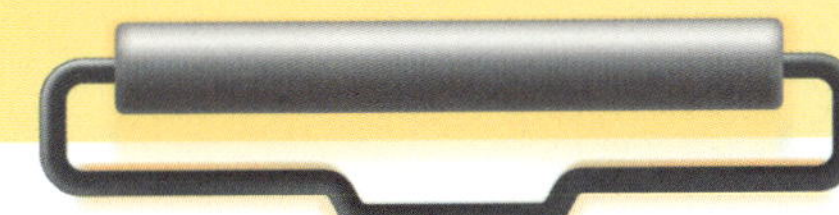

# 과정 보고 결과 알기

아래의 설명을 보고 어떤 음식을 조리하는지 음식 이름을 맞춰보세요.

1. 시금치, 당근, 호박 등 채소를 데치거나 볶는다.
2. 다진 고기에 밑간해서 볶는다.
3. 그릇에 밥을 넣고 그 위에 갖은 재료를 담는다.
4. 계란프라이와 양념장을 올린다.

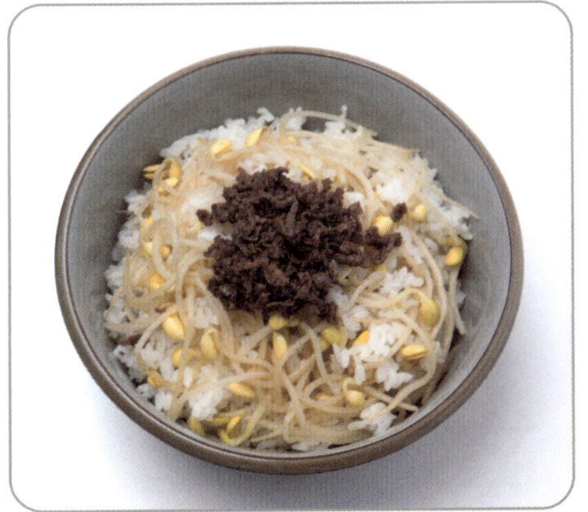

콩나물 비빔밥

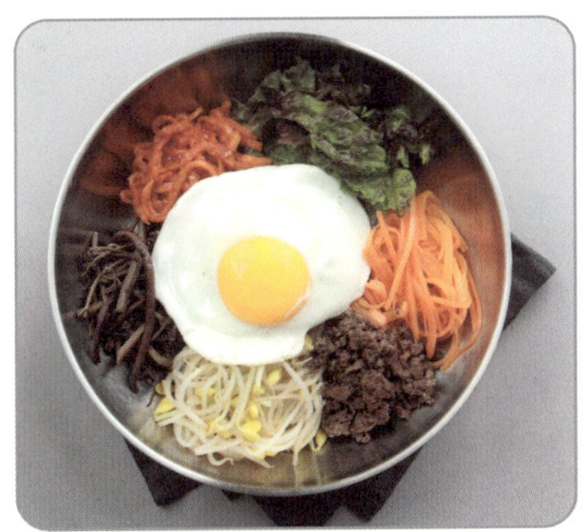

비빔밥

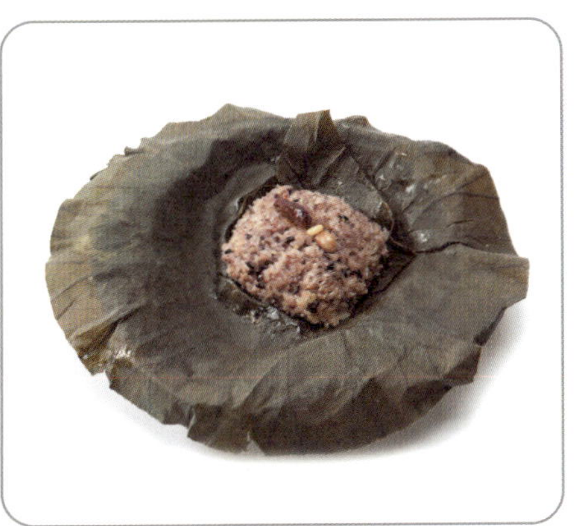

연잎밥

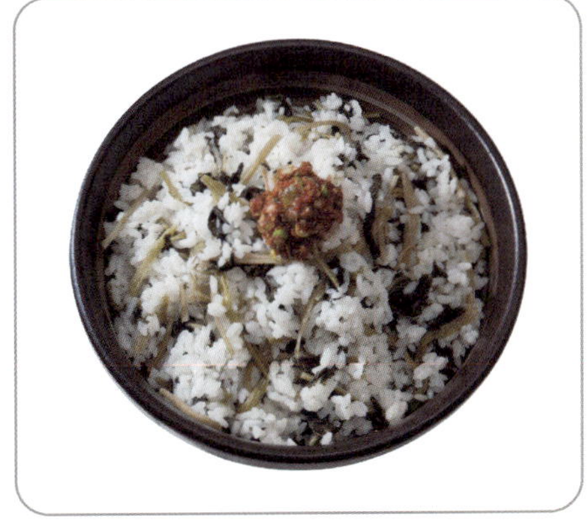

곤드레 나물밥

# 숨은그림 찾기

보기와 같은 조합으로 이루어진 그림을 10개 찾아 표시하세요.

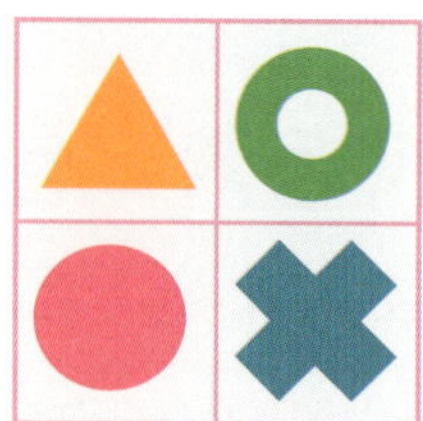

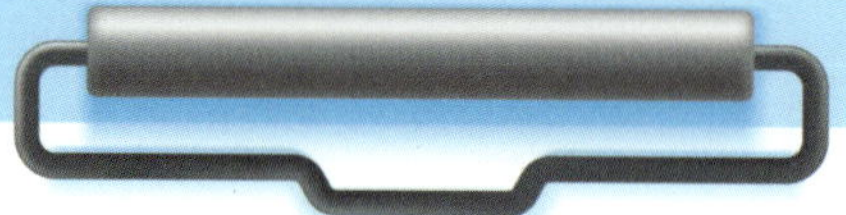

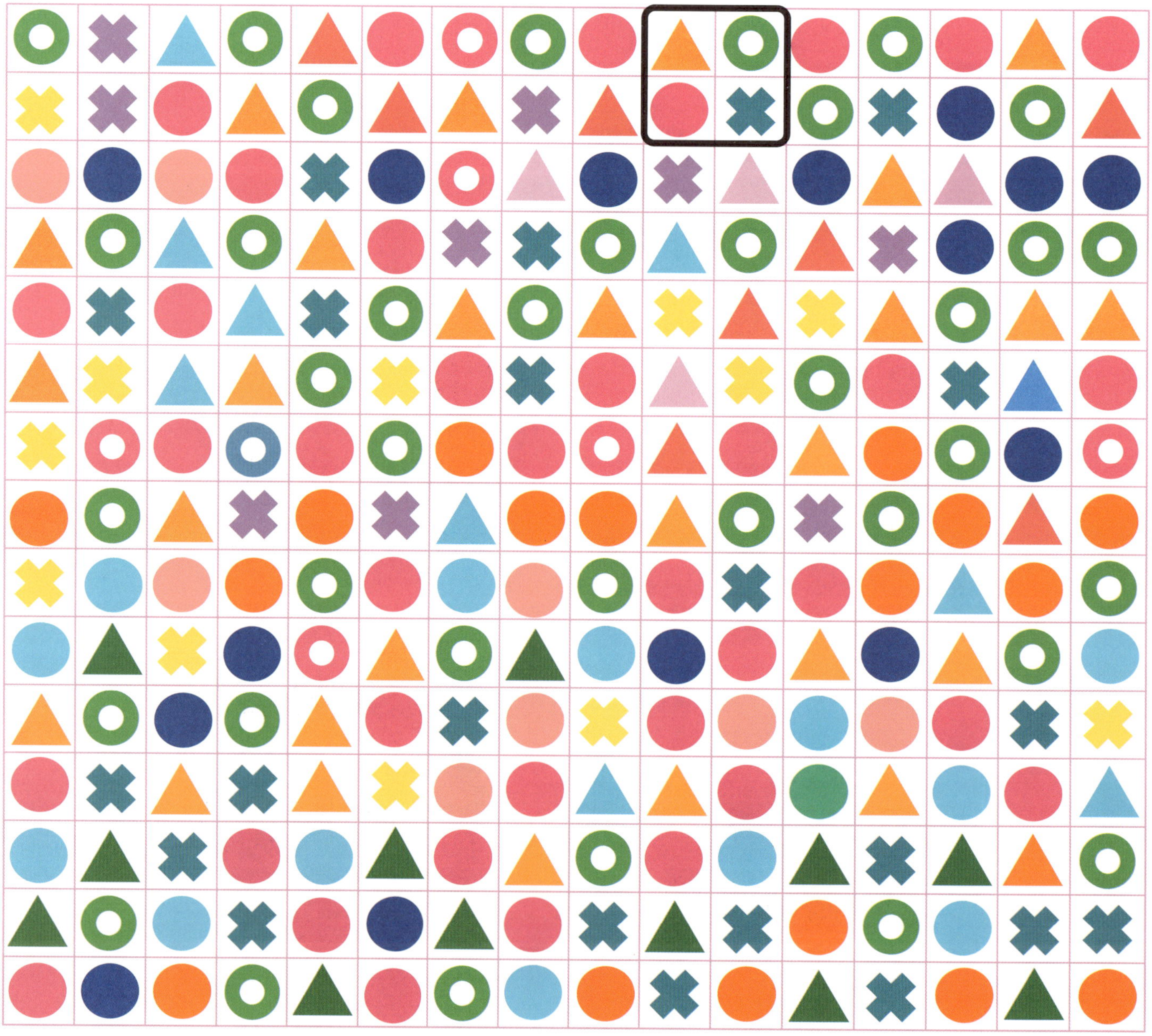

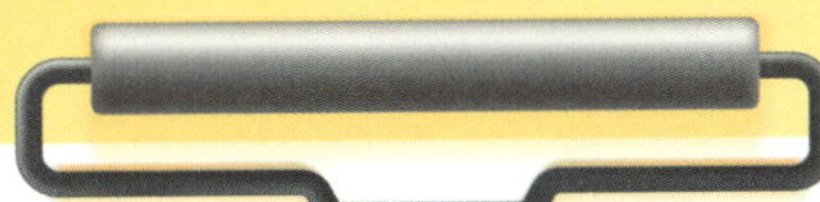

# 형태 파악하기

두 개의 퍼즐을 하나로 합치면
어떤 모양이 될지 맞는 번호를 쓰세요.

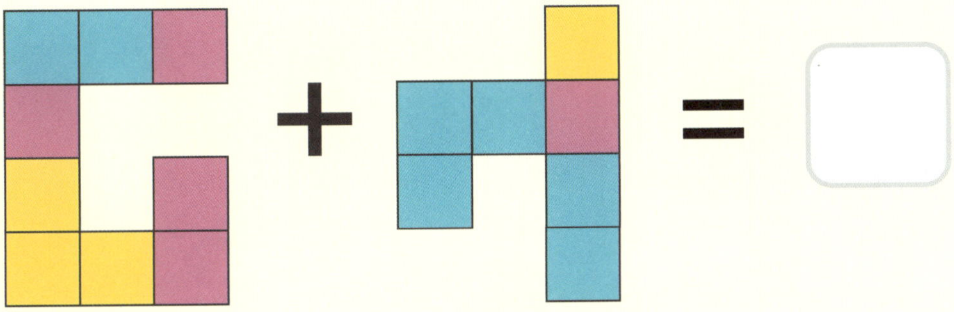

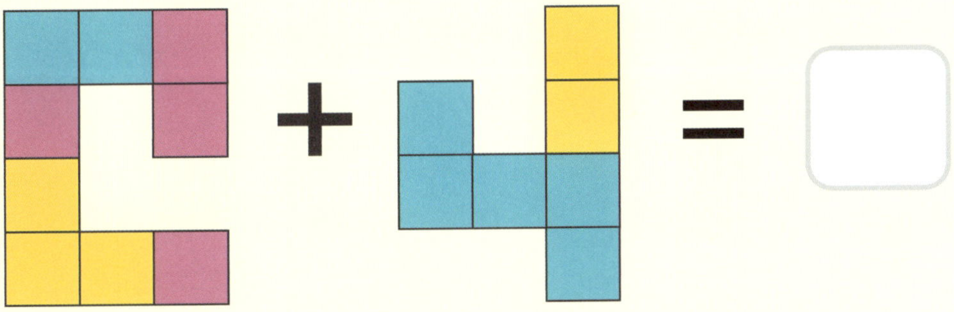

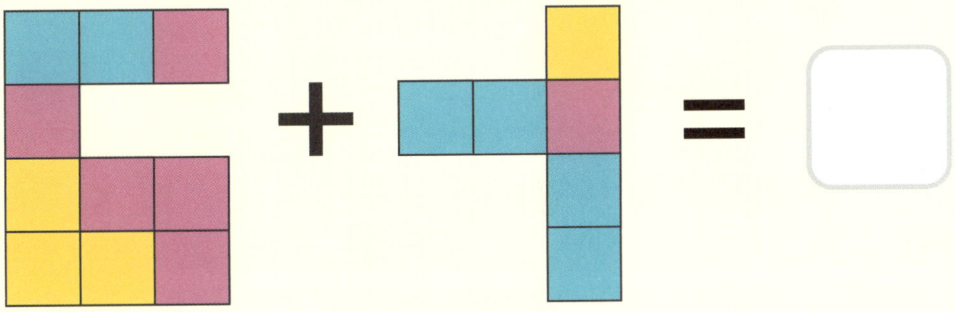

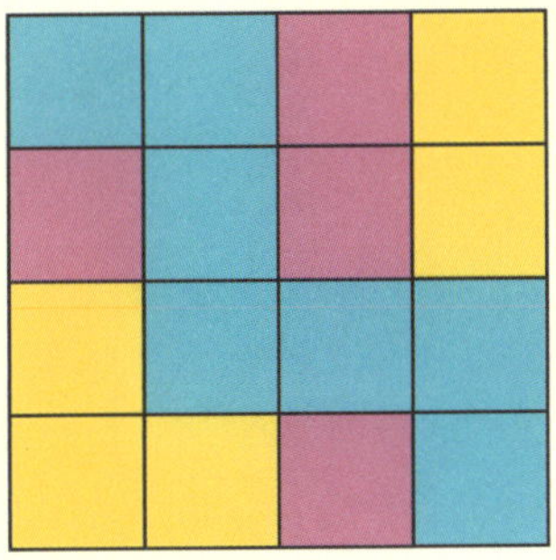

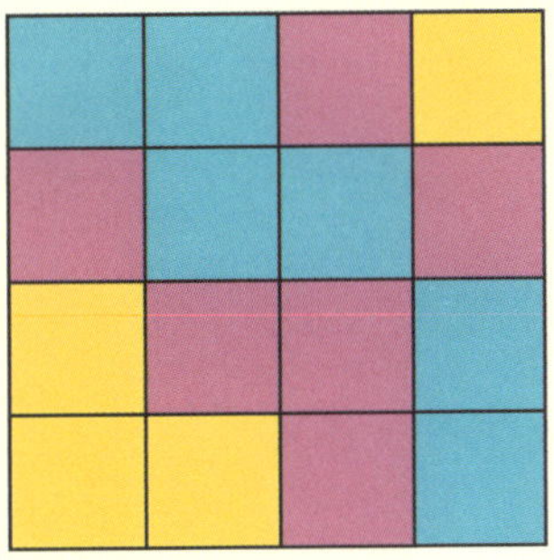

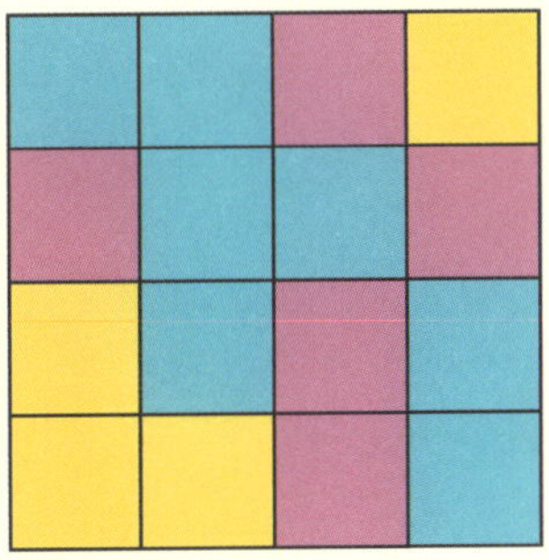

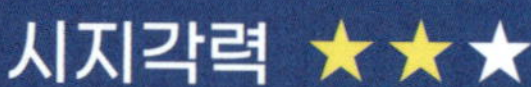
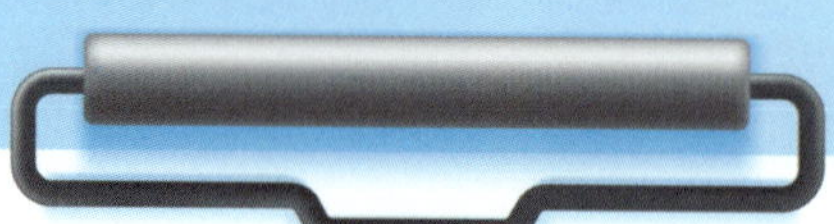

# 대칭 추측하기

가운데 축을 중심으로 대칭이 되는 그림을 찾아보세요.

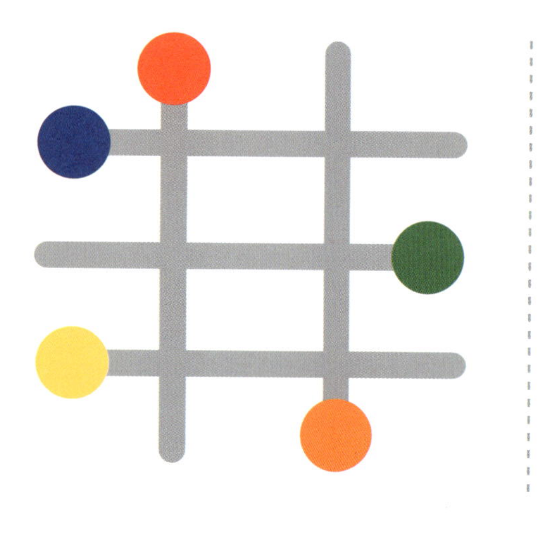
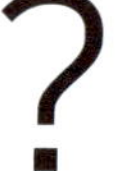

① 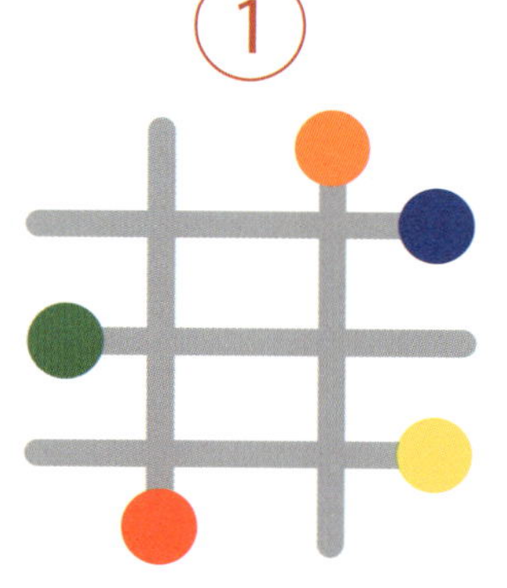

② 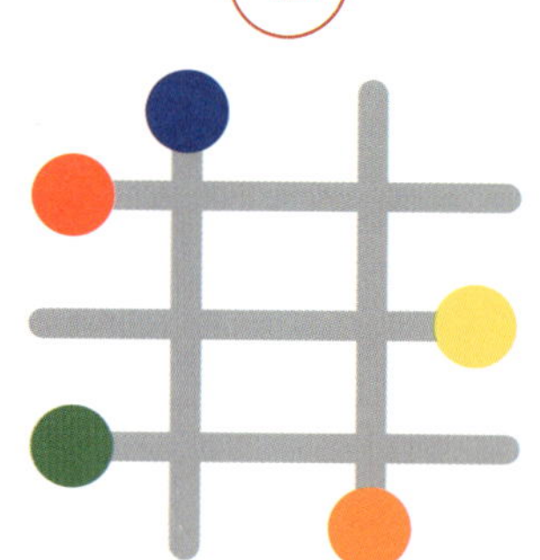

③ 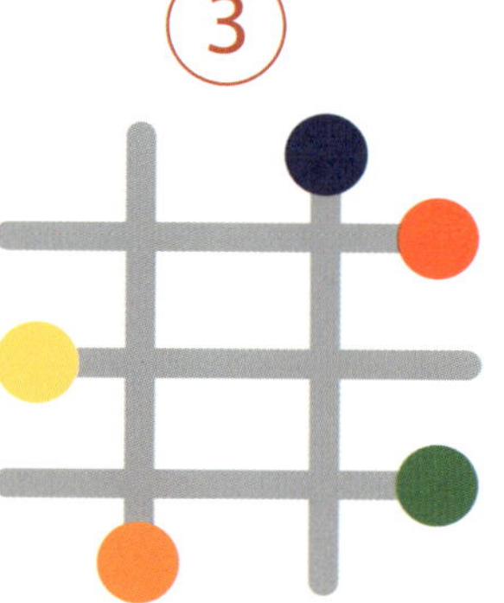

④ 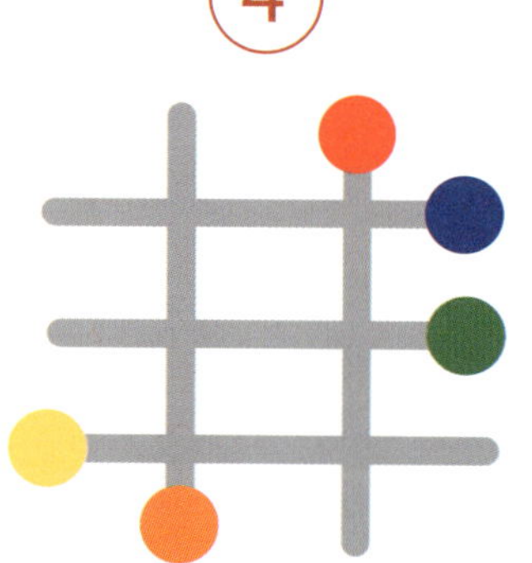

⑤ 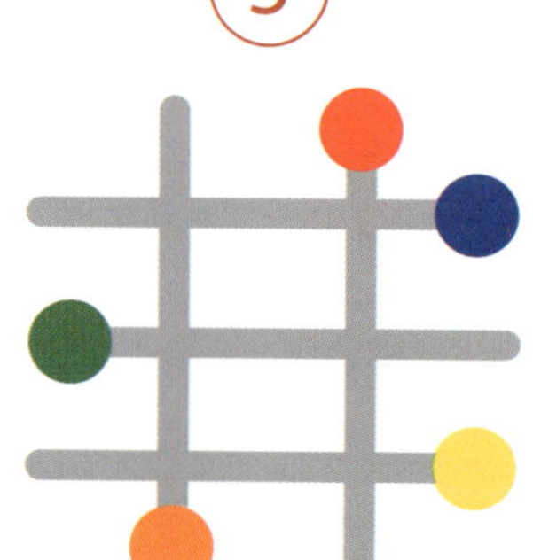

⑥ 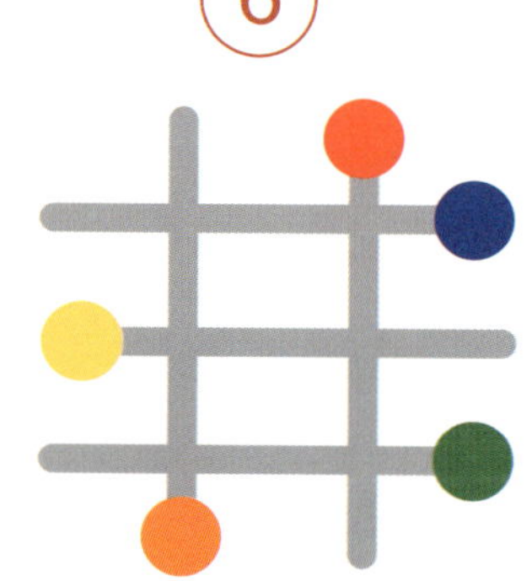

# 숫자 채워 넣기

문제에서 힌트를 찾아 빈곳에 알맞은 숫자를 써보세요.

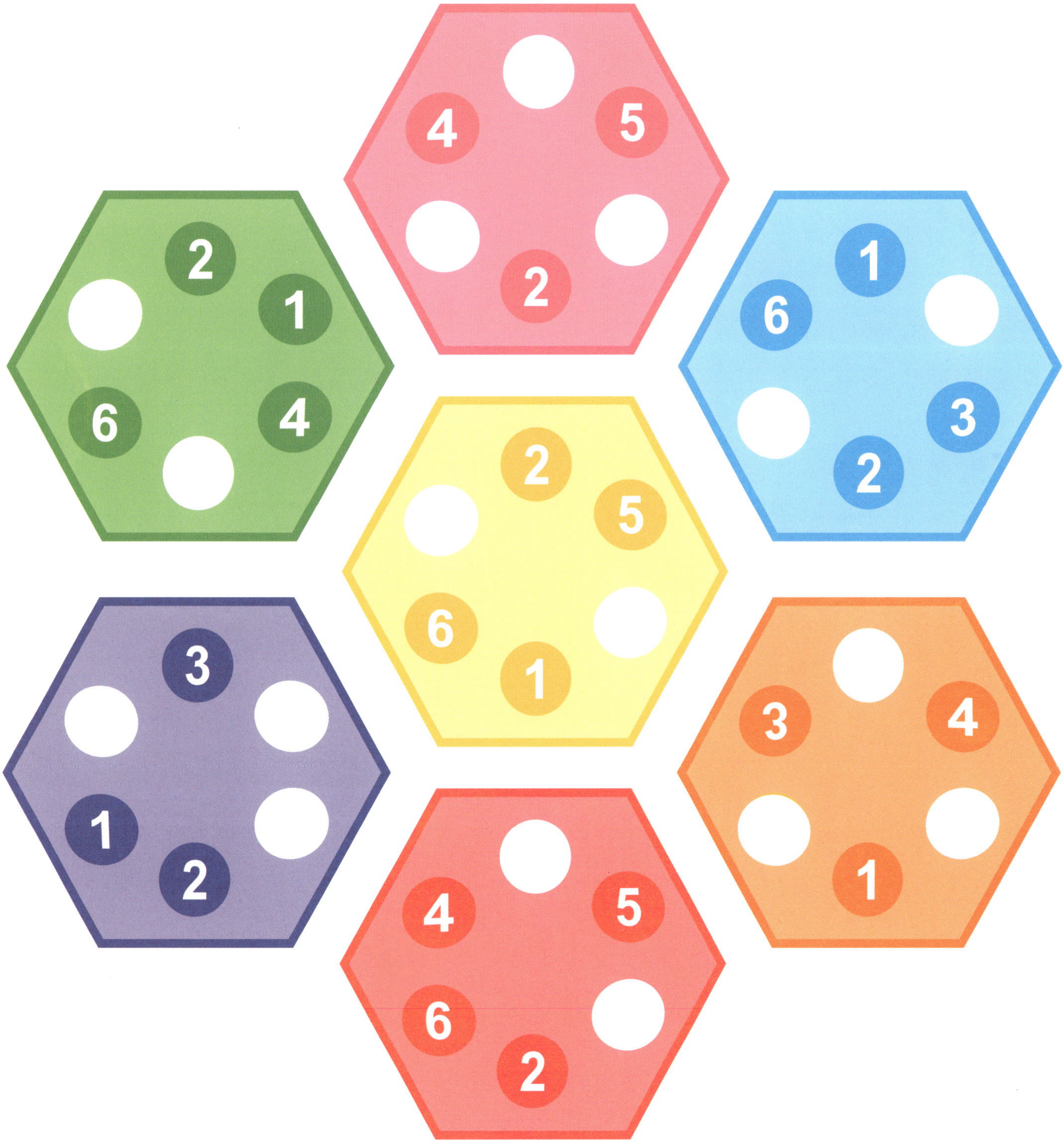

# 도형 빼기

보기처럼 도형을 뺀 나머지를 그려보세요.

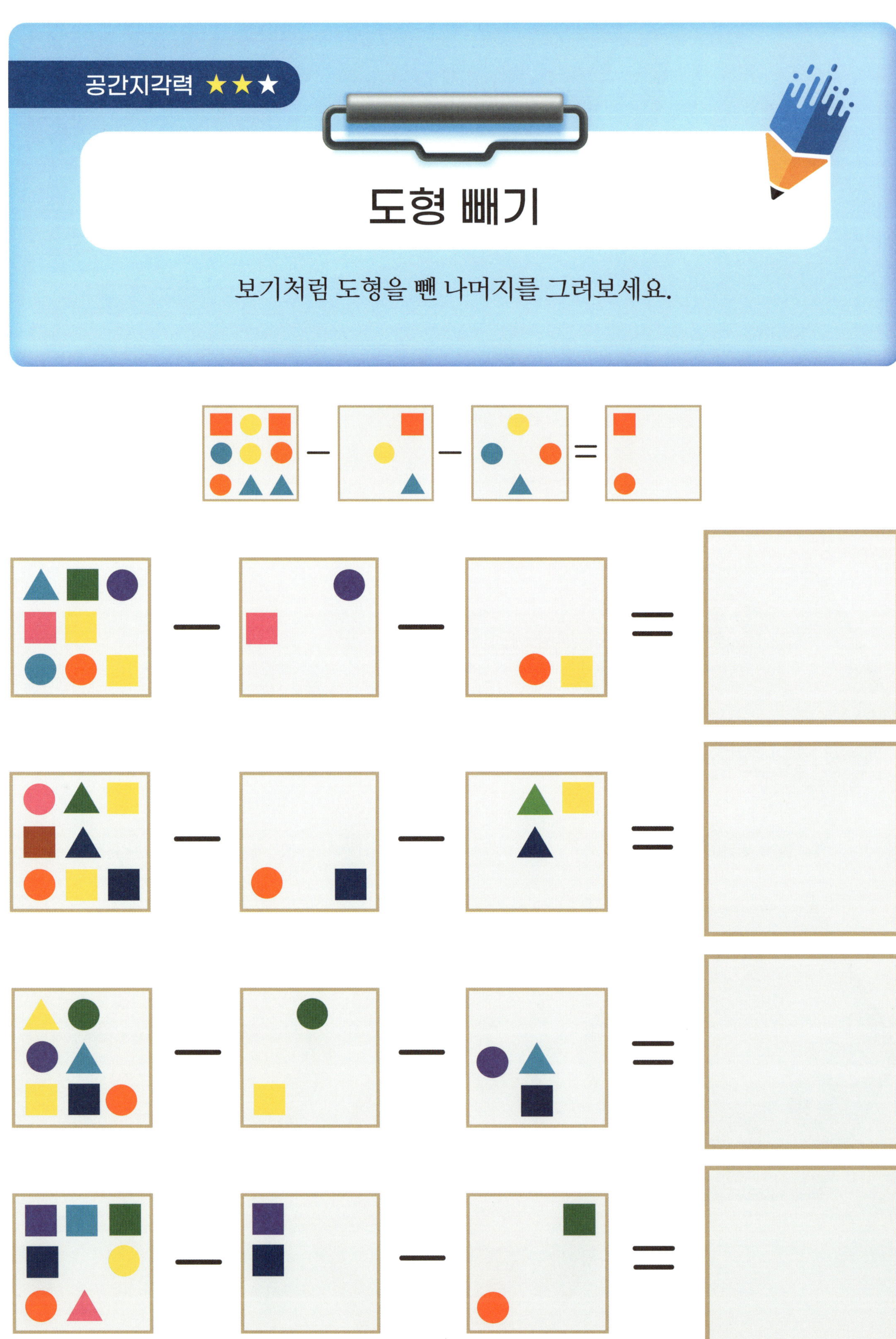

# 공통점 찾기

나열된 낱말의 공통점을 써보세요.

호미, 낫, 삽, 가래, 쟁기

정답:

국자, 칼, 도마, 냄비, 프라이팬

정답:

소파, 장롱, 화장대, 장식장

정답:

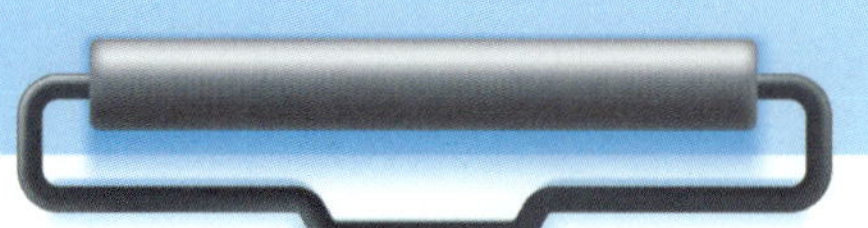

# 기억하고 계산하기

스웨터의 숫자를 기억하고 그 수를 계산하세요.

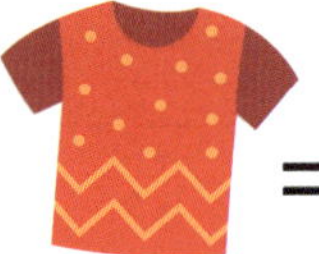 =6  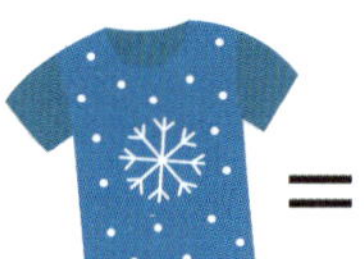 =7  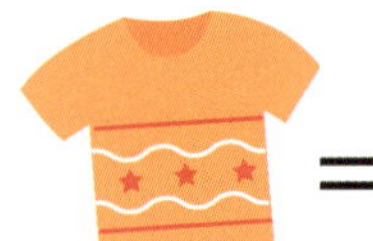 =8  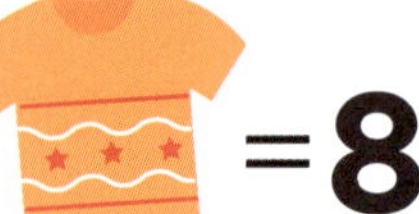 =9

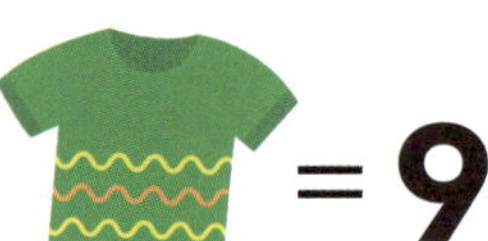

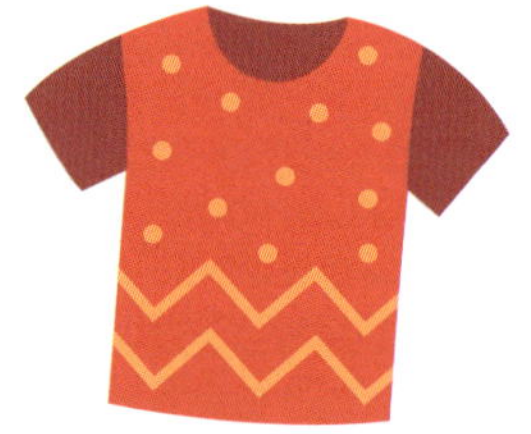 + 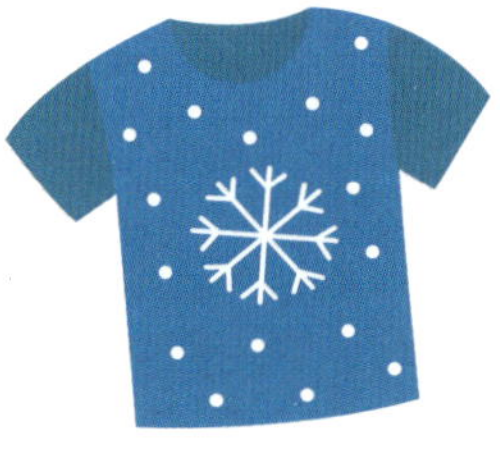 =

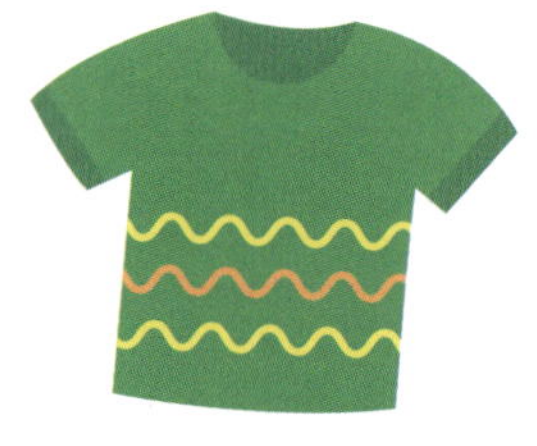 + 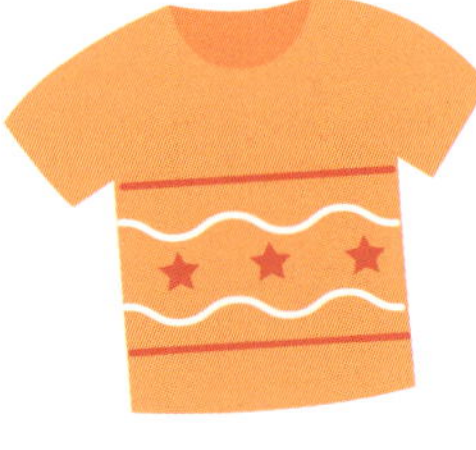 =

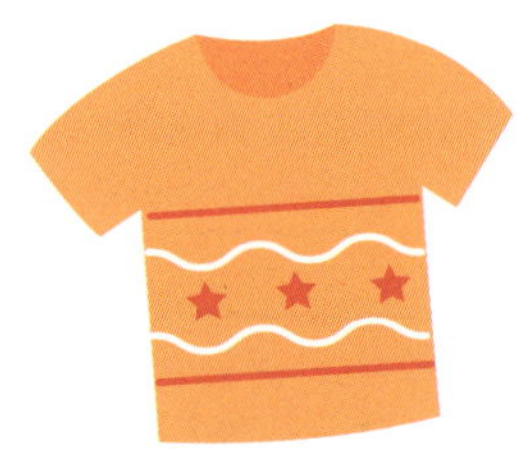 + 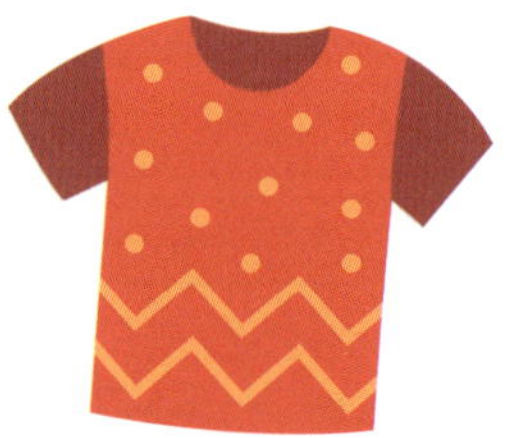 =

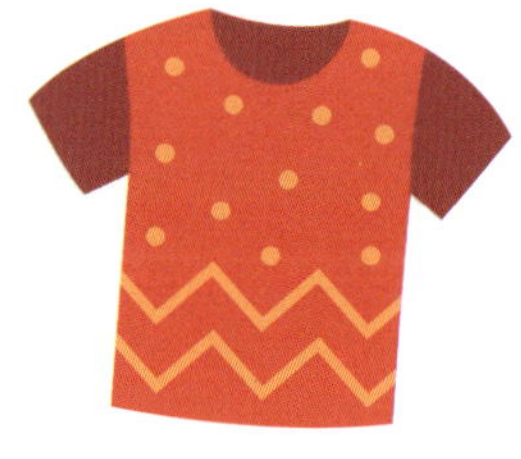 + 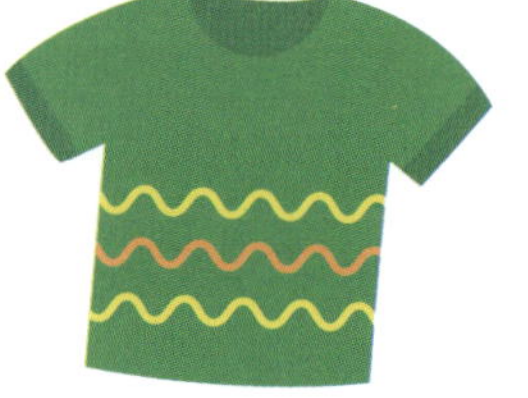 =

시지각력 ★★★

# 숨은그림 찾기

해, 꽃, 선물 상자, 케이크, 리본이
한 묶음으로 된 조합이 6개 있어요. 찾아 표시해 보세요.

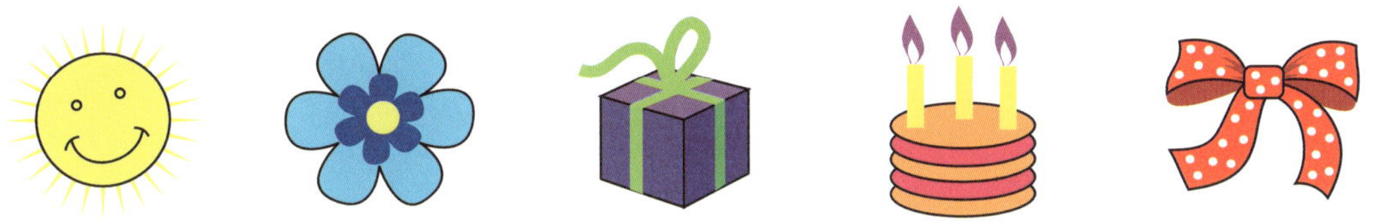

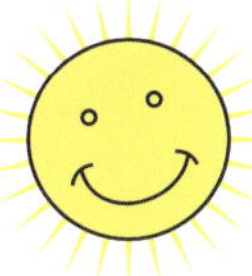

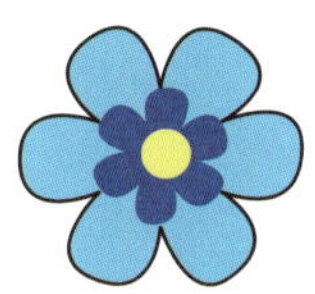

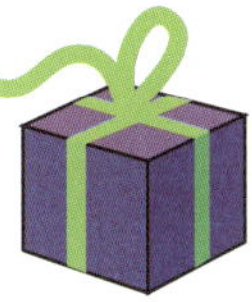

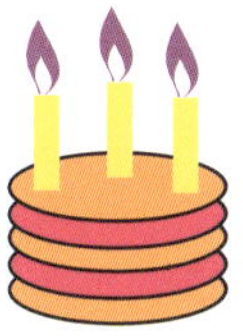

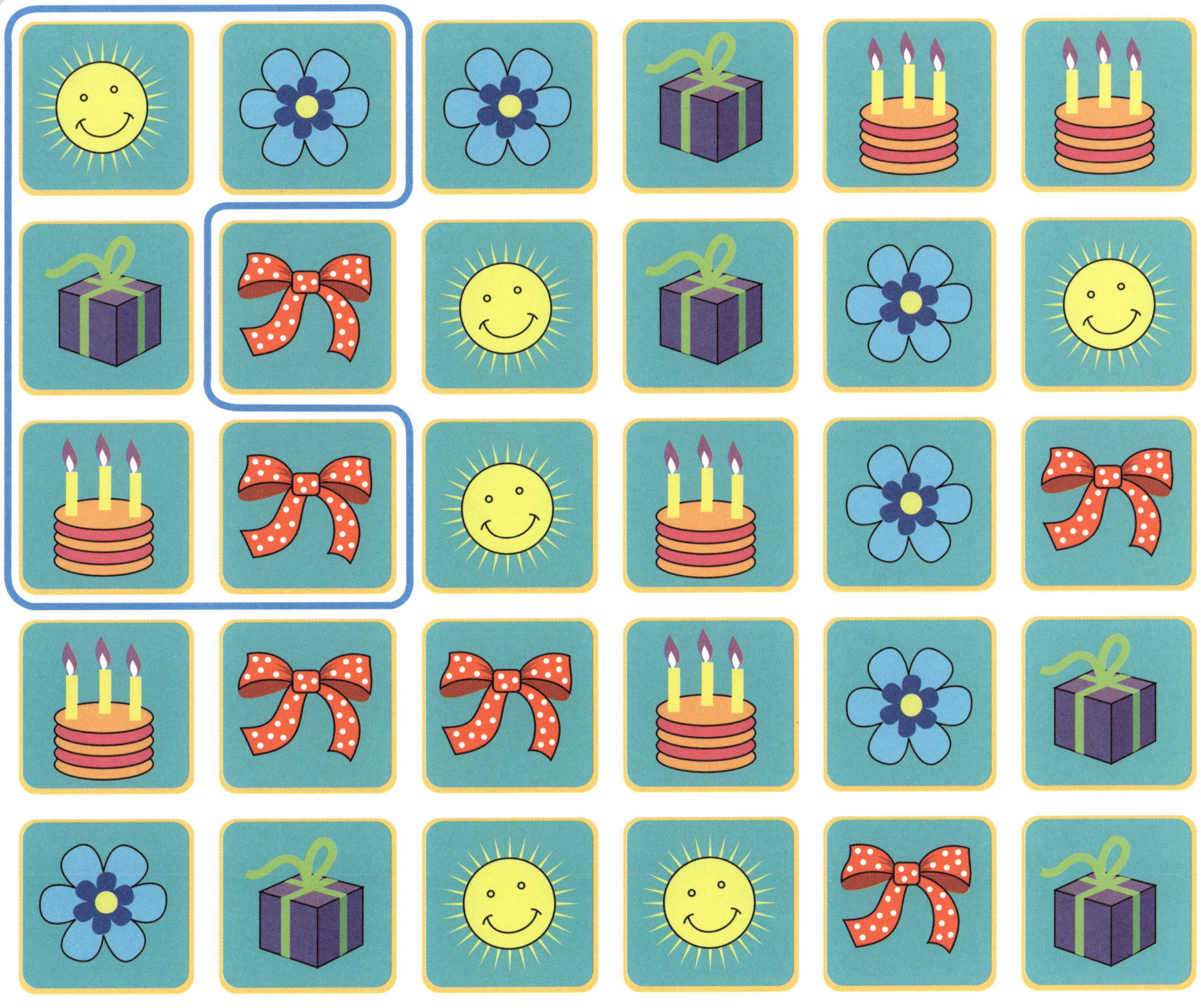

# 시간 알기

왼쪽 시계의 시간을 보고 제시한 시간에 맞게 오른쪽 시계를 완성하세요.

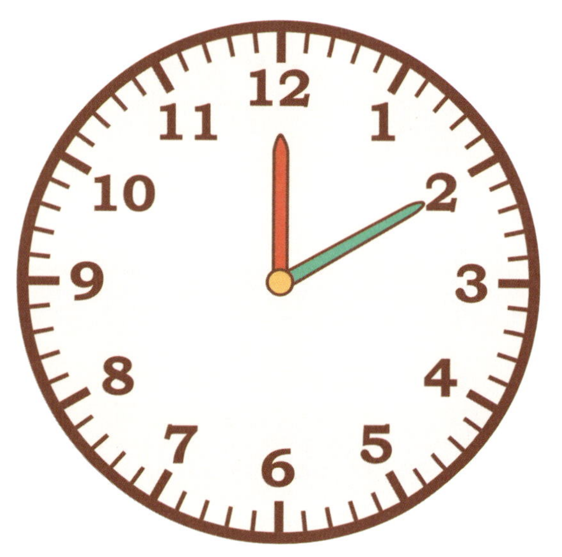 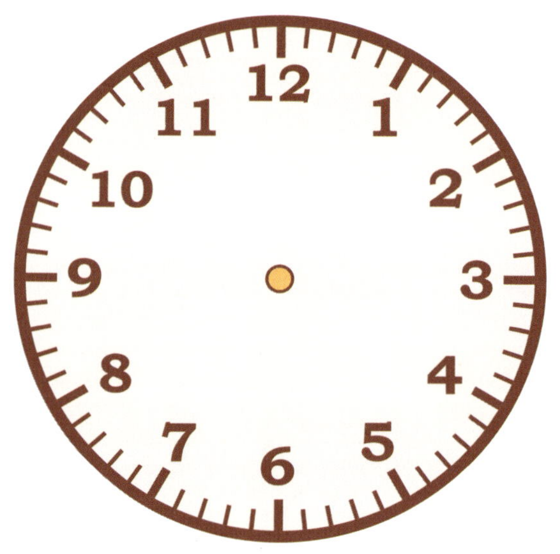

**25분 전**

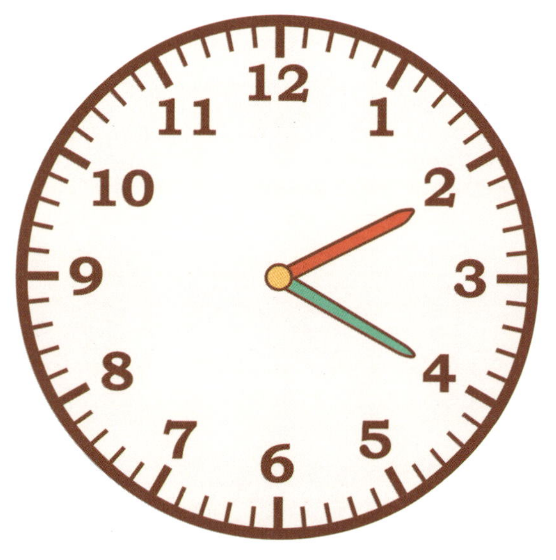 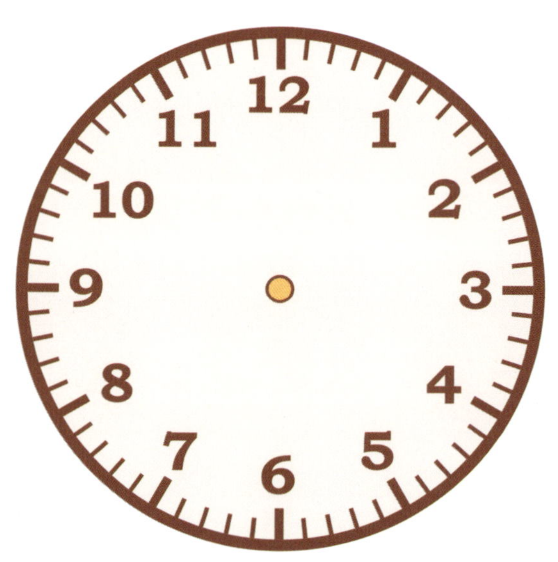

**25분 후**

# 낱말과 낱말의 위치 기억하기

낱말과 낱말의 위치를 기억하세요.

| | | | | |
|---|---|---|---|---|
| 개 | 나 | 리 | | 진 |
| | | | | 달 |
| 목 | 련 | | | 래 |
| | | | | |
| 카 | 네 | 이 | 션 | |

# 낱말과 낱말의 위치 기억하기

앞 페이지의 낱말과 낱말의 위치를 기억한 것을 맞게 써보세요.

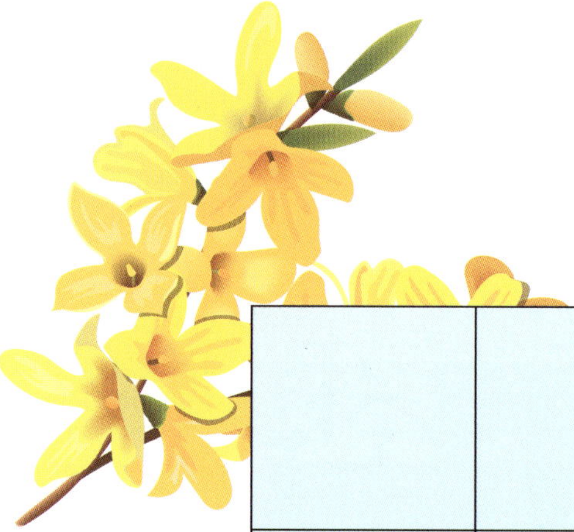

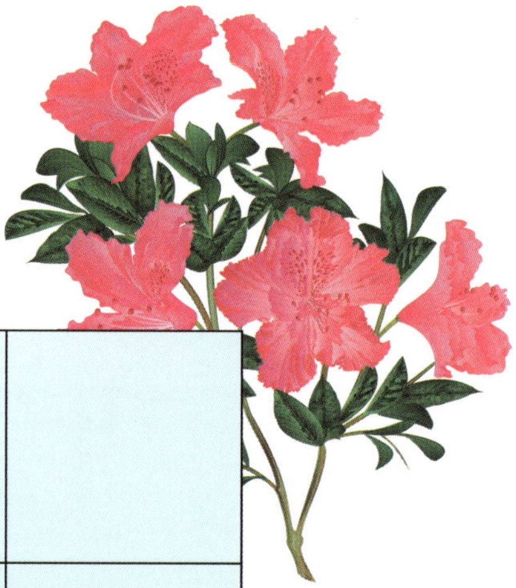

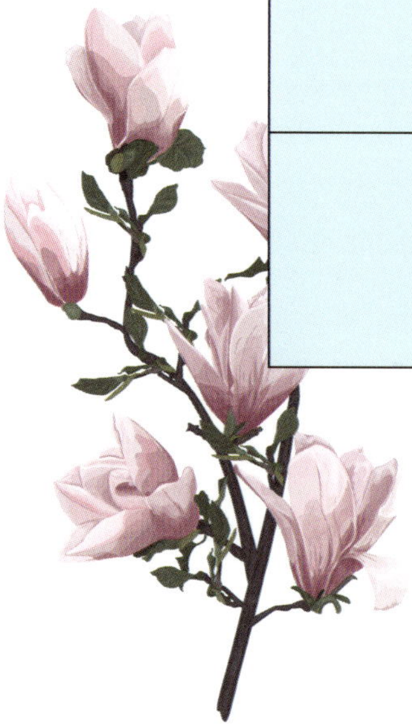

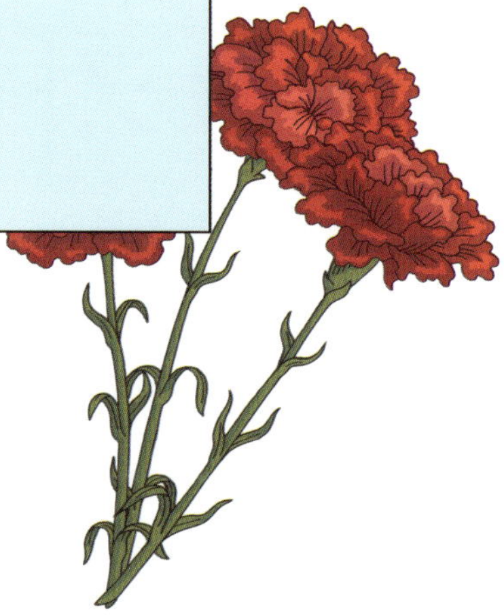

# 앞뒤 구분하기

앞뒤 색이 다른 색종이를 반으로 접어 오렸어요. 어떤 모양이 될까요?

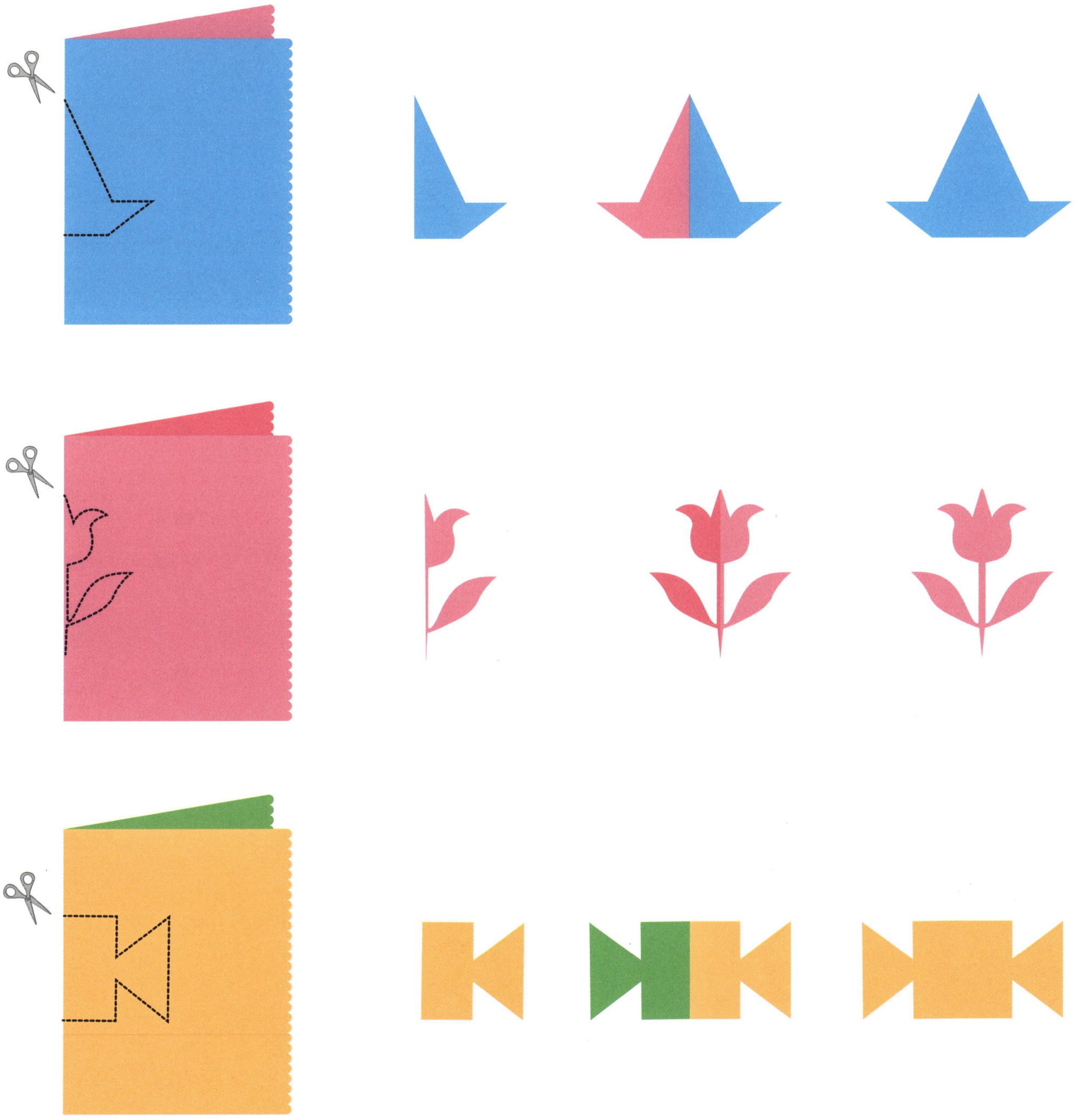

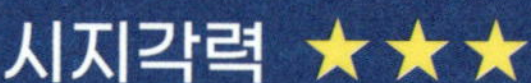


# 대칭 모양 찾기

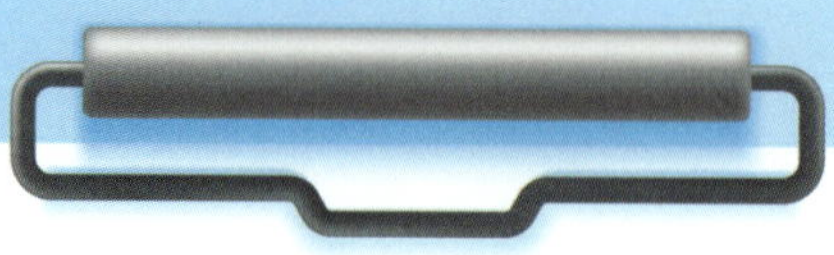

대칭되는 모양을 찾아 번호를 써보세요.

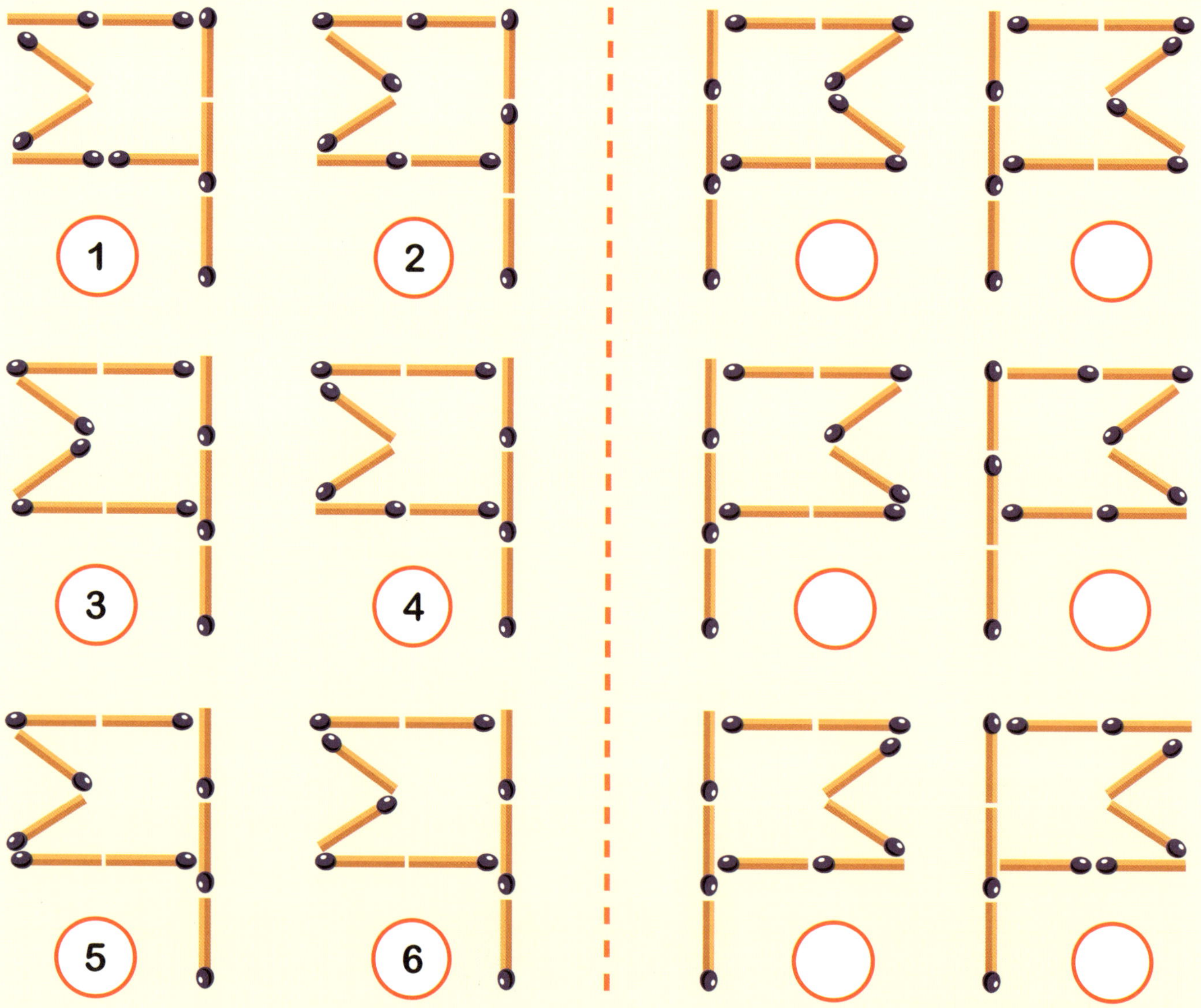

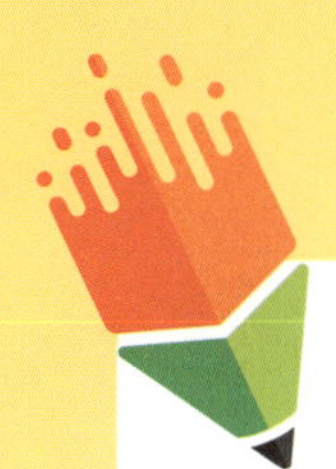

# 연산 완성하기

보기의 숫자와 기호를 한 번만 사용하여 식을 완성하세요.

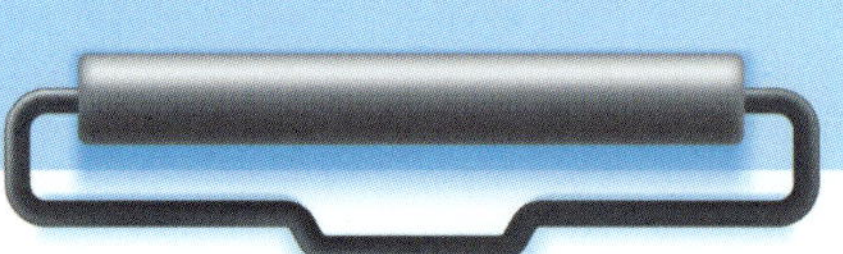

# 공간의 위치 알기

보기처럼 같은 위치에 같은 색으로 칠해보세요.

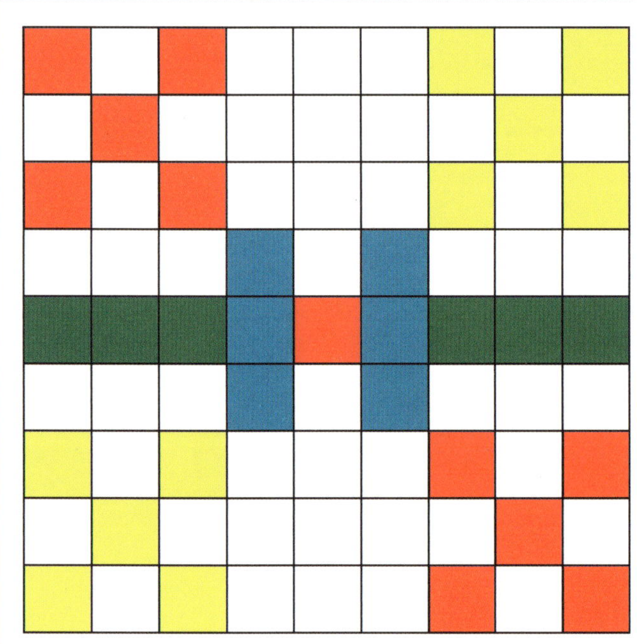

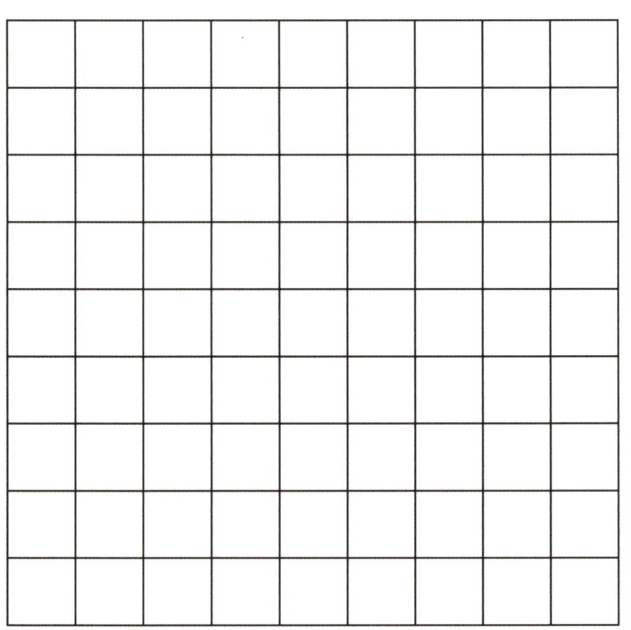

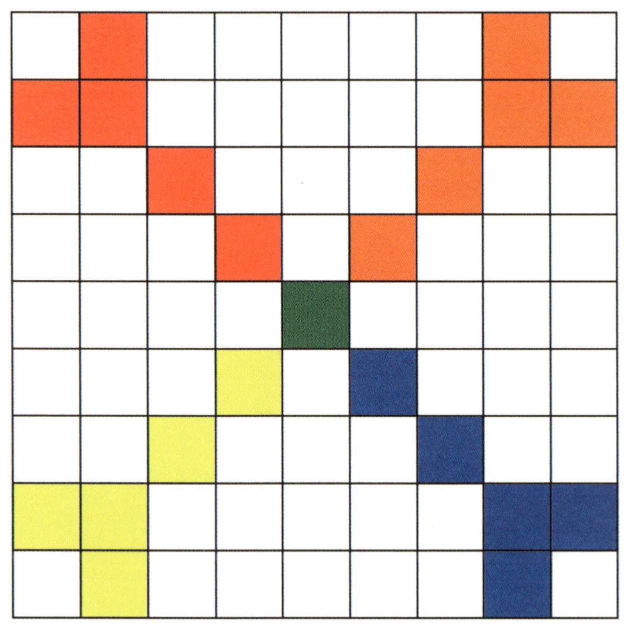

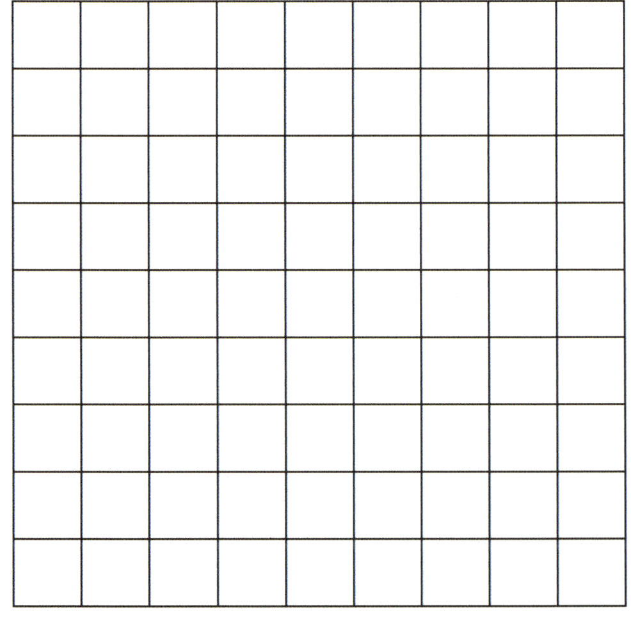

# 회전하는 도형

도형이 시계방향으로 회전을 합니다. 빈곳에 맞는 번호를 쓰세요.

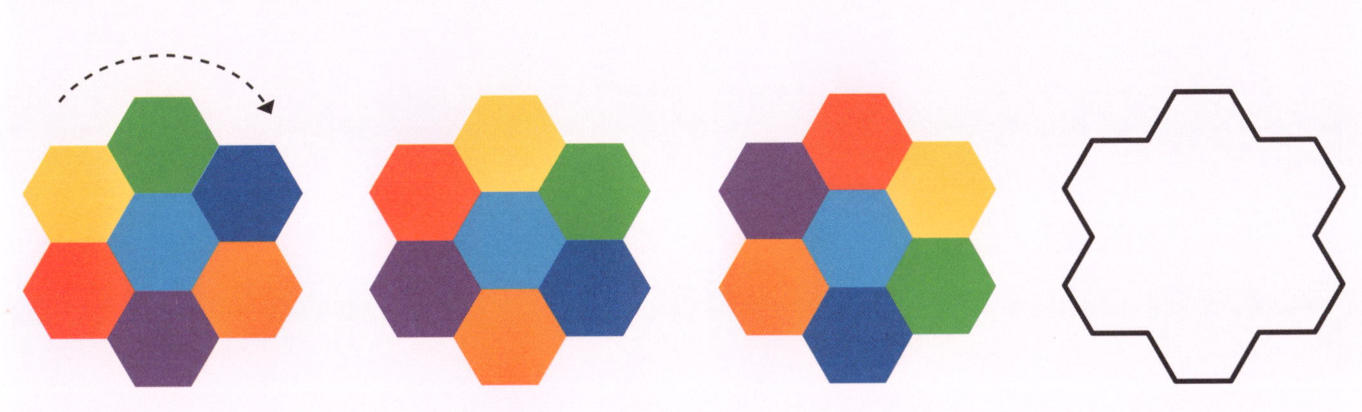

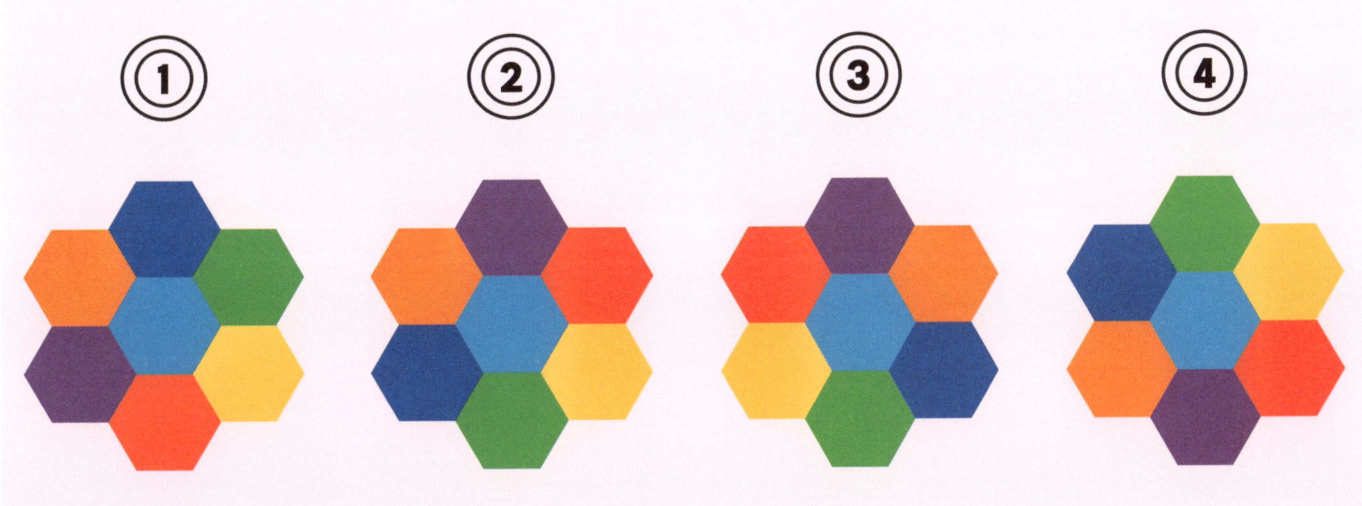

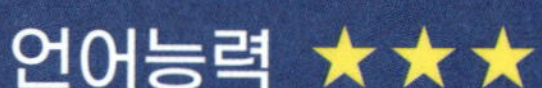
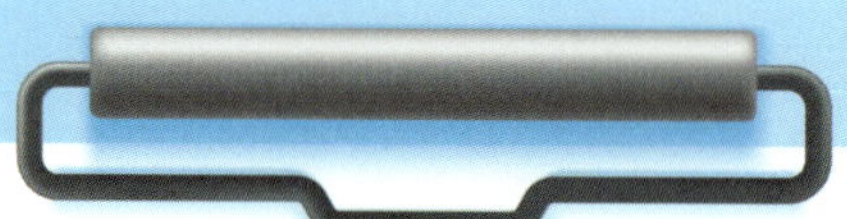

# 꽃 이름 맞추기

제시된 자음을 보고 꽃 이름을 맞춰보세요.

| | | |
|---|---|---|
| ㅁ ㄷ ㄹ | ▶▶▶▶ | |
| ㄱ ㅎ | ▶▶▶▶ | |
| ㅈ ㅁ | ▶▶▶▶ | |
| ㅁ ㄱ ㅎ | ▶▶▶▶ | |
| ㅈ ㄷ ㄹ | ▶▶▶▶ | |
| ㄱ ㄴ ㄹ | ▶▶▶▶ | |
| ㅁ ㄹ | ▶▶▶▶ | |
| ㅌ ㄹ | ▶▶▶▶ | |

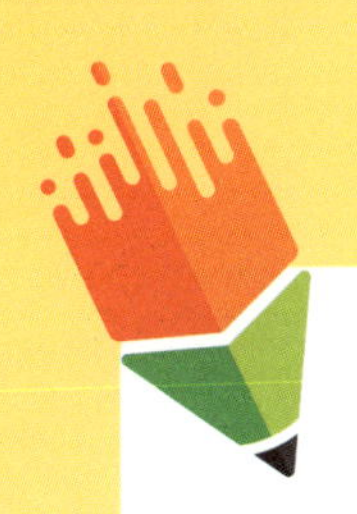

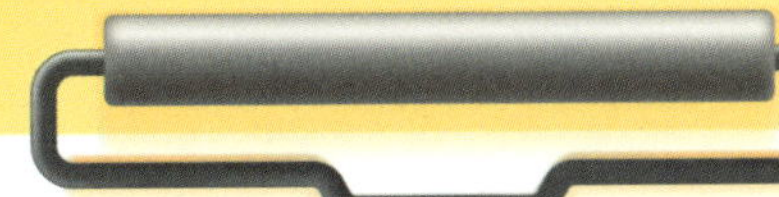

# 채소 이름 맞추기

제시된 자음을 보고 채소 이름을 맞춰보세요.

|  | |  |
|---|---|---|
| ㅎ ㅂ | ⟩⟩⟩⟩ | |
| ㄷ ㄱ | ⟩⟩⟩⟩ | |
| ㅌ ㅁ ㅌ | ⟩⟩⟩⟩ | |
| ㅇ ㅇ | ⟩⟩⟩⟩ | |
| ㄷ ㅍ | ⟩⟩⟩⟩ | |
| ㄱ ㅈ | ⟩⟩⟩⟩ | |
| ㄱ ㅊ | ⟩⟩⟩⟩ | |
| ㅂ ㅊ | ⟩⟩⟩⟩ | |

# 기억나는 낱말 쓰기

한 음절, 두 음절, 세 음절로 된 낱말을 기억나는 대로 써보세요.

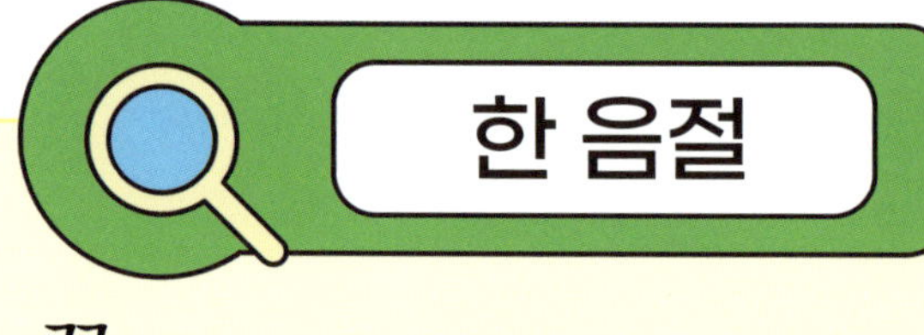


꽃

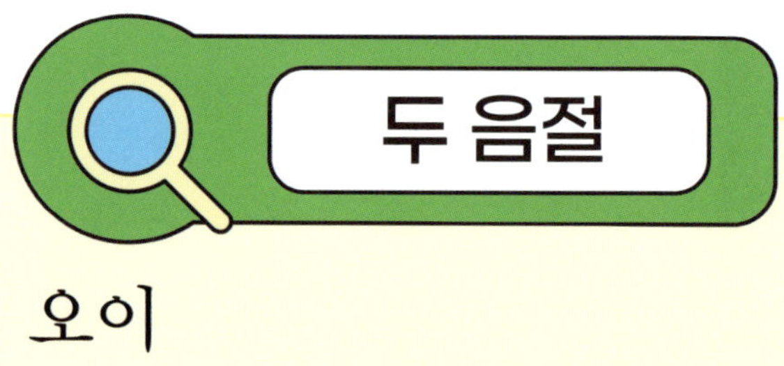


오이

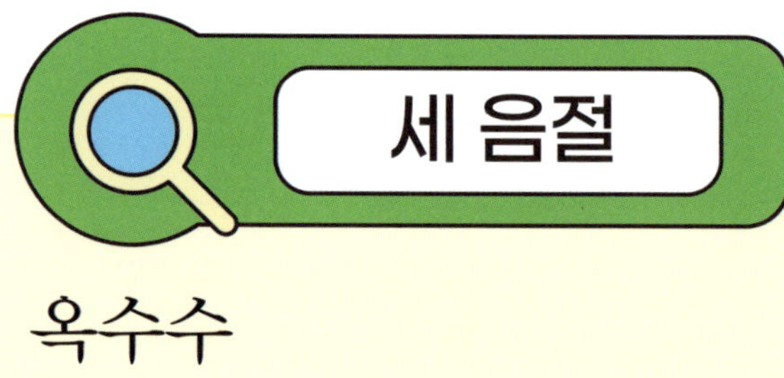


옥수수

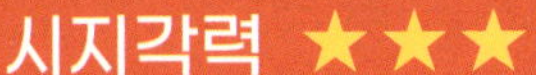
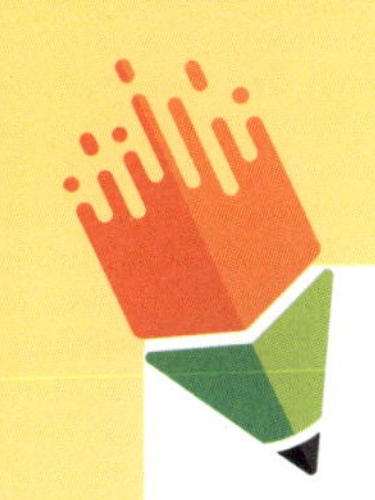
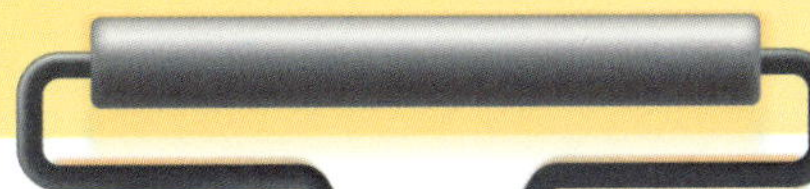

# 같은 그림 위치 기억하기

똑같은 그림이 2개씩 있어요. 같은 그림의 위치를 기억하세요.

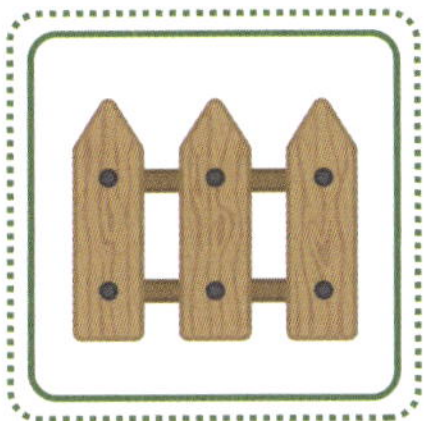     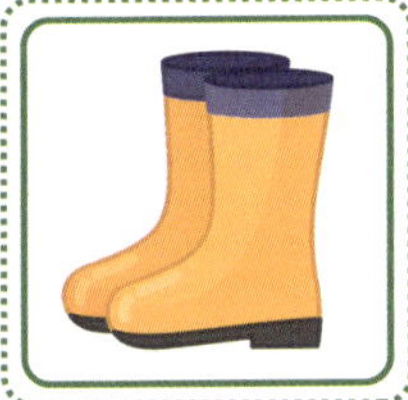

 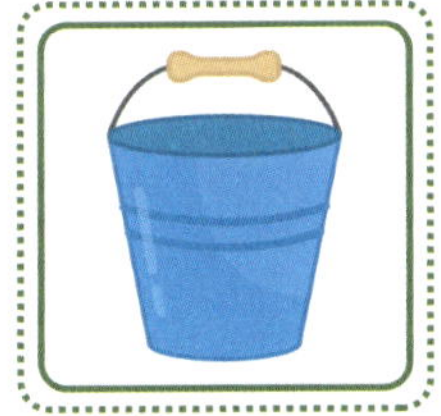  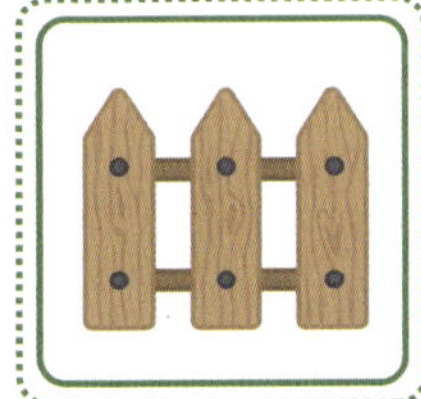 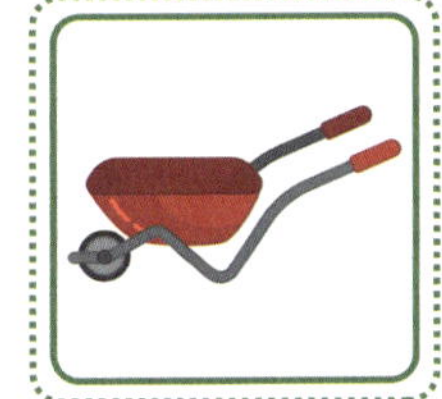 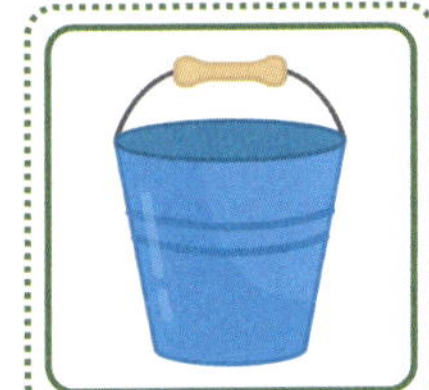

 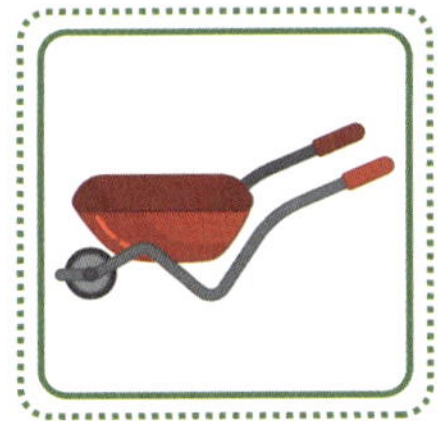 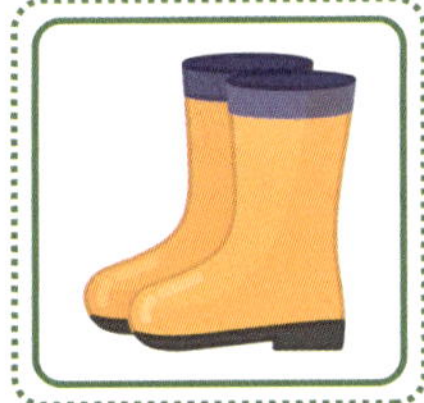  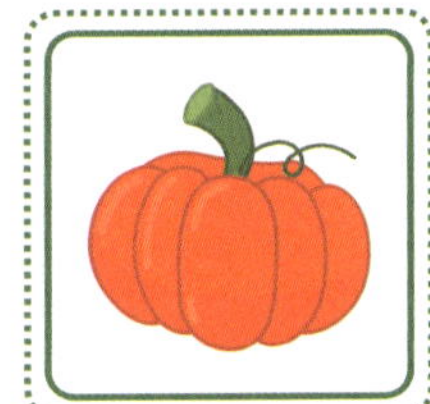 

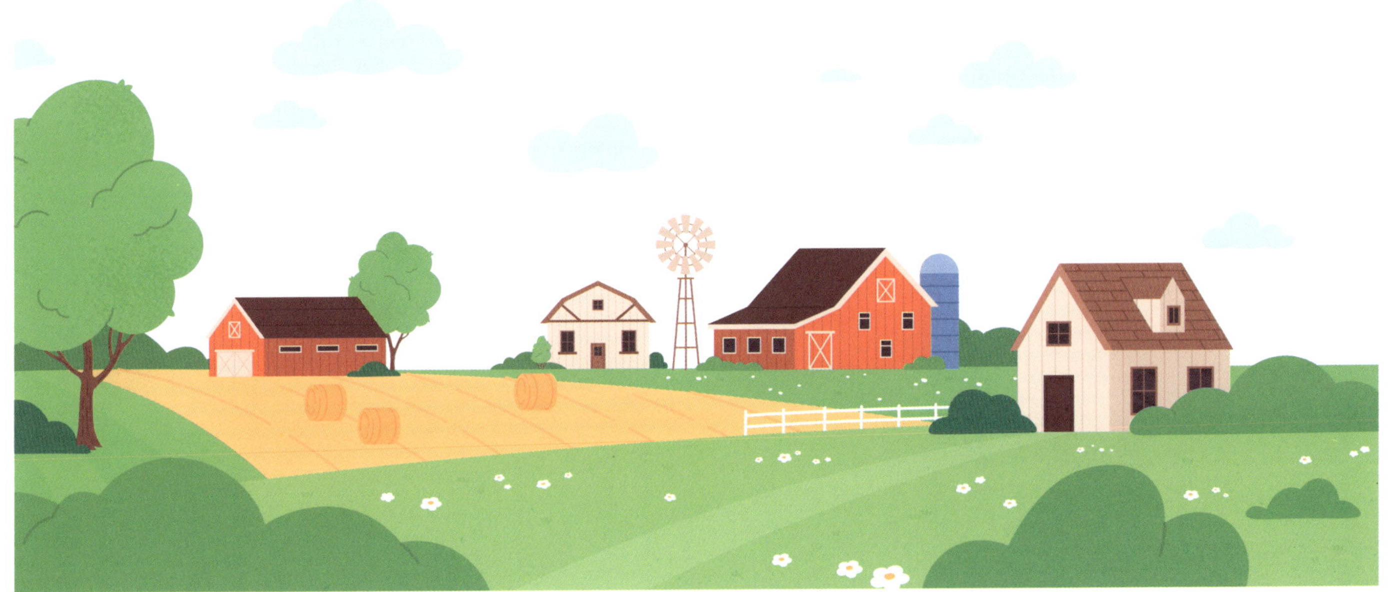

# 같은 그림 위치 기억하기

앞 페이지에서 기억한 그림이 하나씩 빠져있어요.
맞는 그림의 번호를 써보세요.

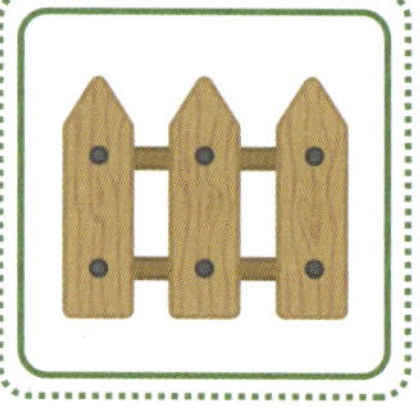     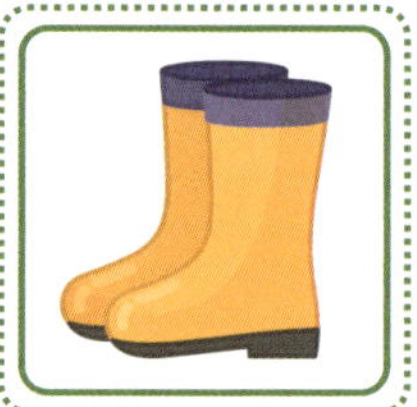

    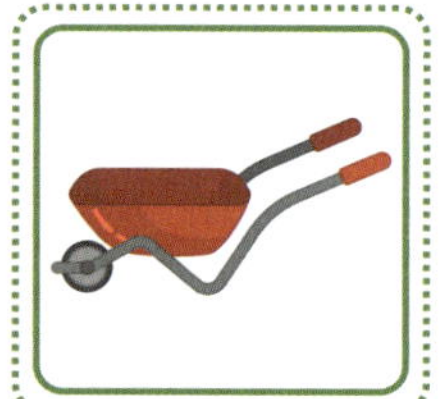 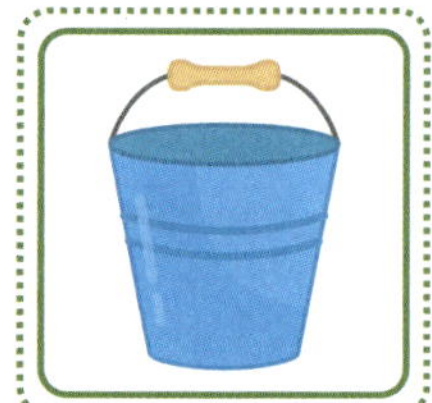

    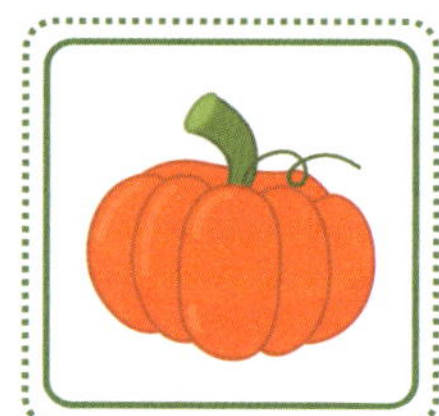 

① 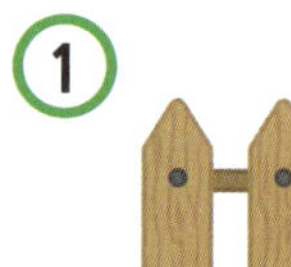  ② 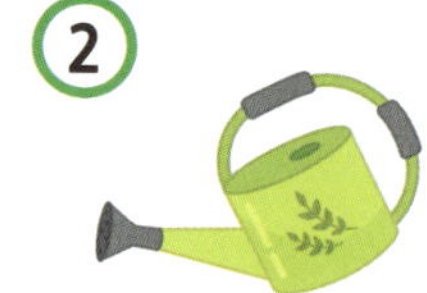  ③ 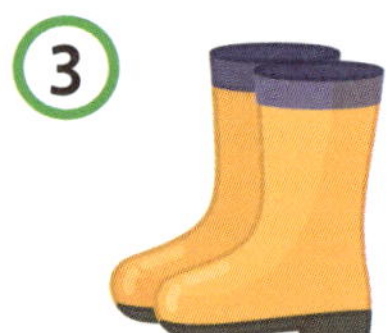

④   ⑤   ⑥ 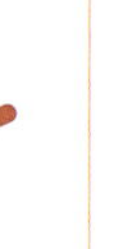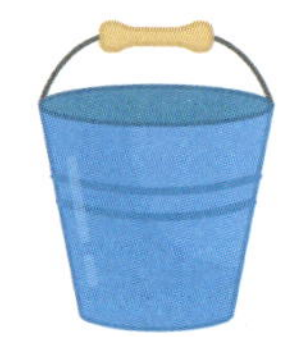

⑦   ⑧   ⑨ 

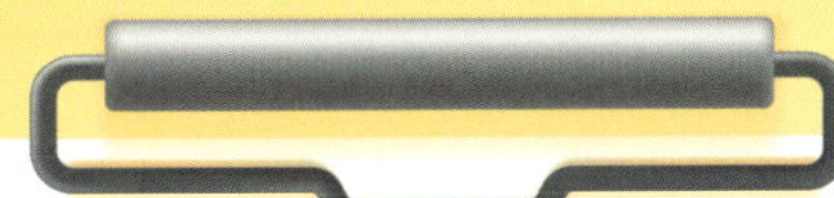

# 요리 재료 알아보기

잡채 재료에는 어떤 것들이 있는지 찾아 표시해 보세요.

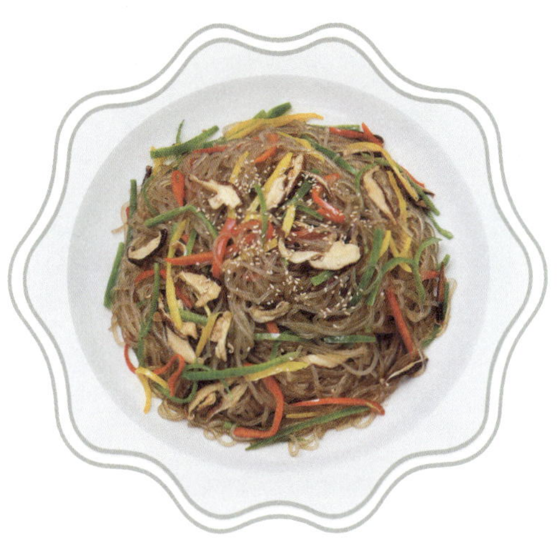

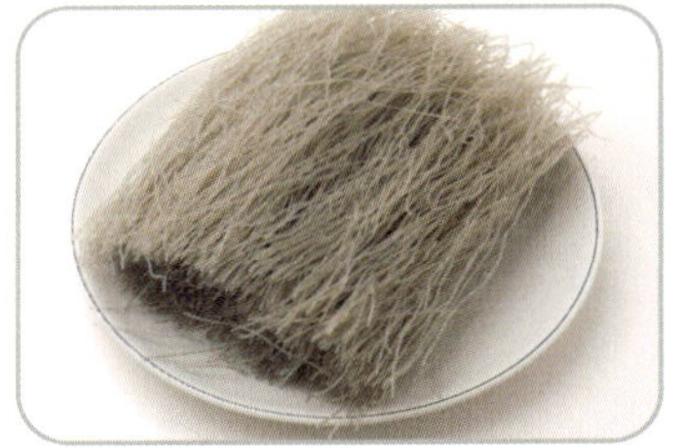
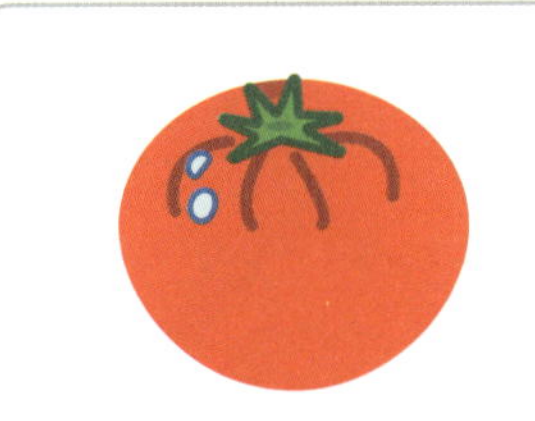
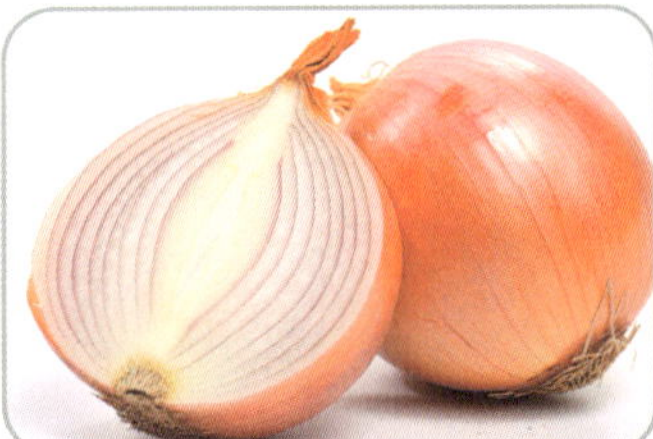

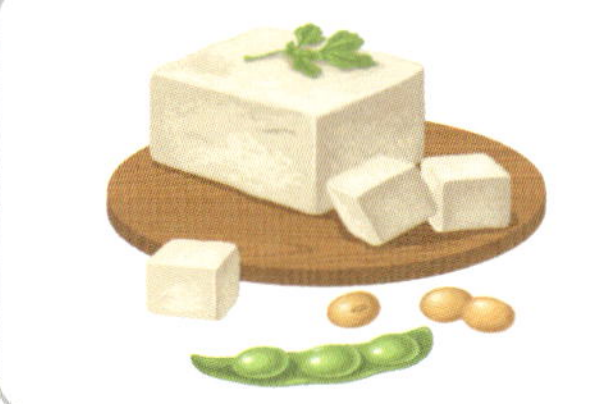
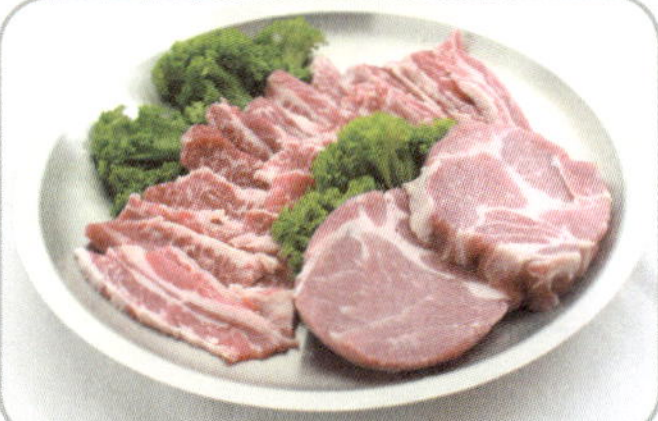
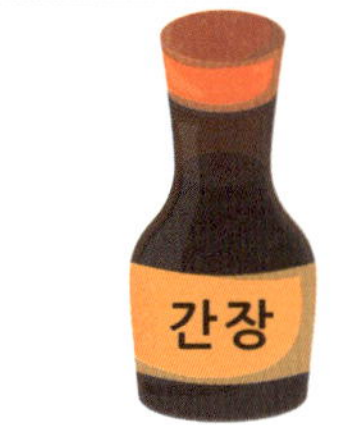
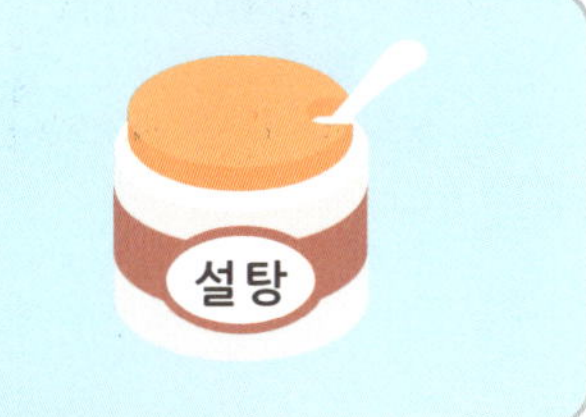

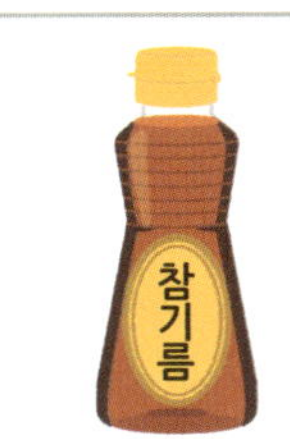
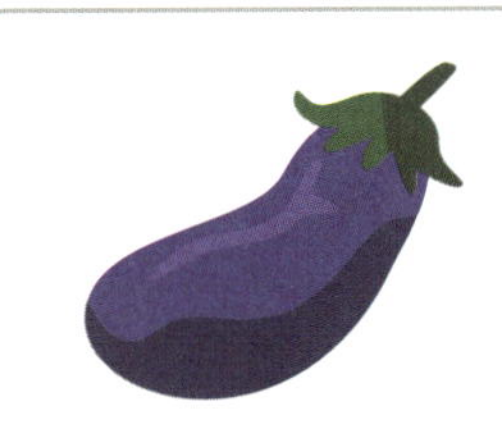
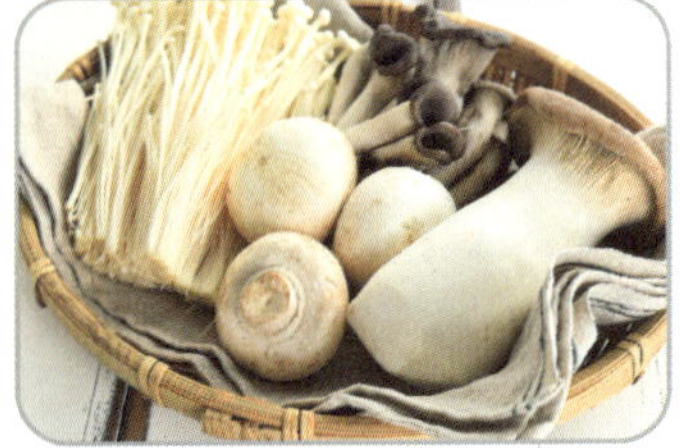

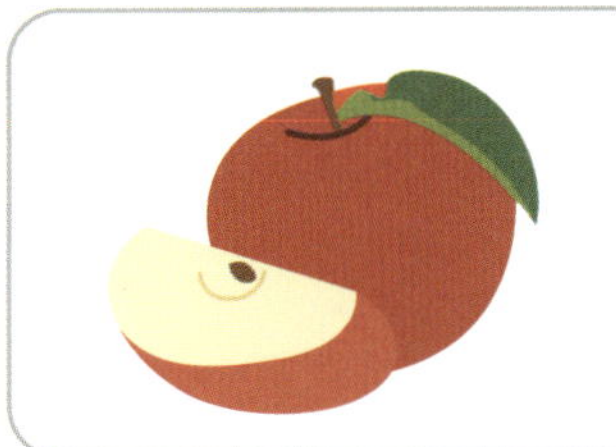
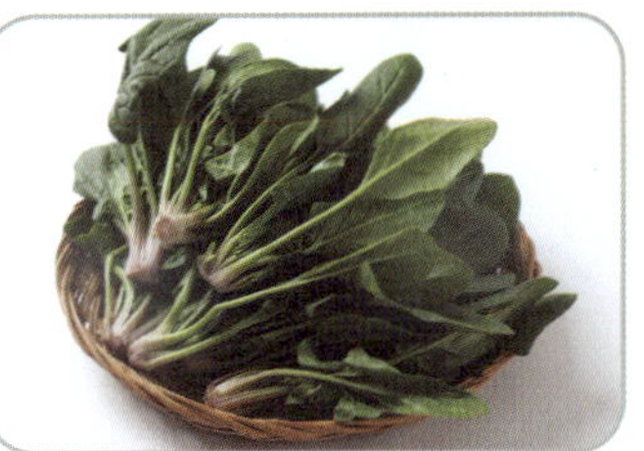

# 도형 완성하기

보기의 도형을 완성하려면 어떤 선을 그려야 될까요?

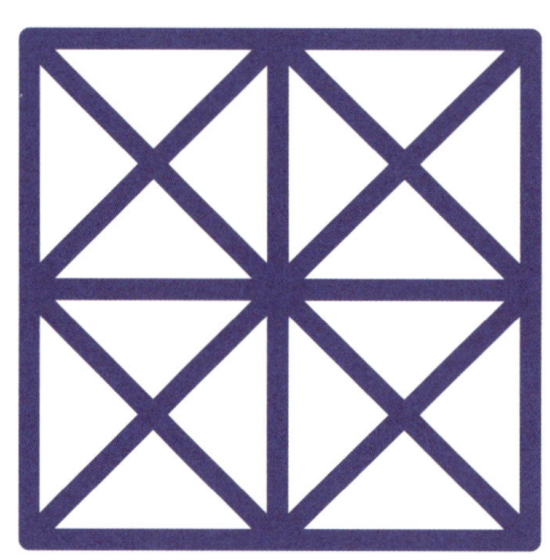

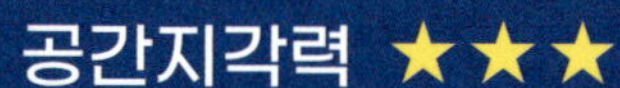

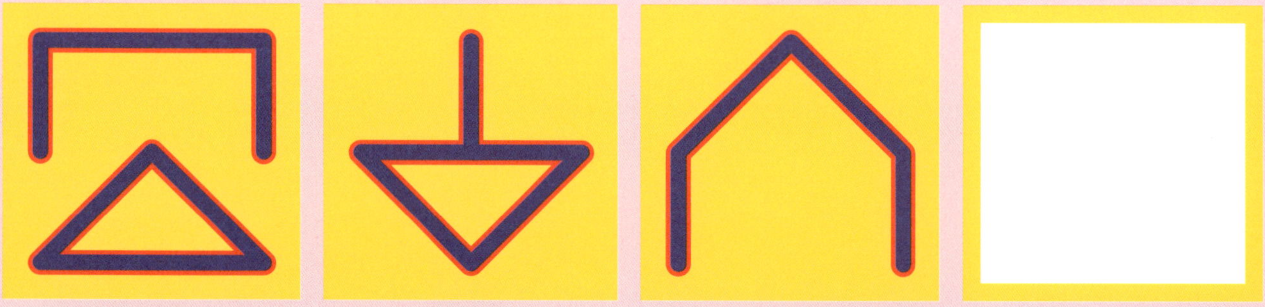

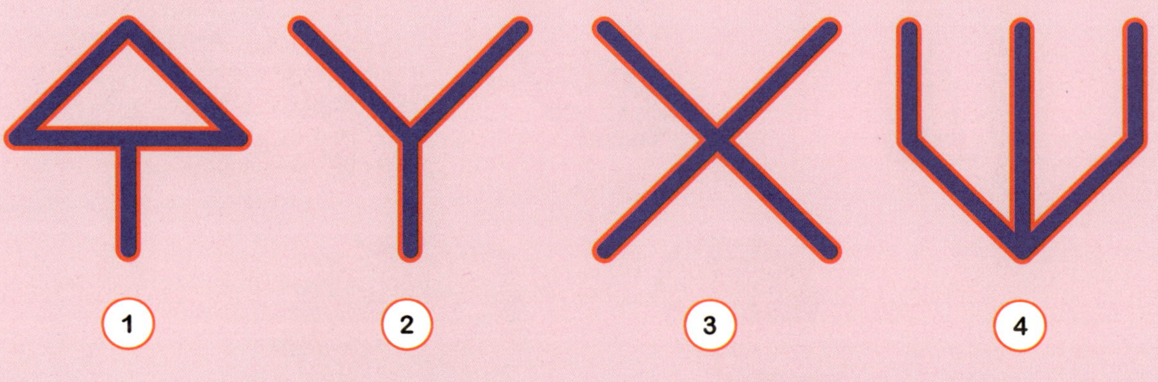

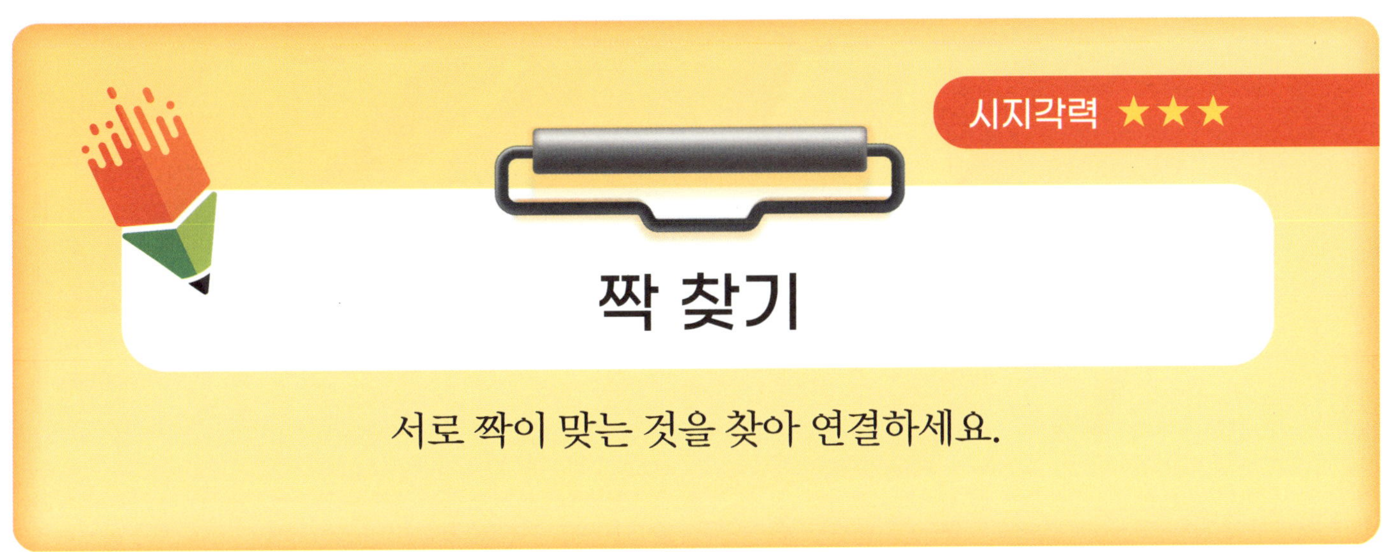


# 짝 찾기

서로 짝이 맞는 것을 찾아 연결하세요.

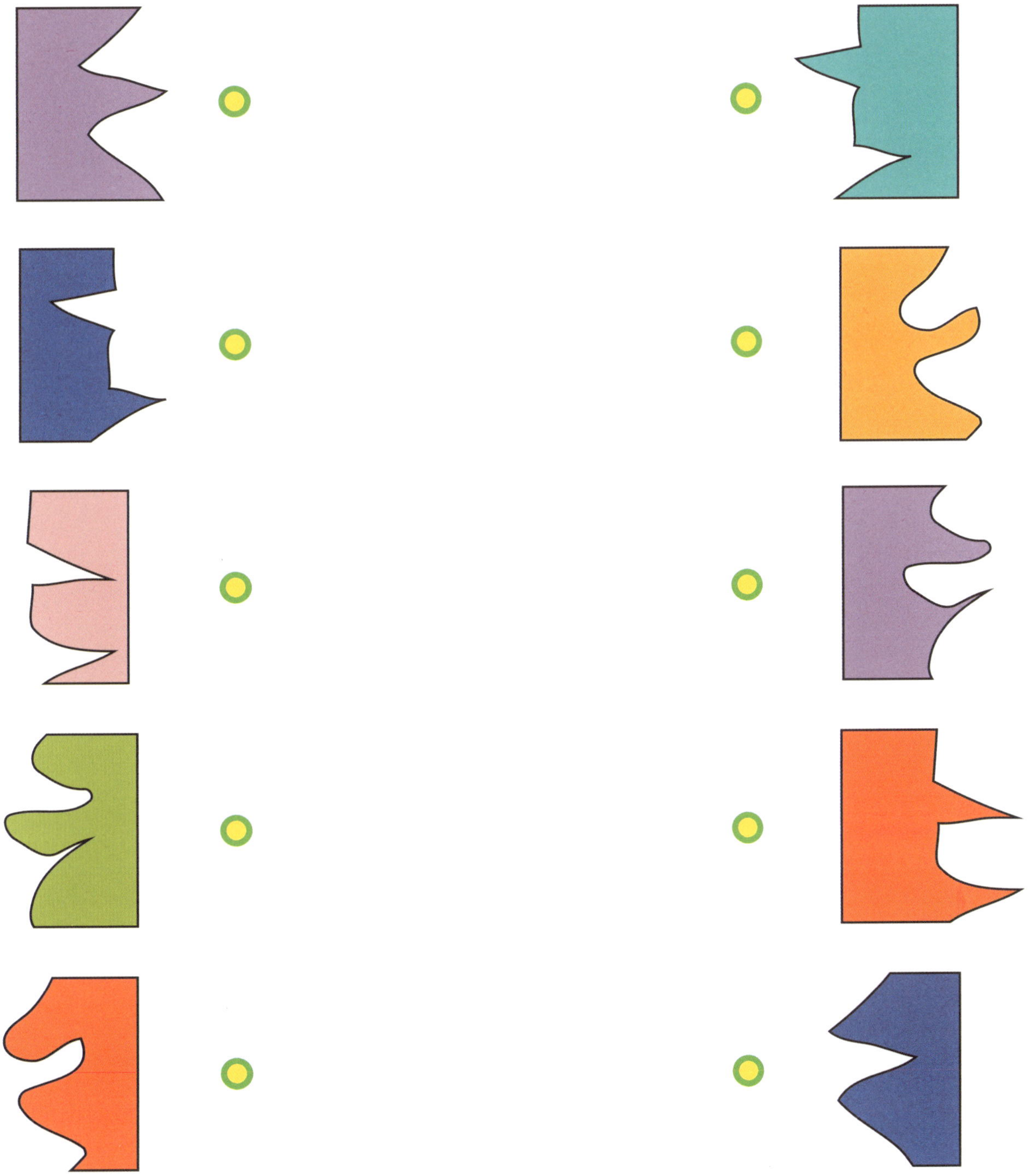

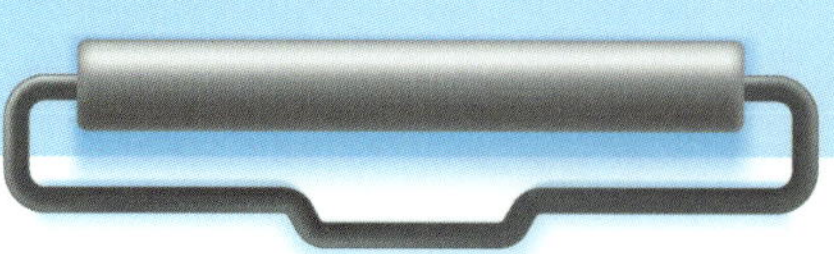

# 규칙 알기

도형의 규칙을 찾아 빈곳에 맞는 도형을 찾아보세요.

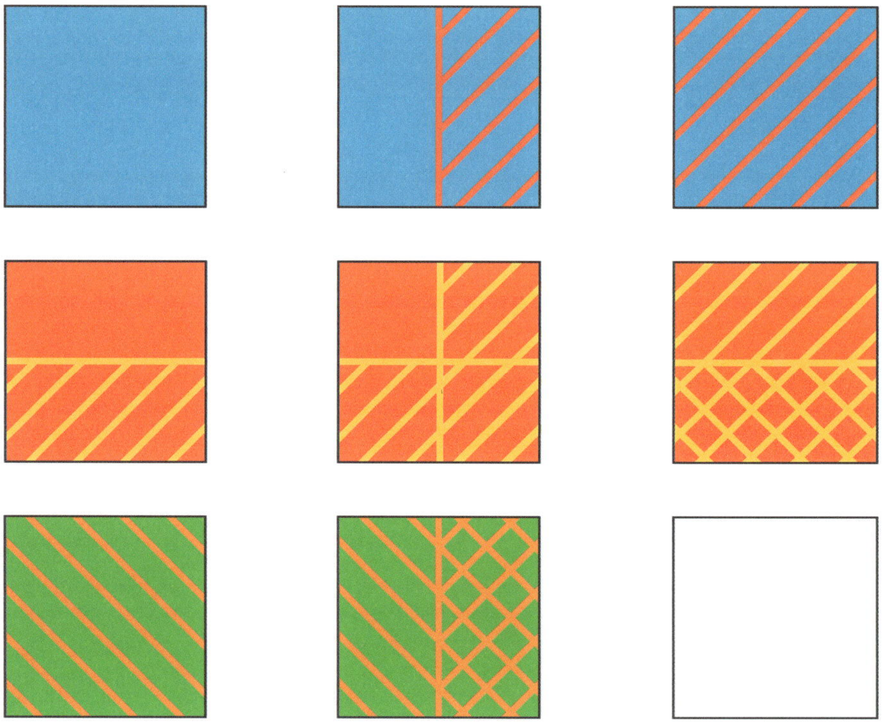

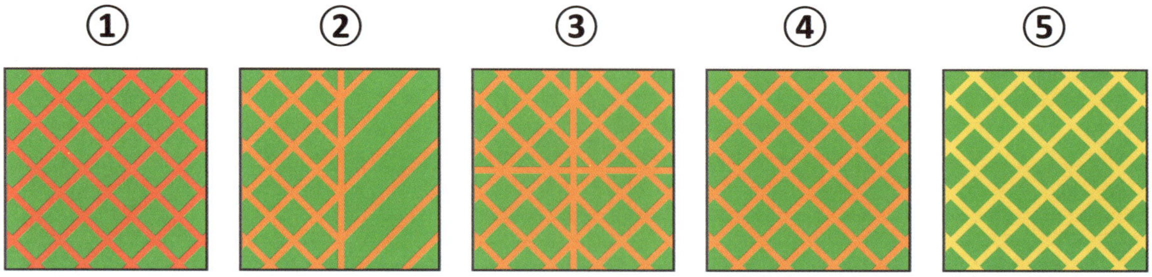

① ② ③ ④ ⑤

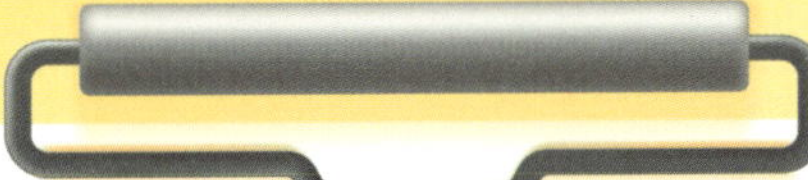

# 숫자 추론하기

숫자가 겹치지 않게 1부터 6까지의 숫자를 빈곳에 넣어보세요.

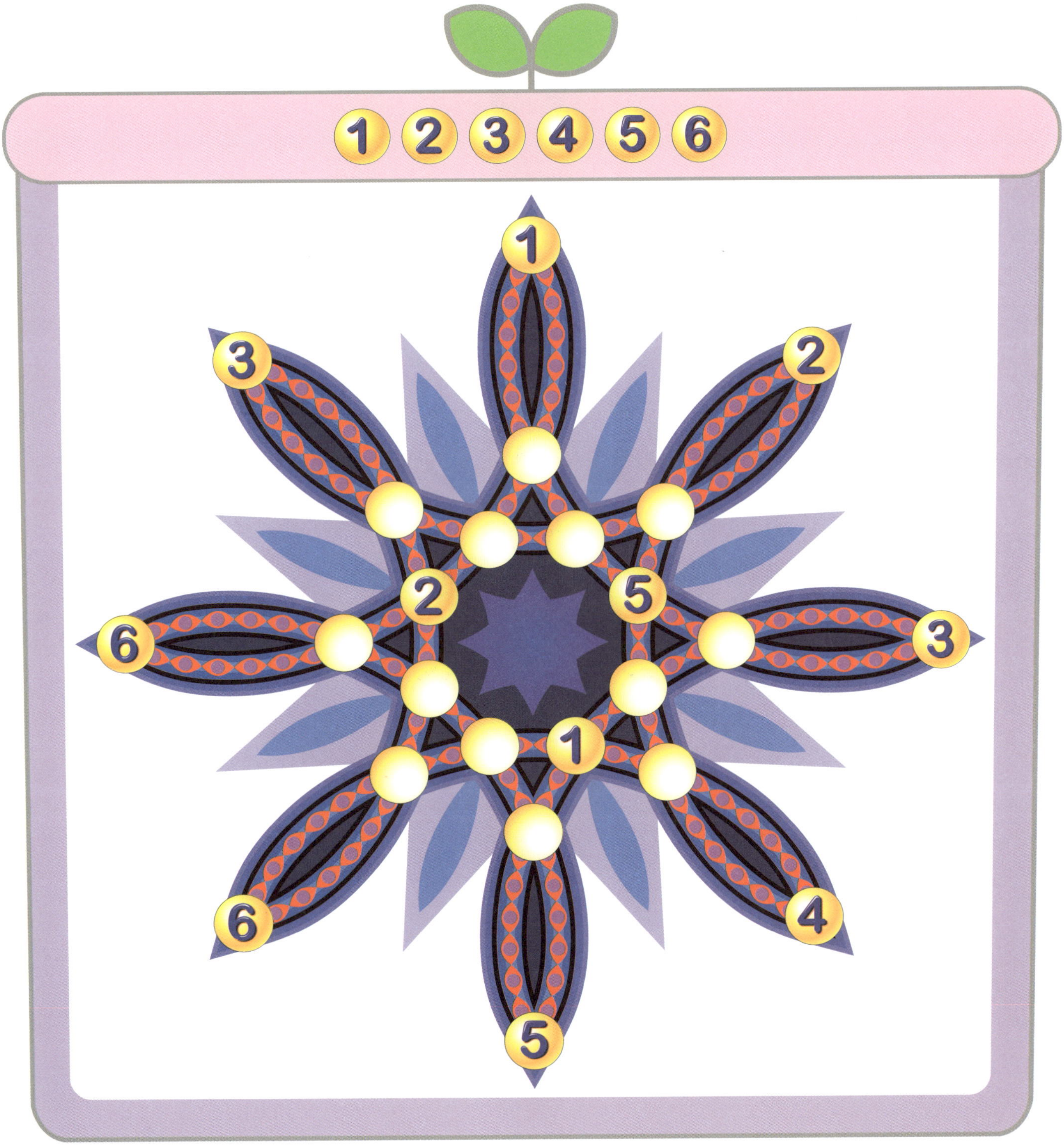

# 숫자 더하기

파란 별과 노란 별을 더해 그 합이 101이 되도록 숫자를 써보세요.

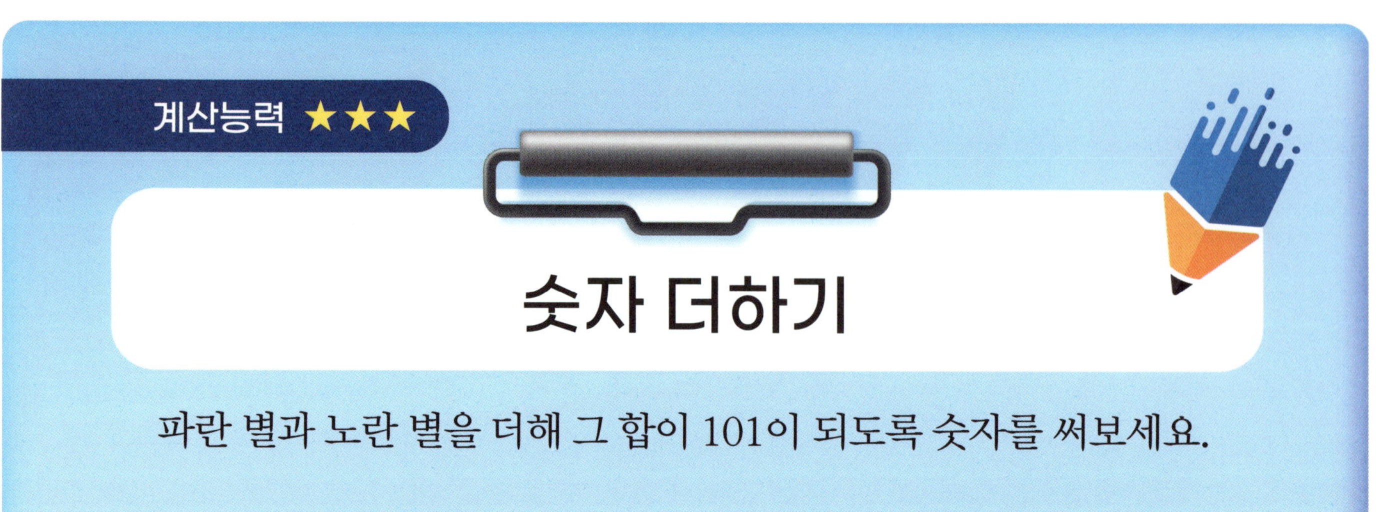

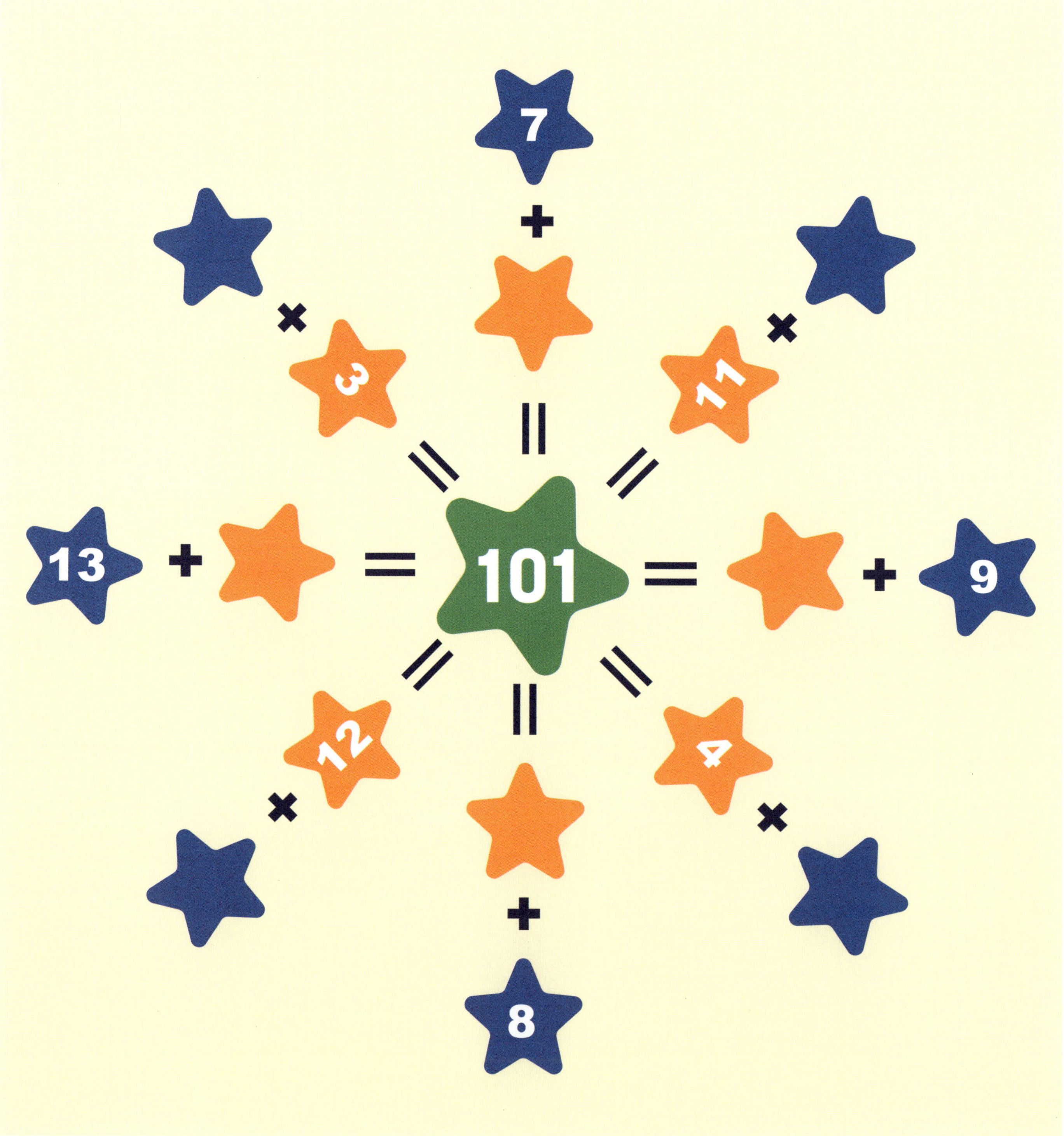

시지각력 ★★★

# 사물 모양과 위치 기억하기

사물의 모양과 위치를 잘 보고 기억하세요.
그리고 다음 페이지의 문제를 풀어보세요.

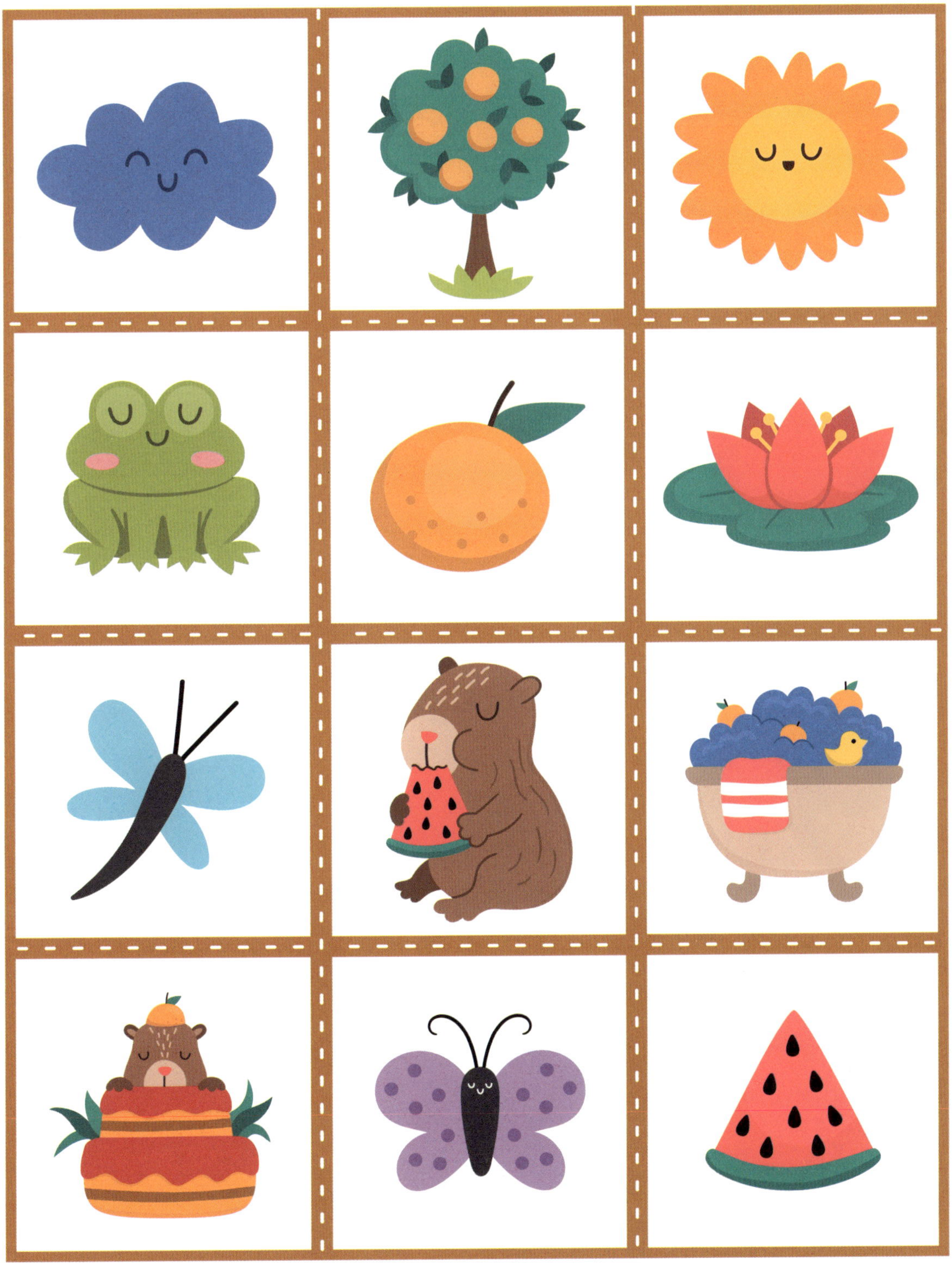

시지각력 ★★★

# 사물 모양과 위치 기억하기

앞 페이지의 사물 모양과 위치를 기억하셨지요?
앞 페이지에 있던 그림이 아닌 것을 2개 찾아 표시하세요.

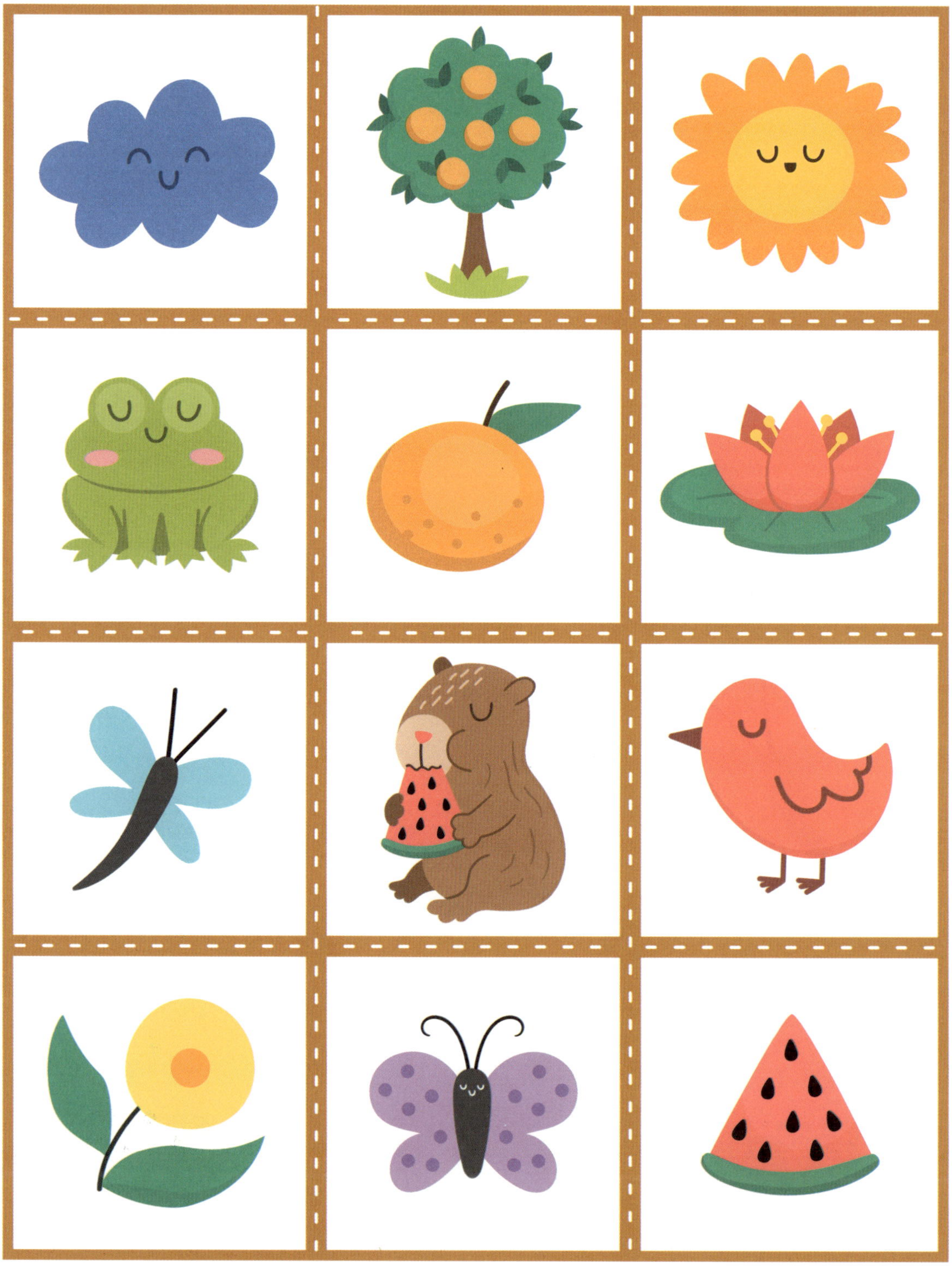

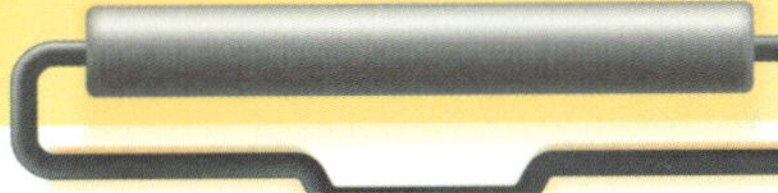

# 퍼즐 완성하기

보기처럼 퍼즐을 완성하려고 합니다. 짝을 찾아 연결하세요.

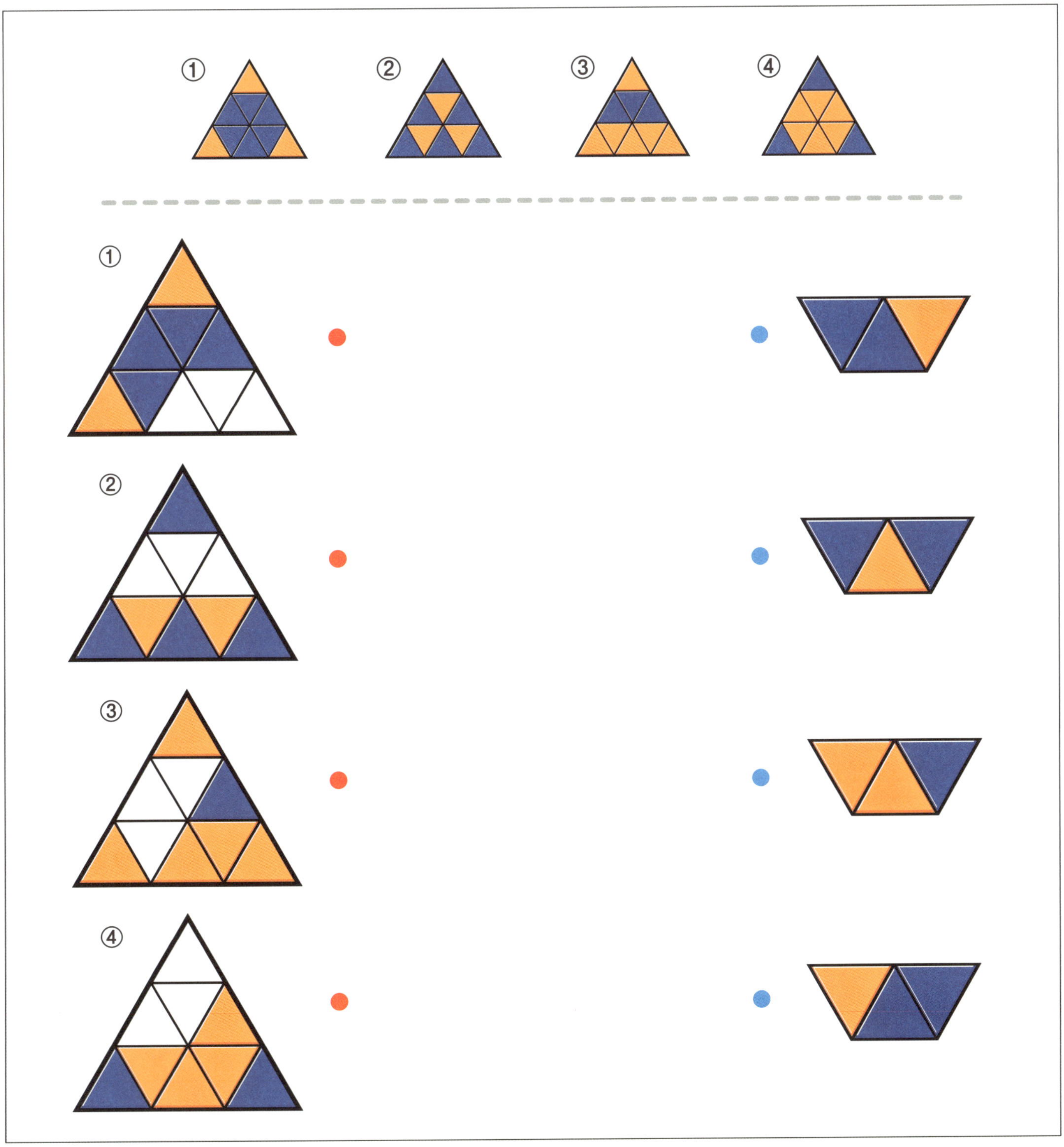

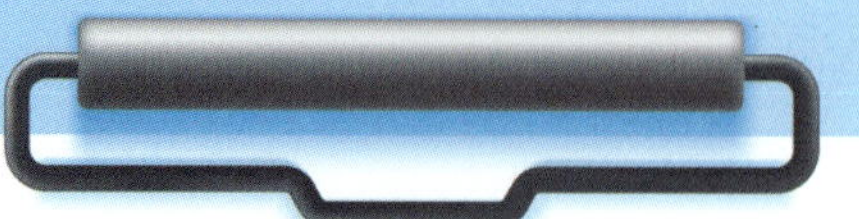

# 외출하기 순서

친구와 약속이 있어 외출준비를 합니다.
순서에 맞게 번호를 써보세요.

① 가스 밸브와 전깃불을 확인한다.

② 마지막으로 현관문이 잘 닫혔는지 확인한다.

③ 입을 옷과 모자, 신발을 고른다.

④ 약속 날짜와 시간을 다시 한번 확인한다.

⑤ 가방과 모자를 챙긴다.

⑥ 외출 준비를 시작한다.

⑦ 신발을 신는다.

⑧ 밖으로 나가 문을 잠근다.

⑨ 옷을 입는다.

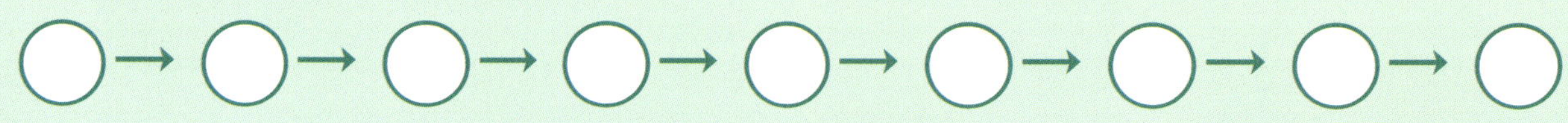

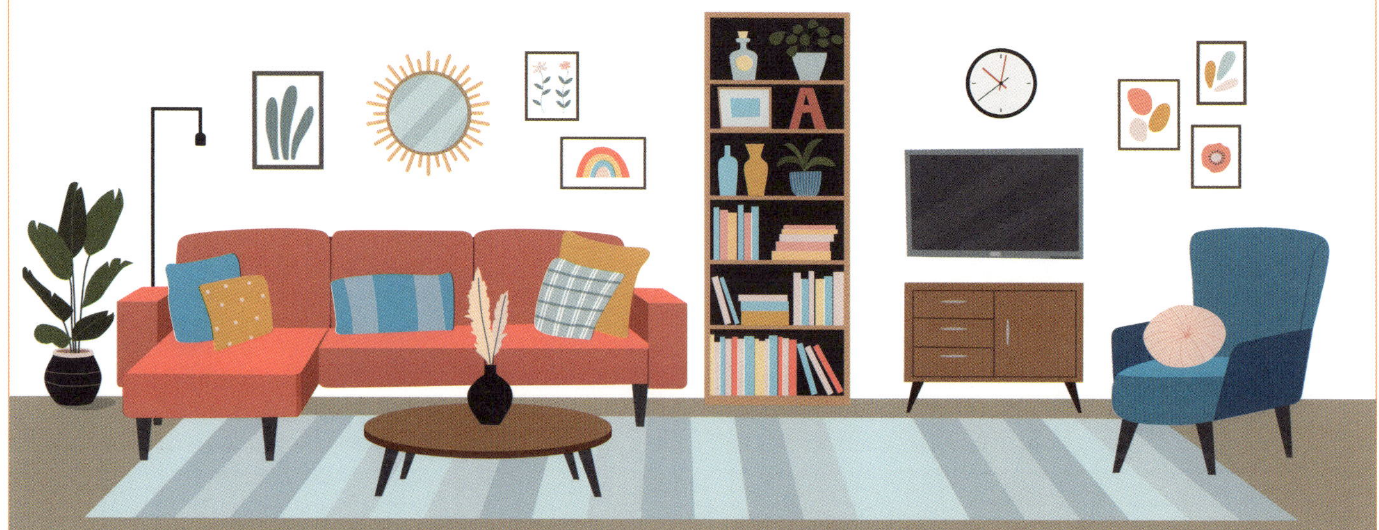

# 퍼즐 맞추기

모양과 색이 다른 접시가 배열되어 있어요.
규칙을 찾아 빈곳에 알맞은 것을 찾아보세요.

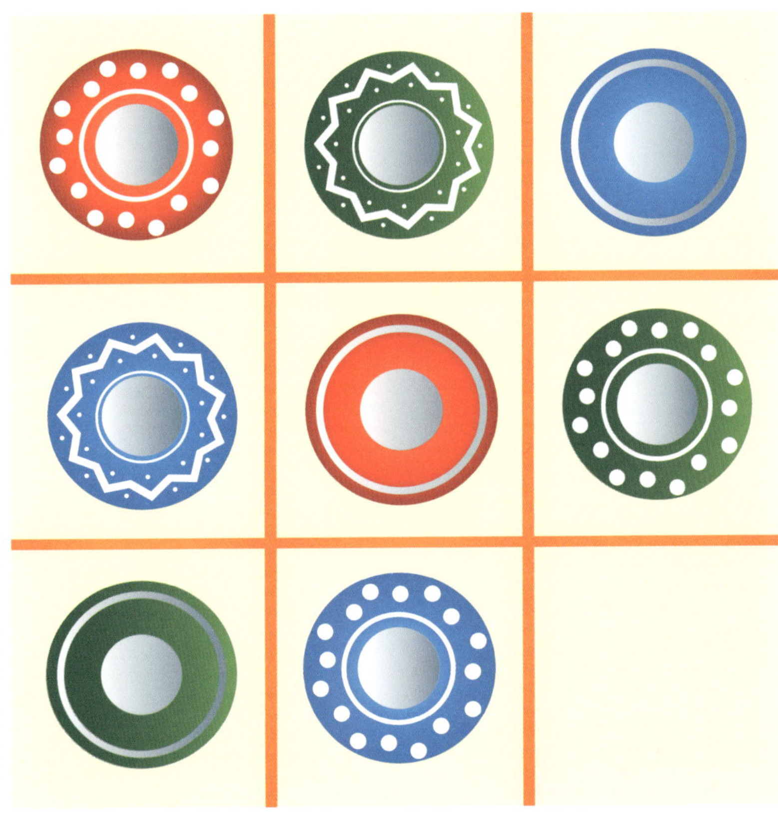

① 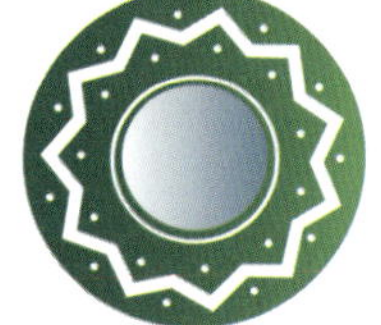
② 
③ 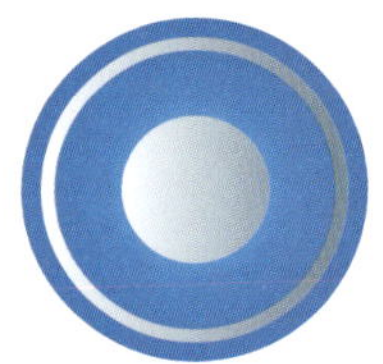
④ 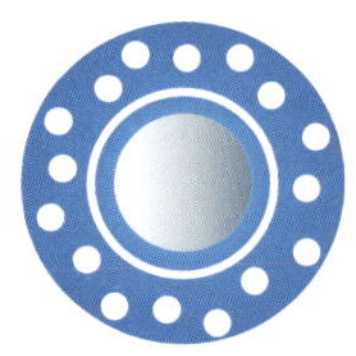
⑤ 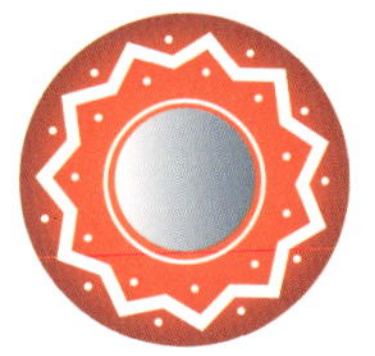
⑥ 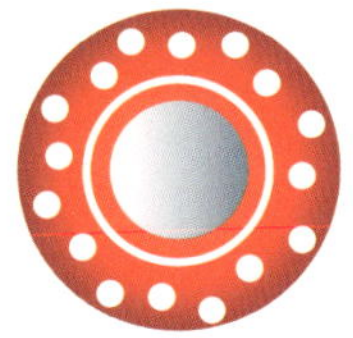

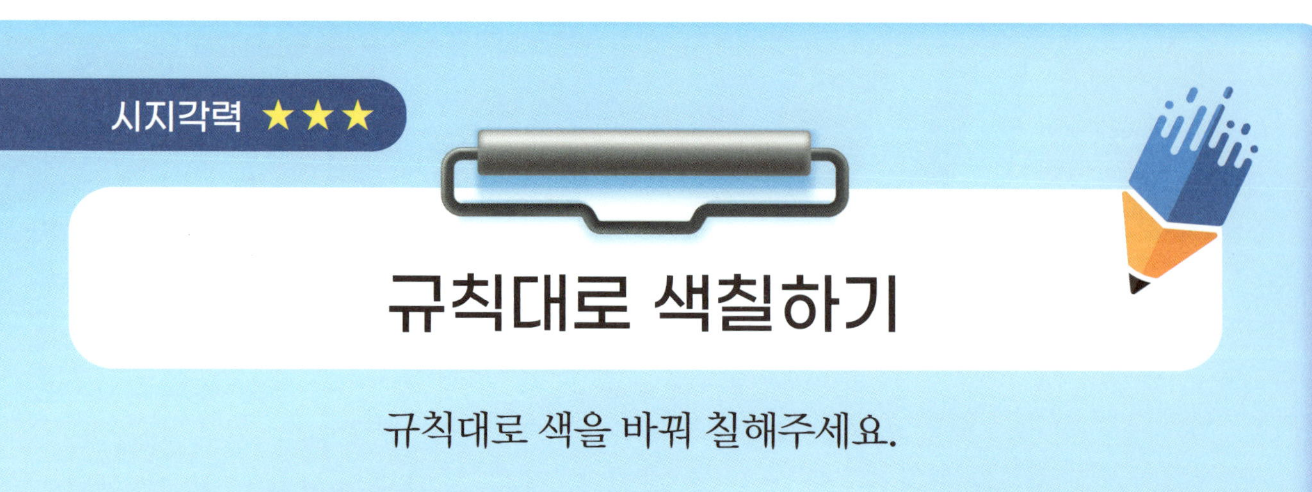

시지각력 ★ ★ ★
규칙대로 색칠하기
규칙대로 색을 바꿔 칠해주세요.


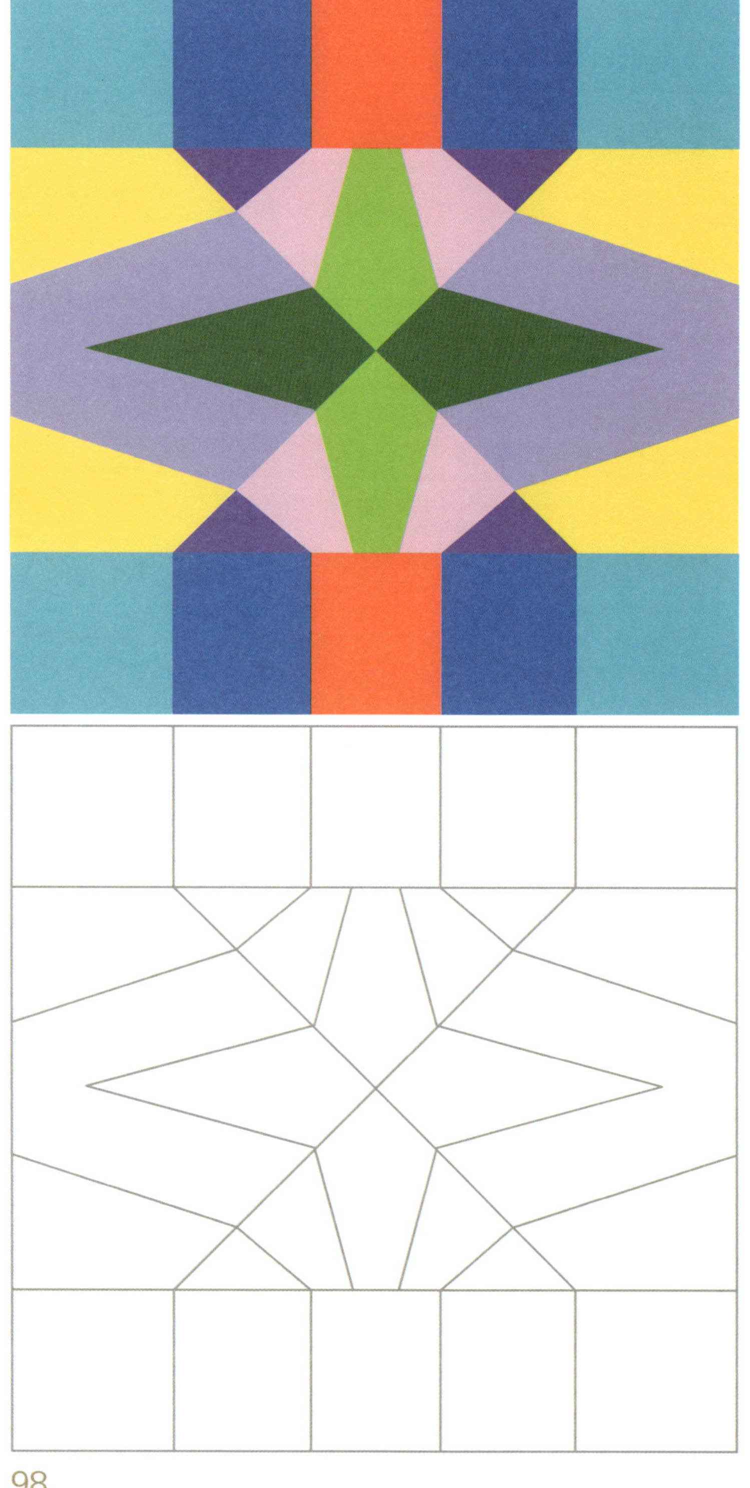

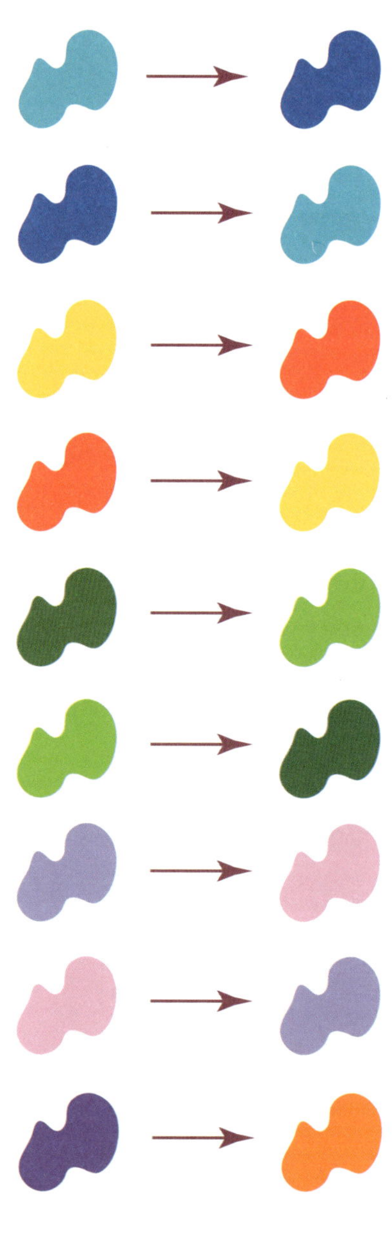

계산능력 ★★★

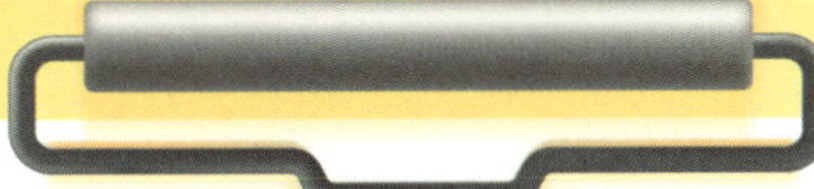

# 계산하기

숫자 빼기 문제입니다. 빈칸에 알맞은 숫자를 써주세요,

□9 − 4□ = 57

□0 − 16 = 6□

34 − □9 = 1□

5□ − 2□ = 36

62 − □5 = 37

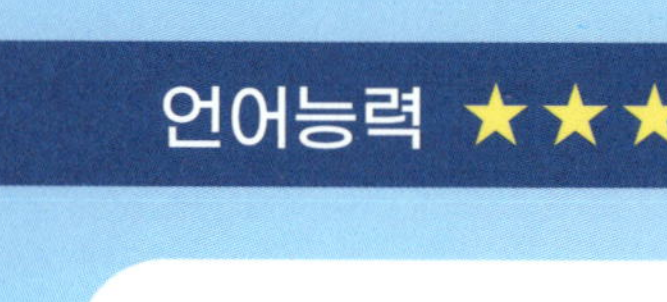


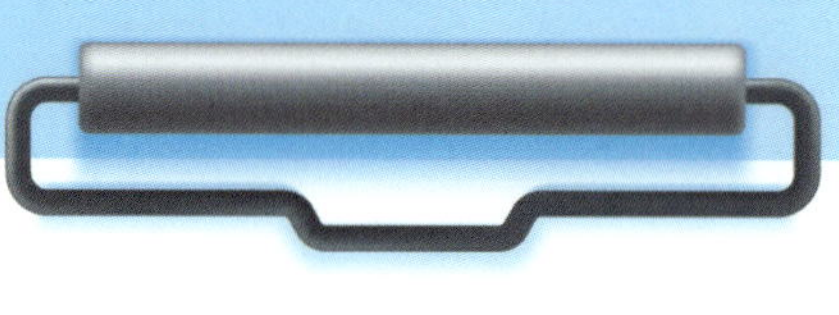

# 낱말 만들기

보기의 글자를 조합하여 2음절 낱말 6개를 만들어 써보세요.

지 마 수
도 구 소
가 비 리

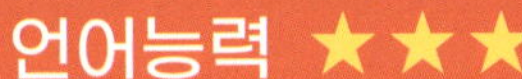

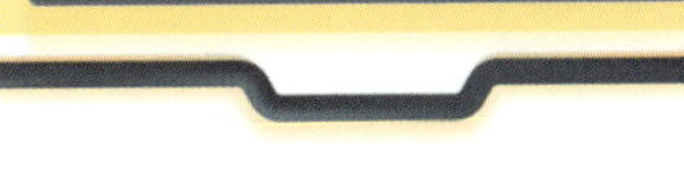

# 낱말 만들기

보기의 글자를 조합하여 2음절 낱말 6개를 만들어 써보세요.

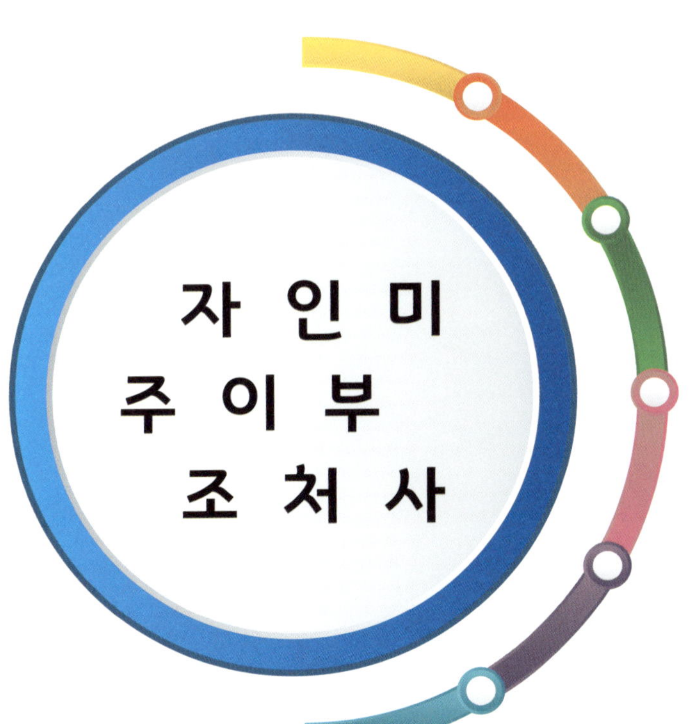


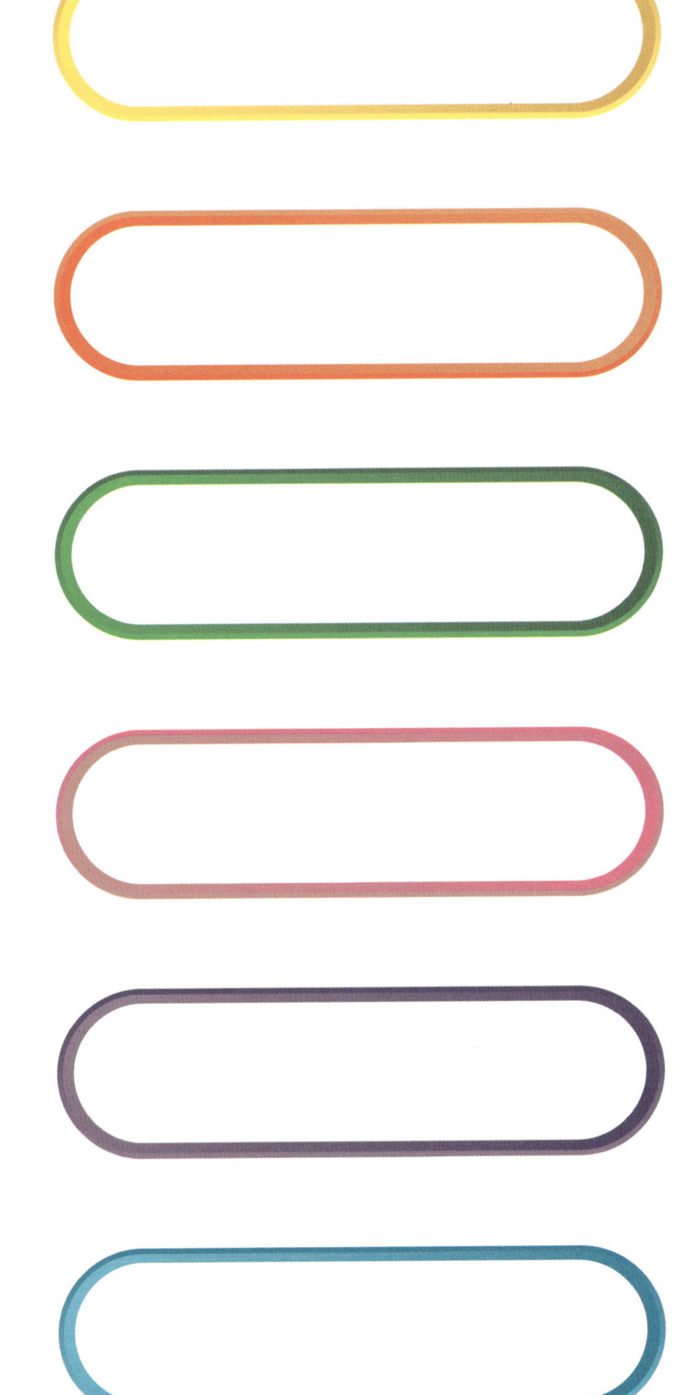

# 저울 무게 비교하기

암탉과 병아리의 무게를 알아보세요.

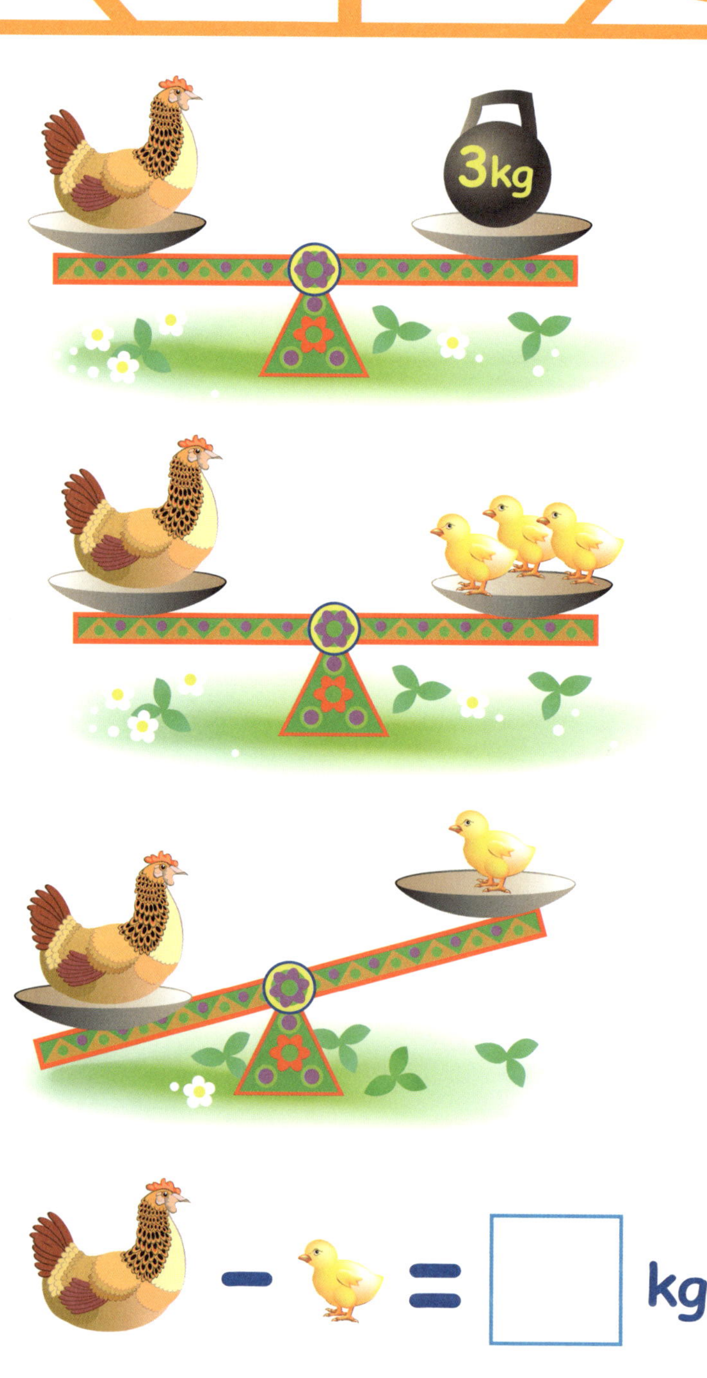

# 위에서 본 모양 찾기

연필로 쌓은 탑입니다.
위에서 내려다보았을 때 맞는 모양에 표시하세요.

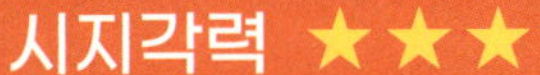

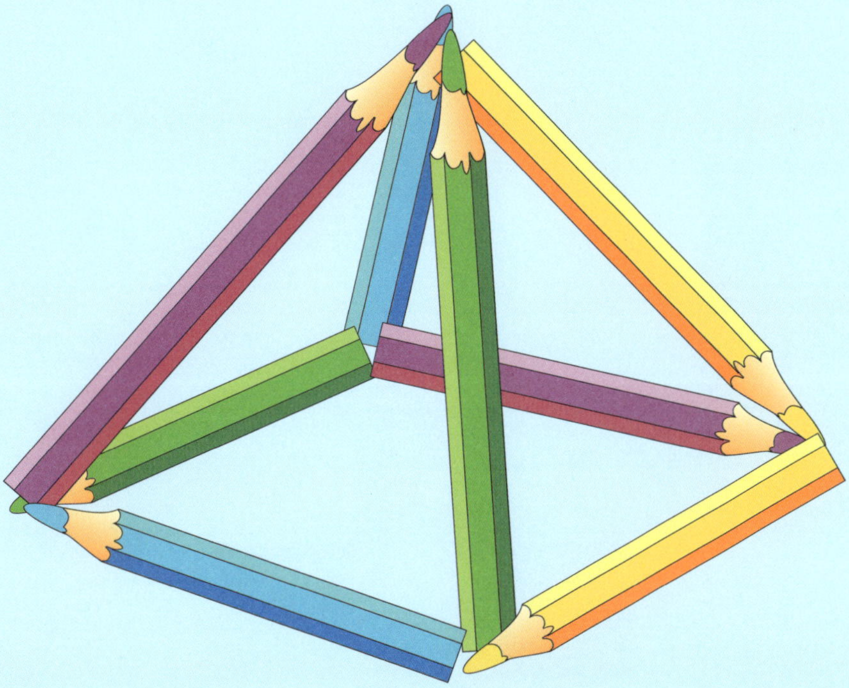

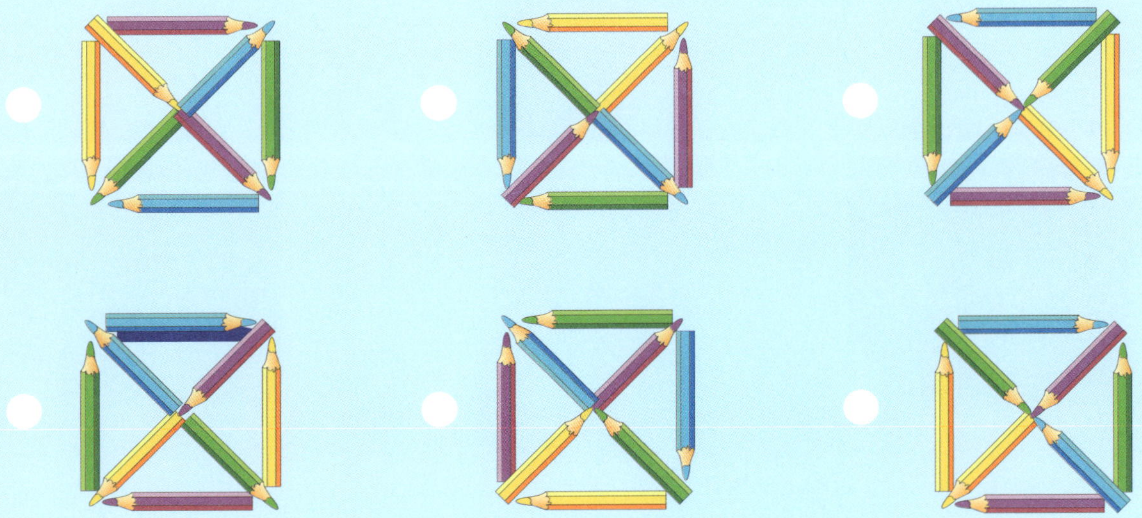

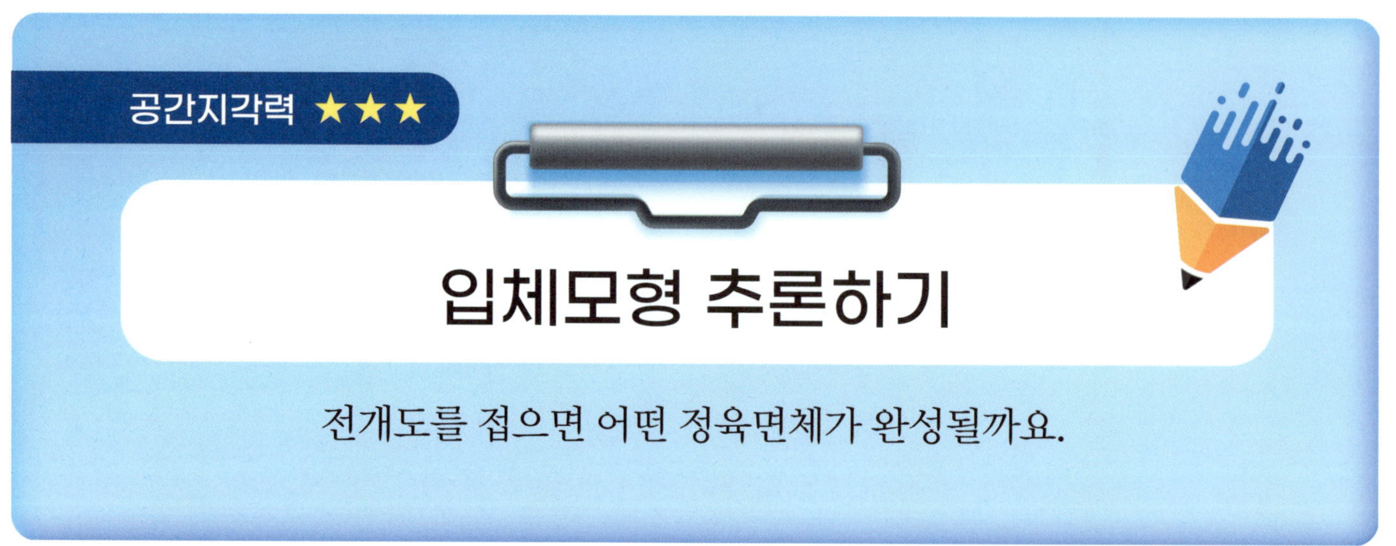

# 입체모형 추론하기

전개도를 접으면 어떤 정육면체가 완성될까요.

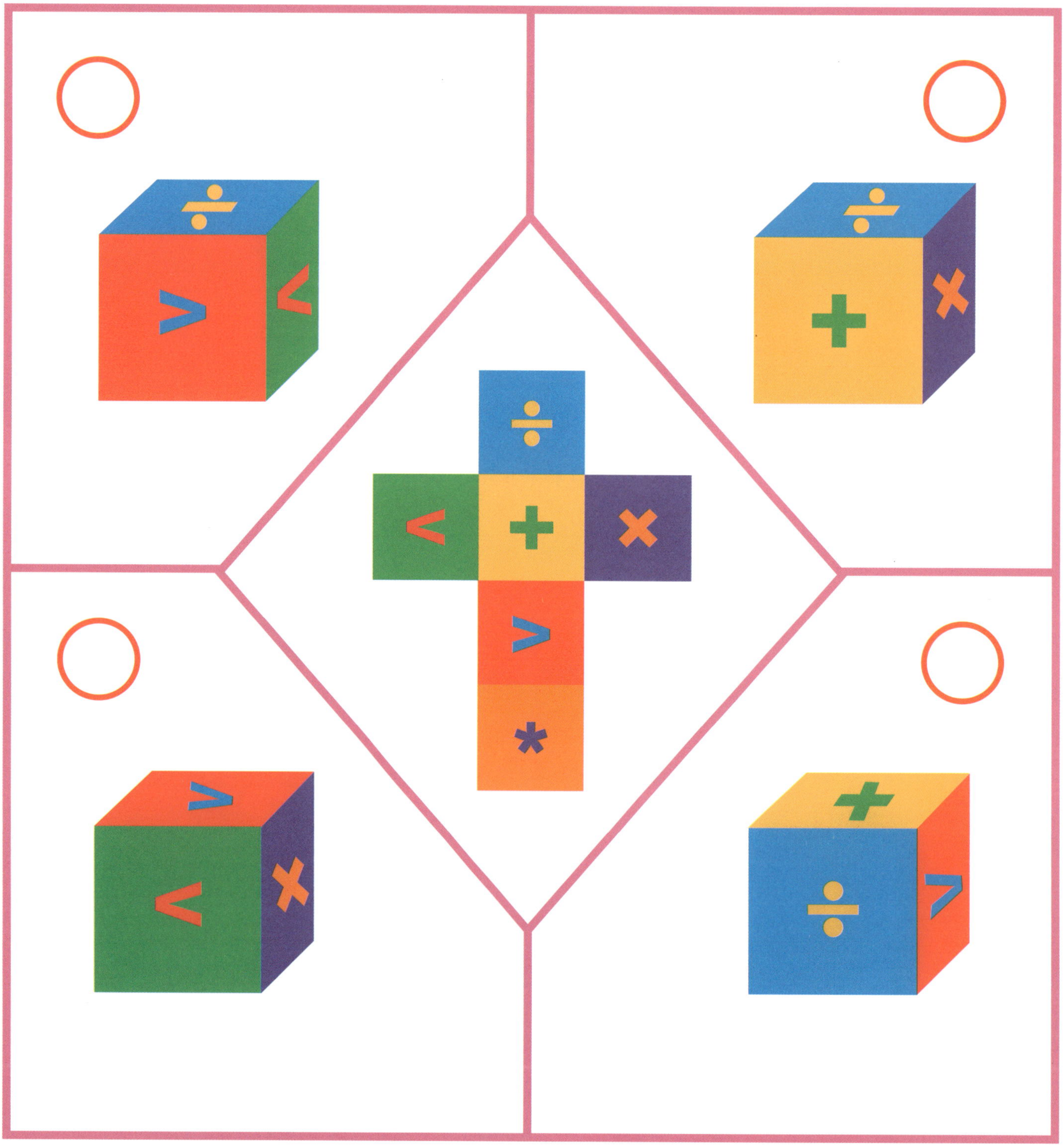

 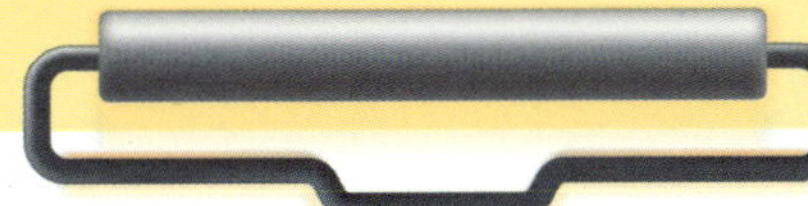

# 무게 알아보기

각 과일의 무게를 계산하여 오렌지, 사과의 무게를 써보세요.

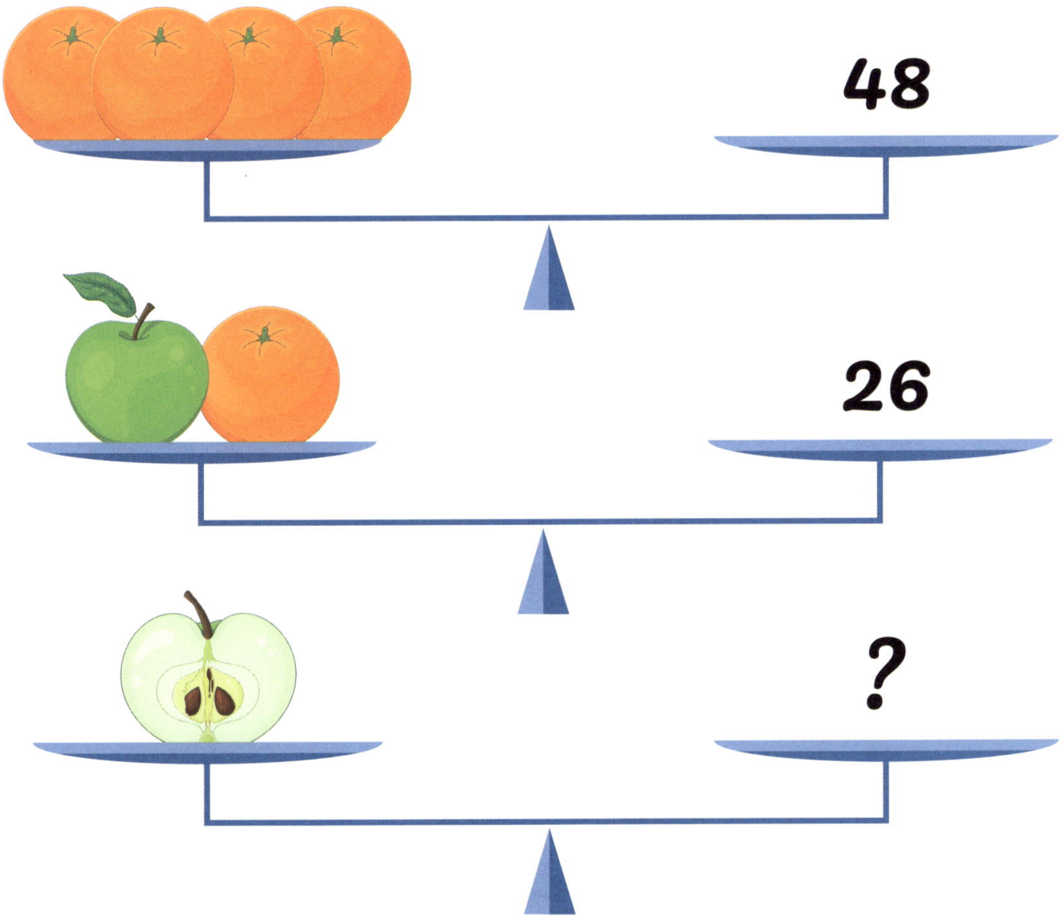

48

26

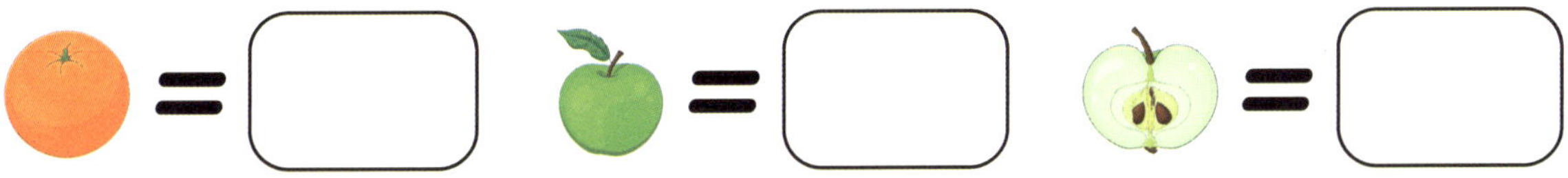

?

🍊 = ☐　🍏 = ☐　🍏 = ☐

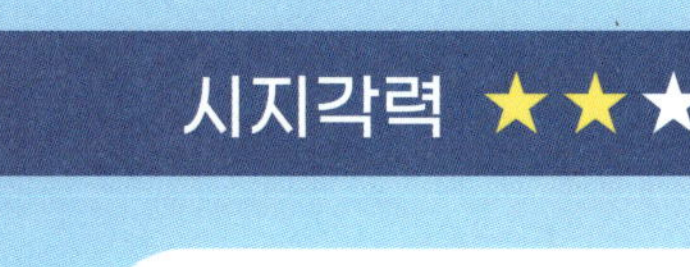

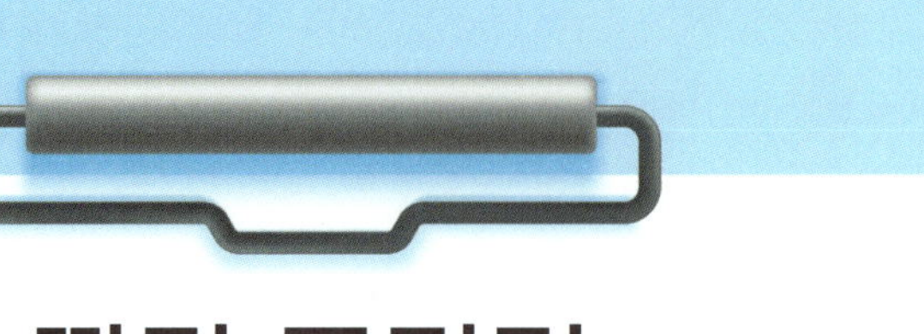

# 따라 그리기

빨갛게 익은 사과입니다. 위치에 맞게 그려보세요.

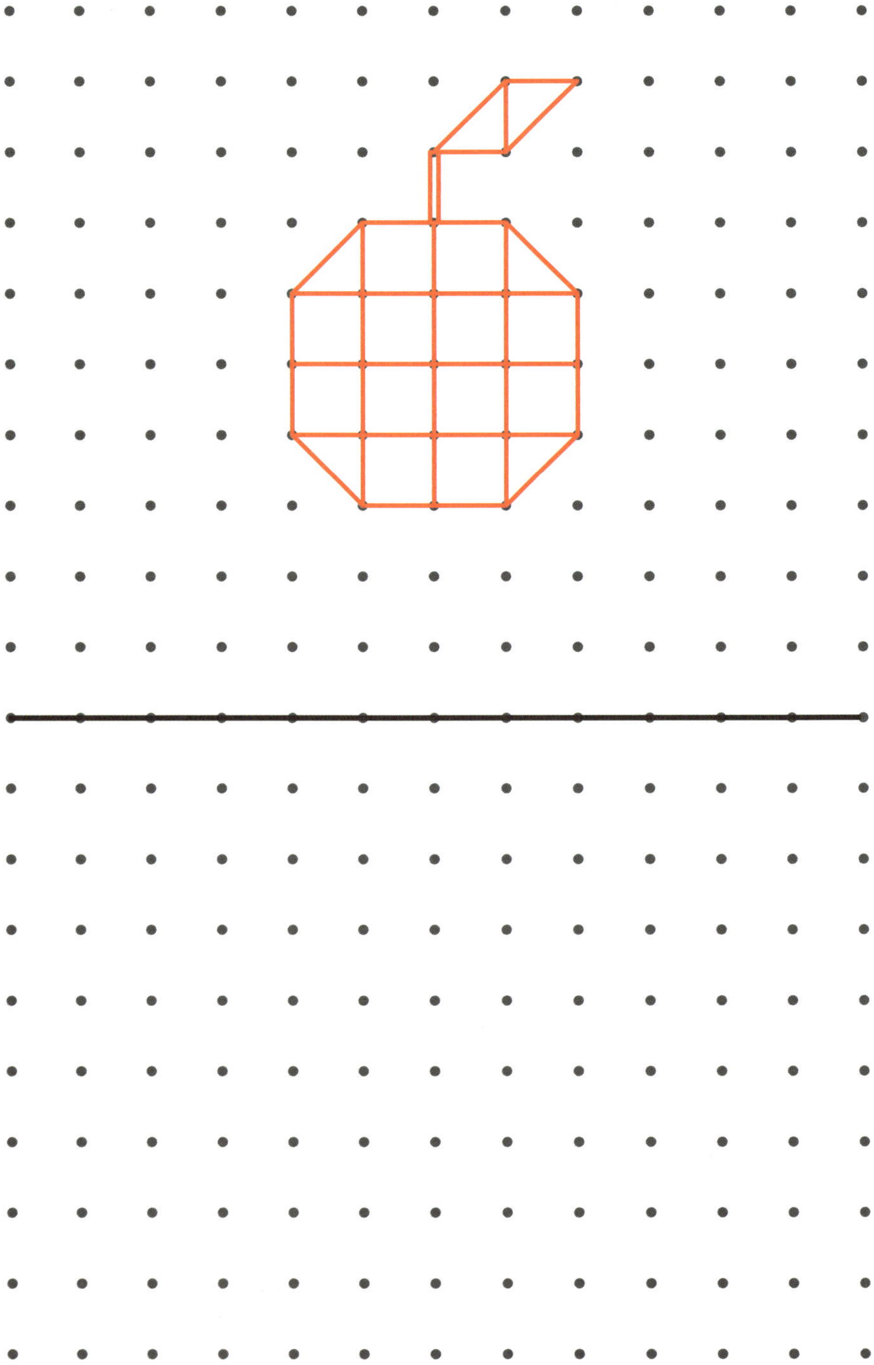

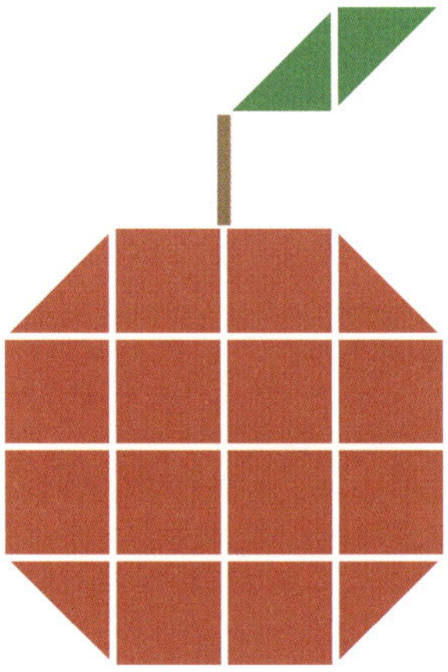

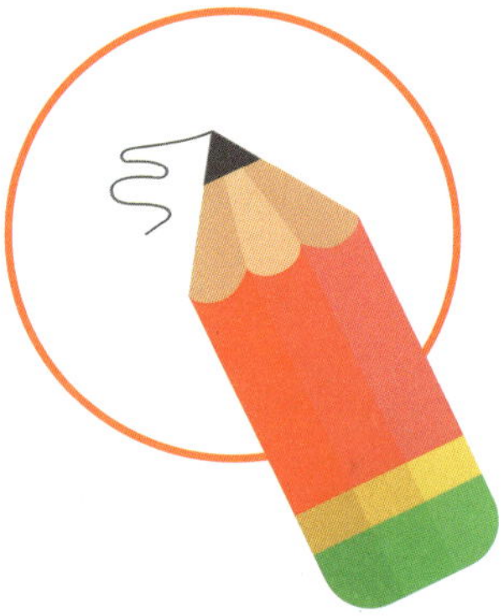

# 퍼즐 추론하기

도형의 규칙을 보고 빈곳에 들어갈 그림을 찾아보세요.

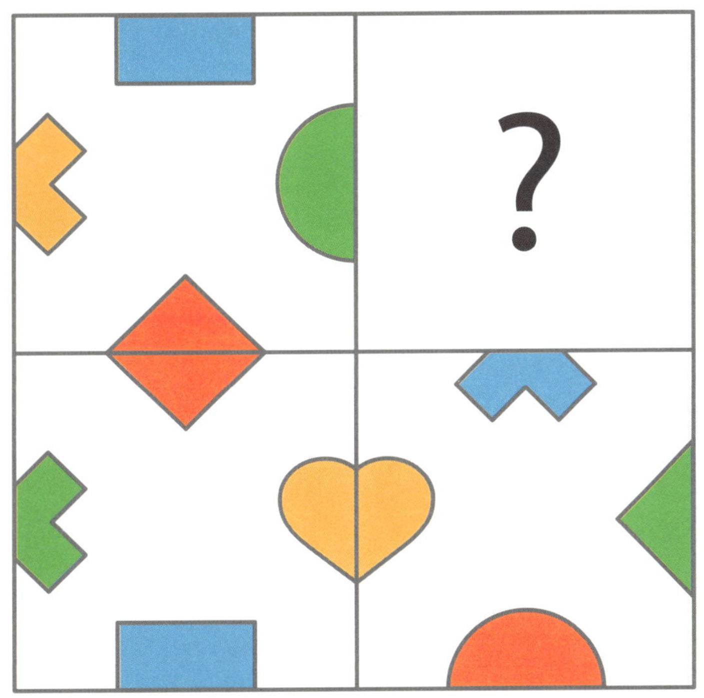

① 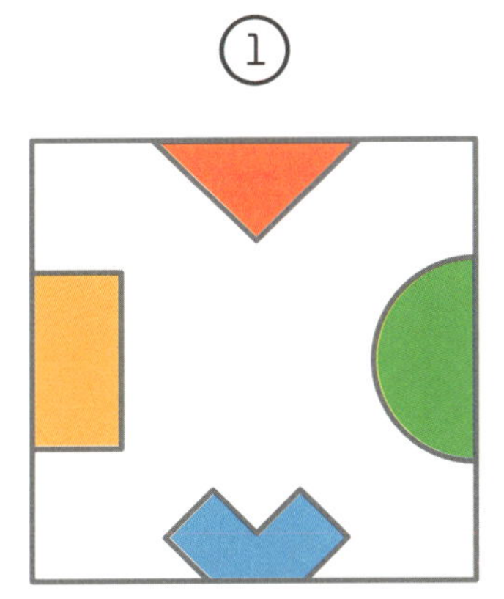　② 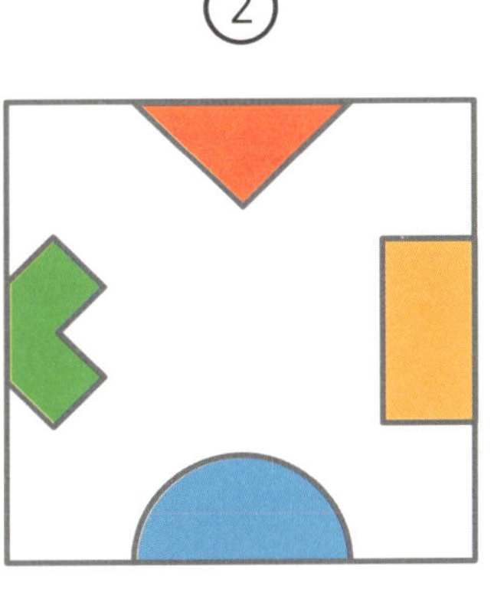　③ 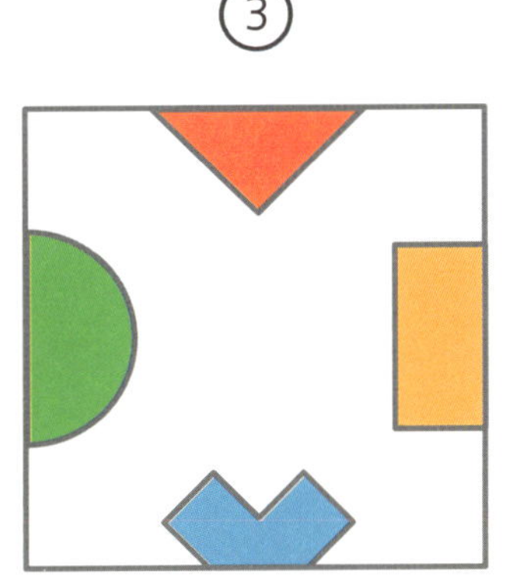　④ 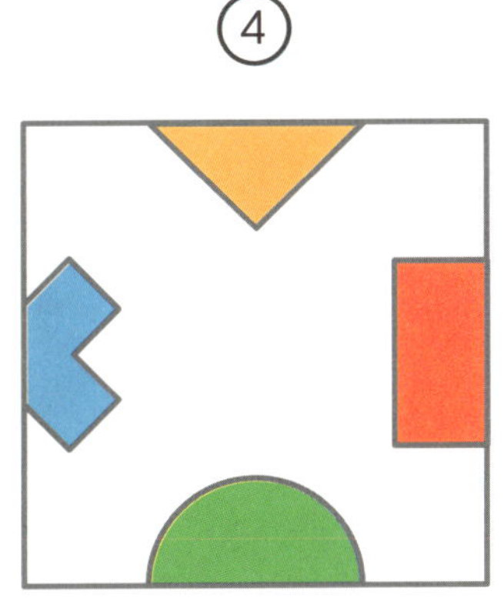

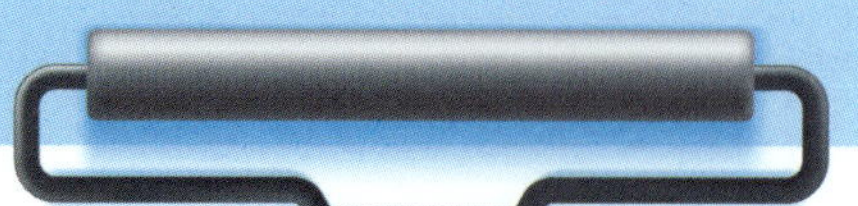

# 릴레이 암산하기

숫자를 이어서 계산하여 그 값을 써보세요.

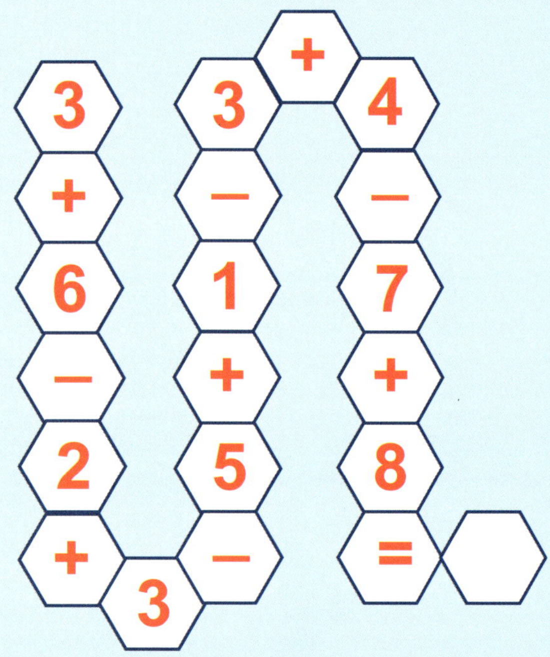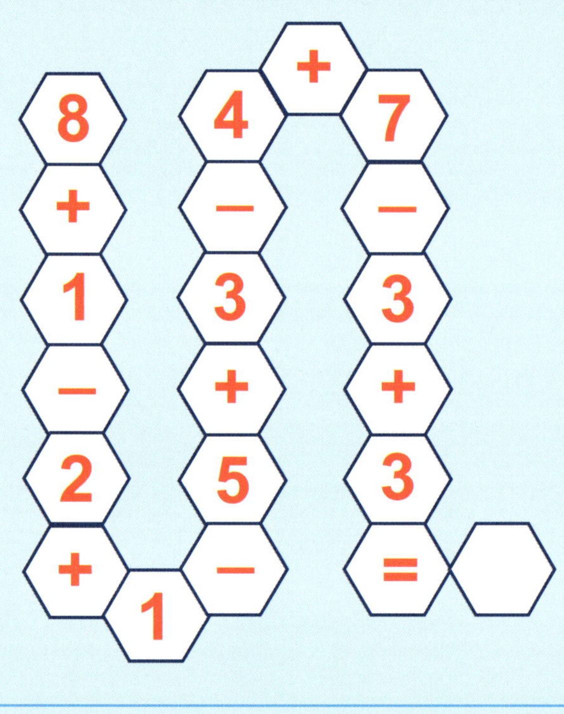

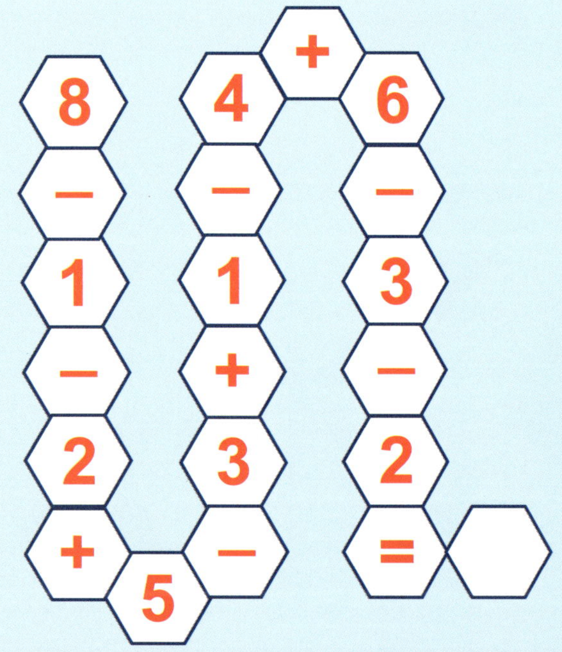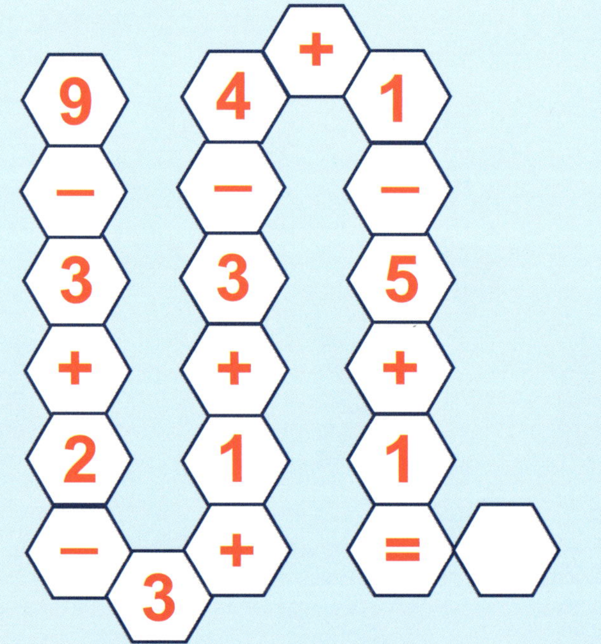

# 액체의 흐름 알기

1번부터 5번까지 구멍을 통해 물을 부으면 몇 번 구멍에서 쏟아질까요?

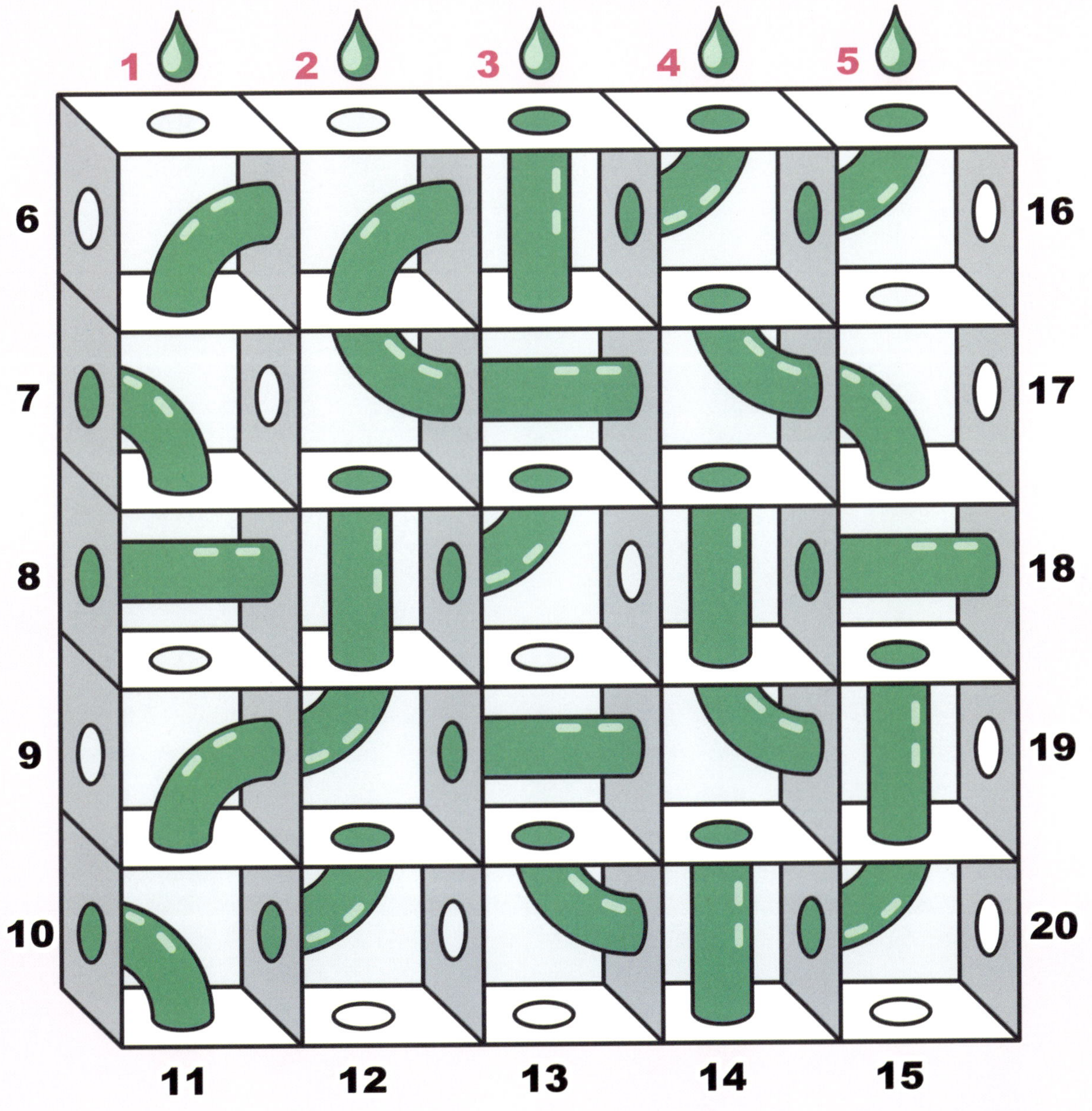

# 공간 구성하기

보기처럼 4개의 퍼즐을 맞는 자리에 넣고, 색칠하세요.

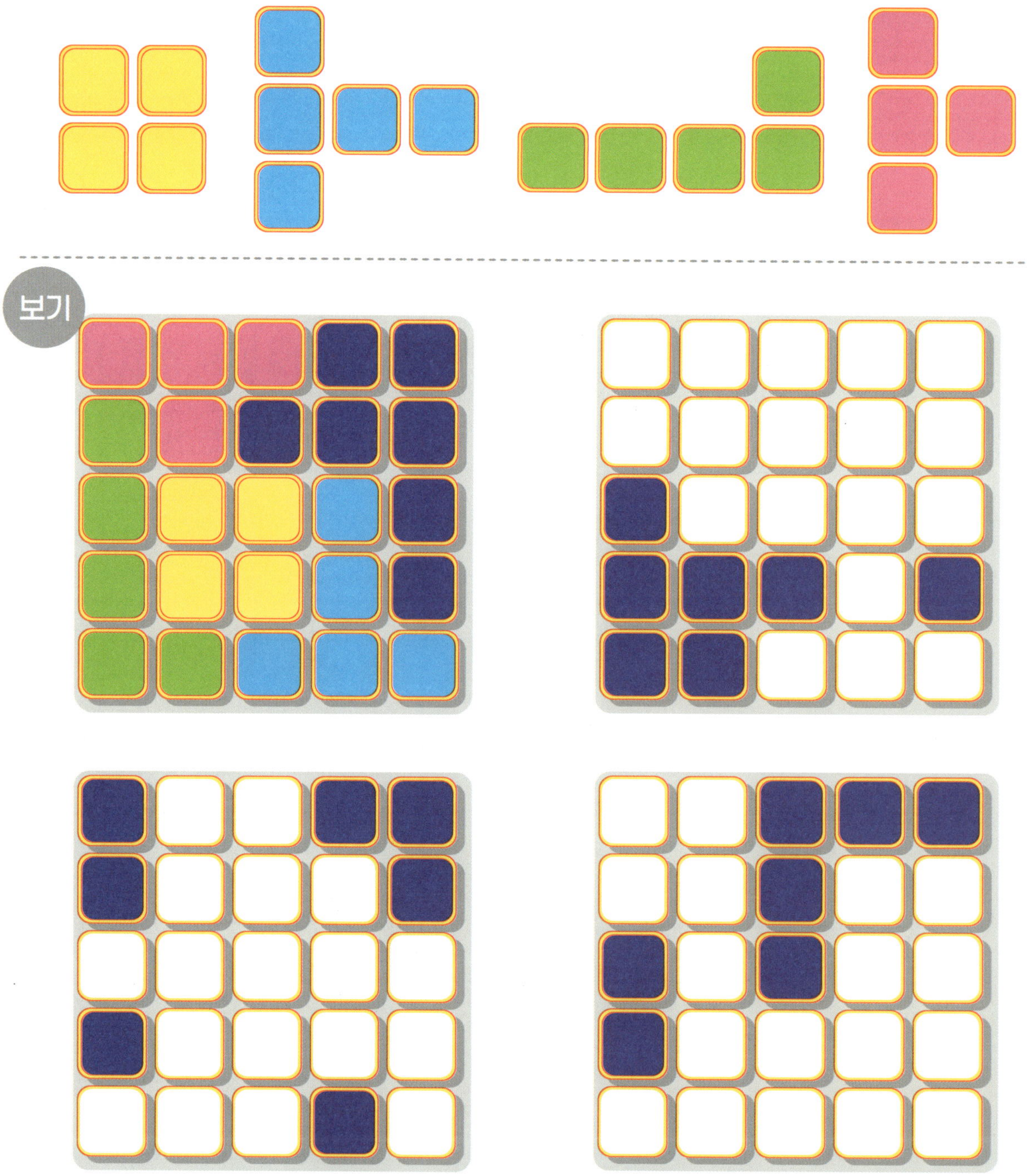

보기

문제해결능력 ★★★

# 저울 무게 비교하기

무게를 비교하여 저울의 기울기에 맞게 번호를 써보세요.
(해답 번호는 한 개만 사용할 수 있어요.)

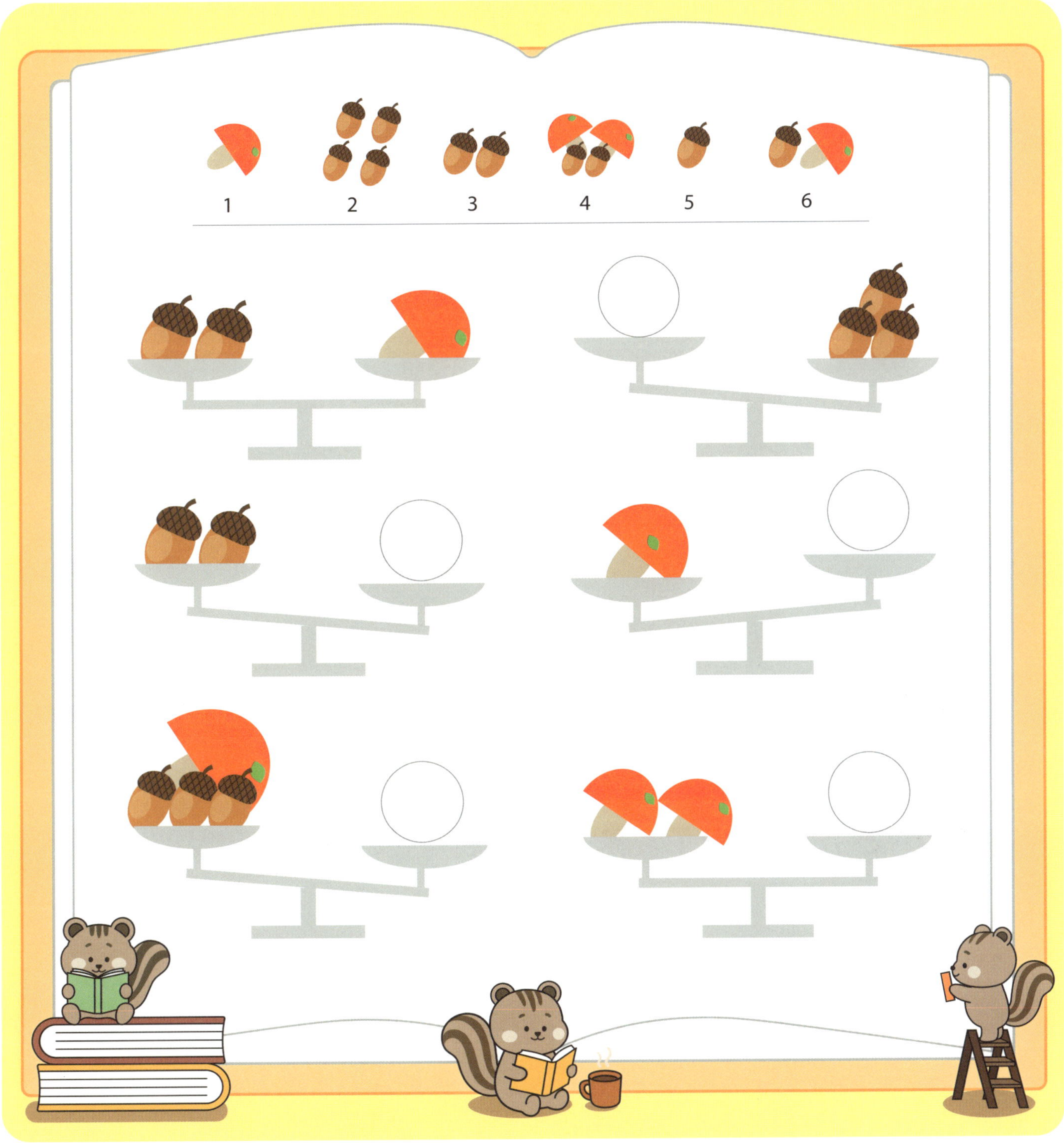

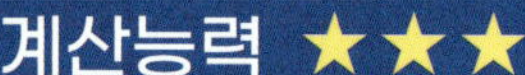
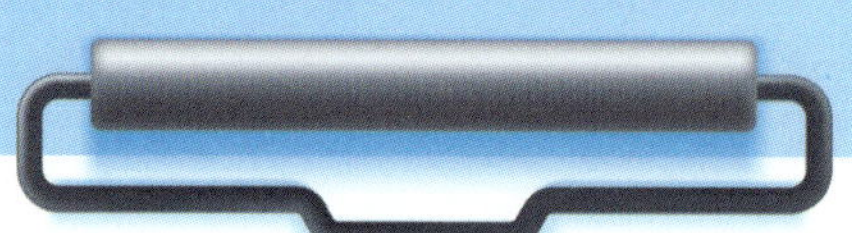

# 가격 계산하기

중국집에서 친구들과 점심을 먹으려고 합니다. 메뉴판을 확인하세요.

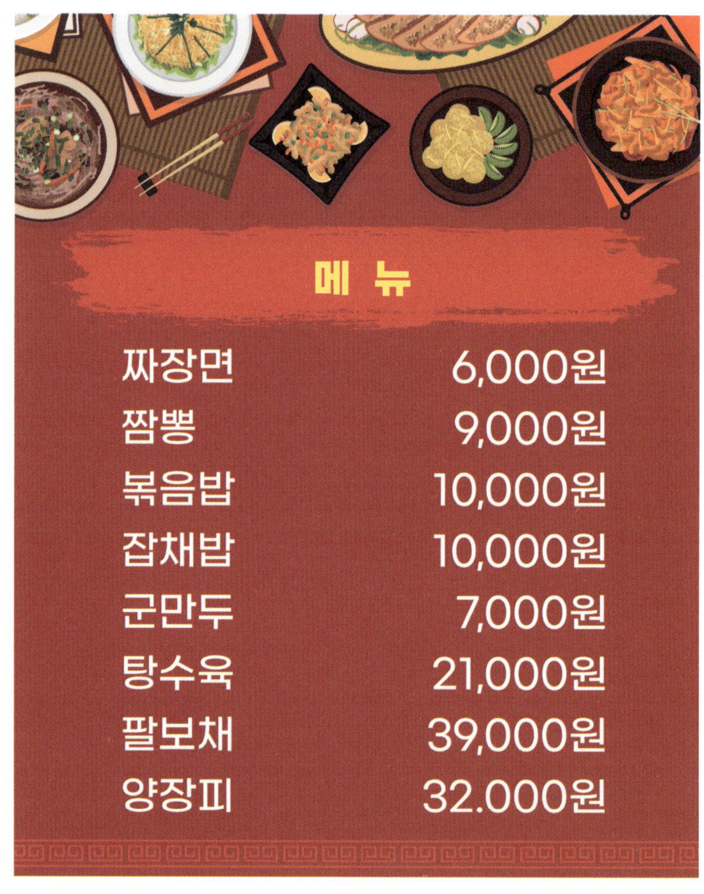


1. 짜장면 2개, 짬뽕 2개, 탕수육 1개를 주문하면 모두 얼마일까요?

원

2. 짜장면 1개, 볶음밥 1개, 팔보채 1개를 주문하면 모두 얼마일까요?

원

3. 2명이 15,000원으로 식사하려면 어떻게 주문해야 할까요?

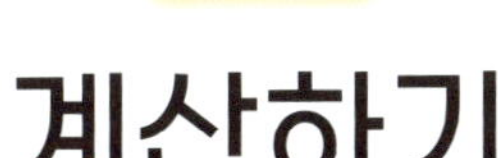

# 계산하기

다음 가로세로 식을 완성하는 숫자를 써보세요.

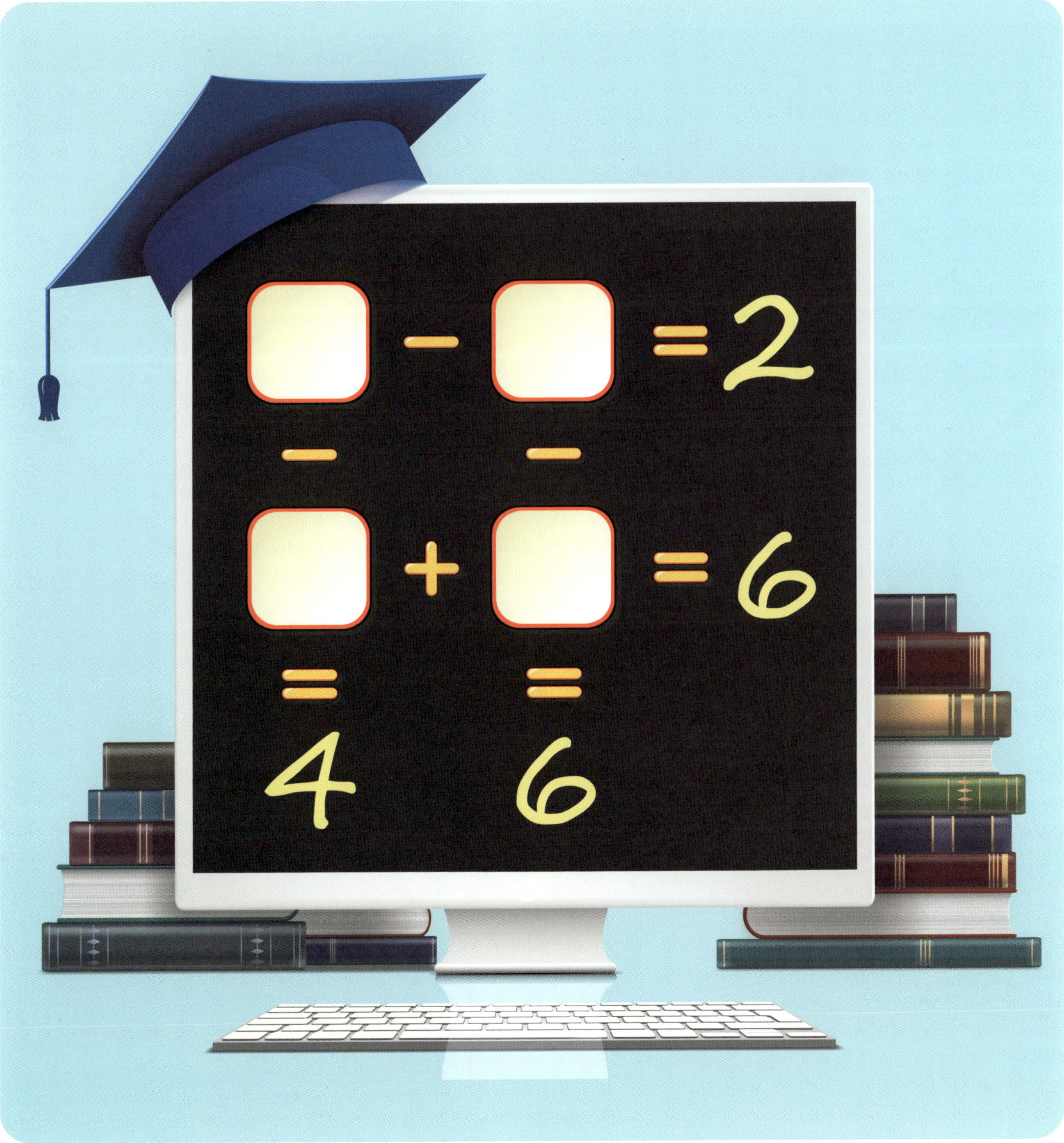

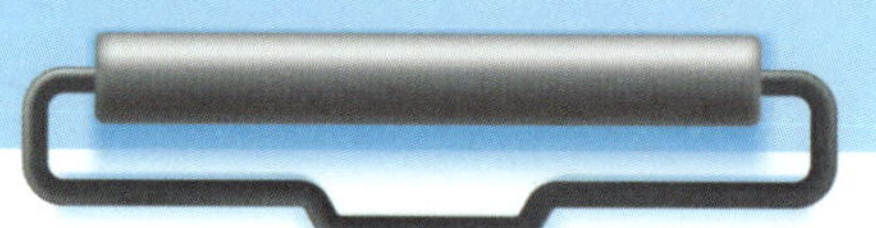

# 전체 그림 알기

버섯, 하트, 나뭇잎, 꽃잎을 겹치지 않게 배열해 주세요.

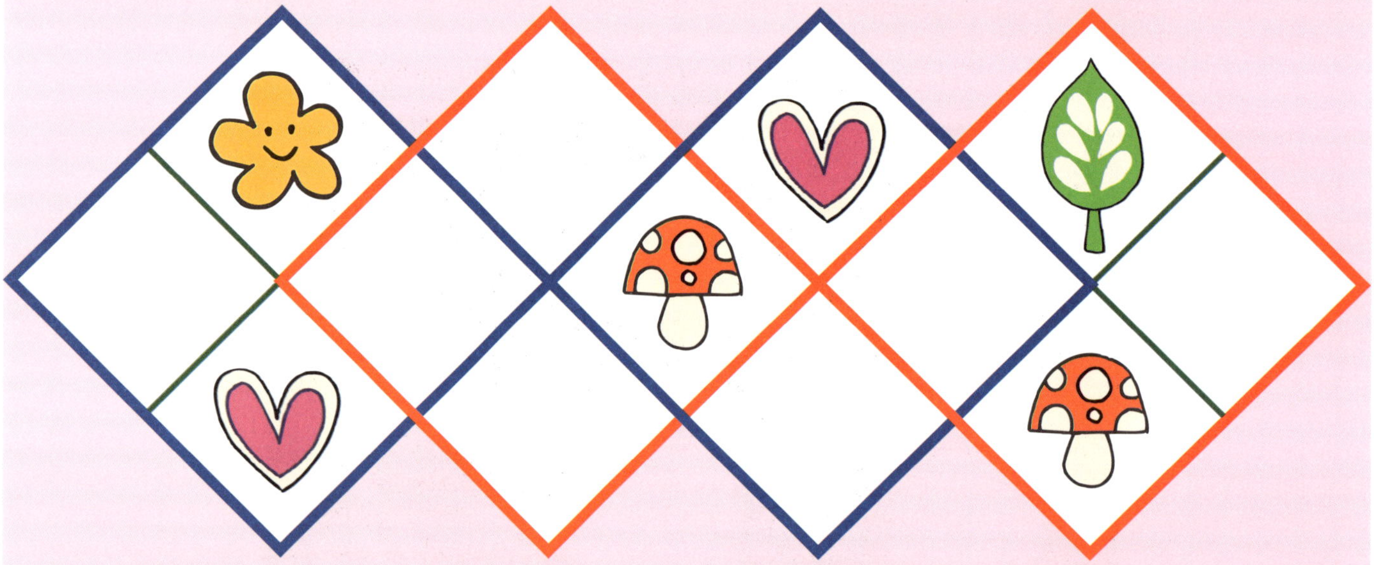

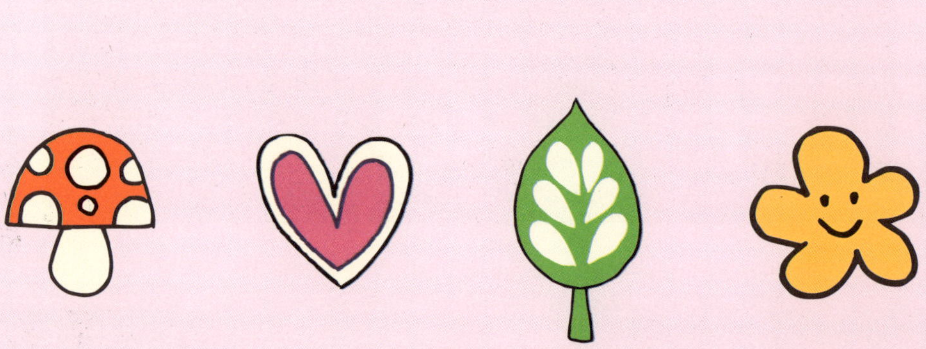

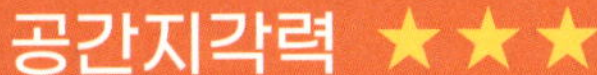

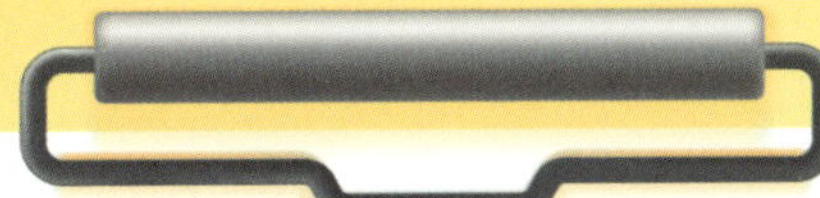

# 퍼즐 맞추기

보기 퍼즐의 빈곳을 채울 수 있는 퍼즐은 어떤 것인가요?

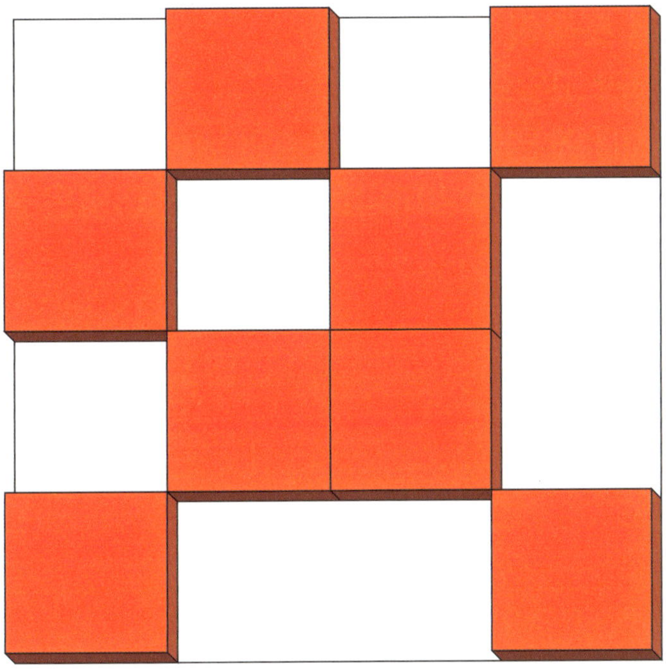

① 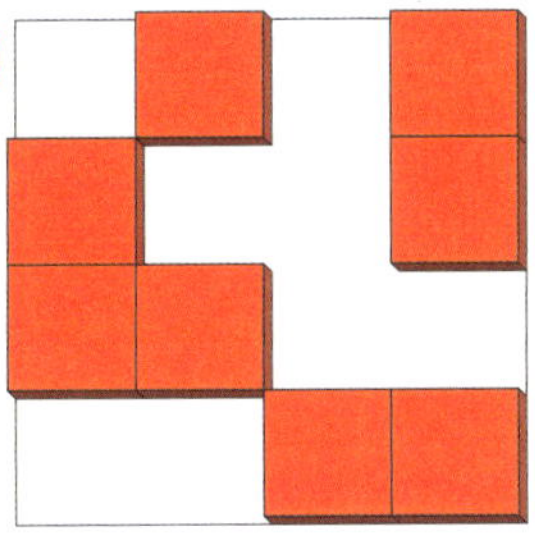 ② 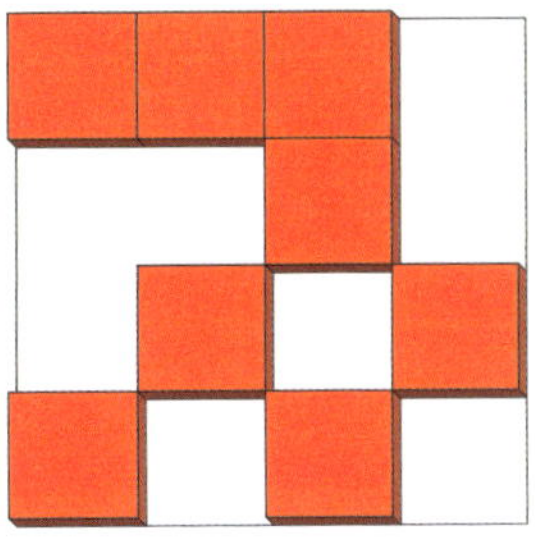 ③

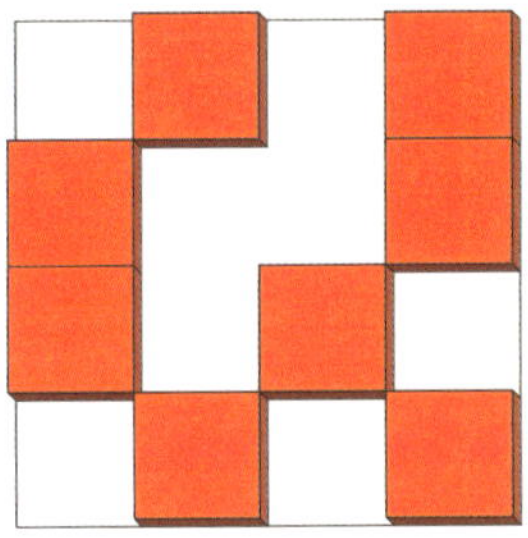

④ 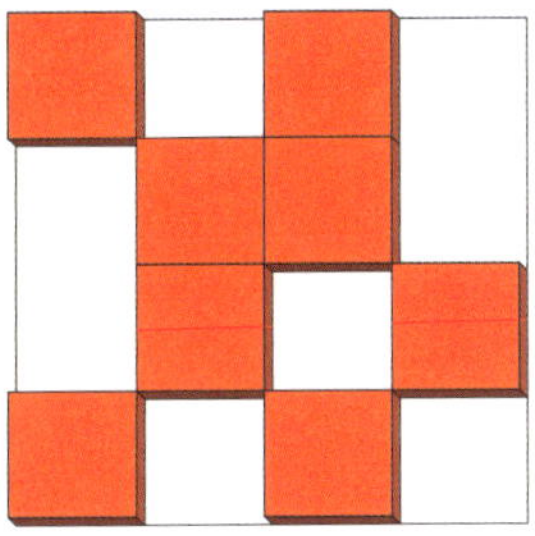 ⑤ 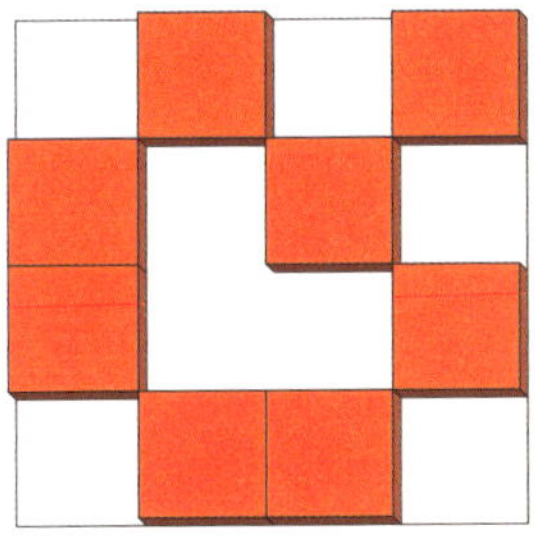 ⑥

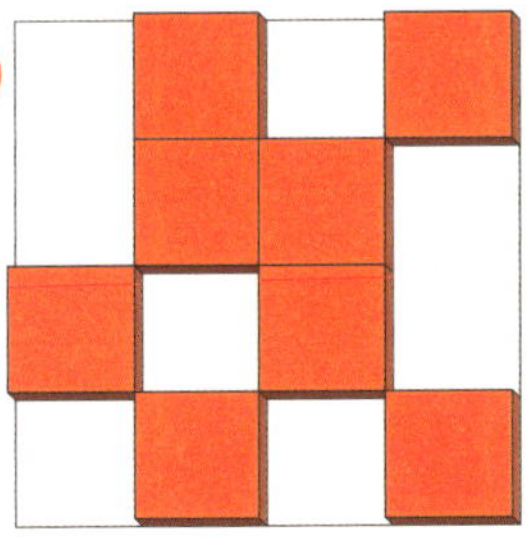

# 가로세로 낱말 맞추기

가로세로에 제시된 낱말의 뜻풀이를 읽고
빈칸에 알맞은 낱말을 써주세요.

**가로 낱말 뜻풀이**
① 우리나라 고유의 옷.
② 조선 시대에 건립한 한양 도성의 남쪽 정문.
③ 방고래 위에 깔아 방바닥을 만드는 얇고 넓은 돌.

**세로 낱말 뜻풀이**
① 복사나무의 담홍색 열매로 시고 단 맛이 있는 과일.
② 학용품을 파는 곳.
③ 여름철에 여러 날을 계속에서 비가 내리는 현상이나 날씨.

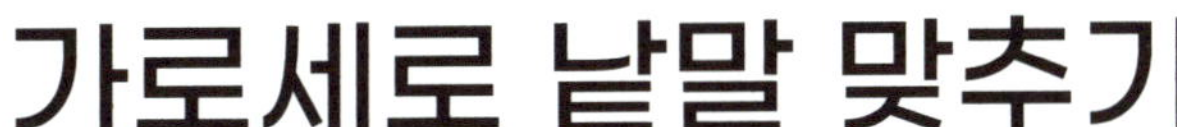

# 가로세로 낱말 맞추기

가로세로에 제시된 낱말의 뜻풀이를 읽고
빈칸에 알맞은 낱말을 써주세요.

## 가로 낱말 뜻풀이

① 모든 것이 뜻대로 잘됨.
② 몸치장을 하는 데 쓰는 물건
③ 우리나라의 꽃
④ 품을 판 대가로 받는 돈.

## 세로 낱말 뜻풀이

① 아무런 탈 없이 아주 오래 삶.
② 은행에서 예금한 사람에게 출납의 상태를 적어 주는 장부.
③ 화장하는 데 쓰는 크림, 분 따위를 통틀어 이르는 말.
④ 이 구석 저 구석.

사고조직력 ★★★

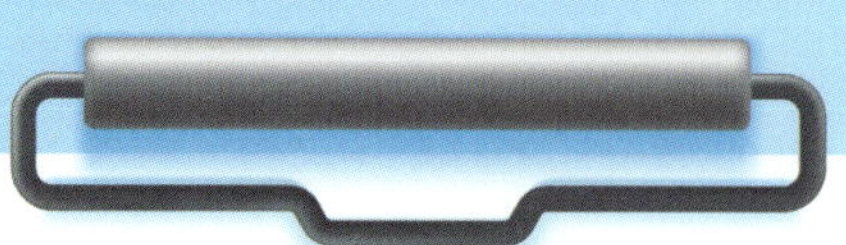

# 퍼즐 맞추기

두 개씩 붙어있는 주사위를 가로와 세로로 자유롭게 배치하여
그 합이 각각 3이 되도록 퍼즐을 맞춰보세요.

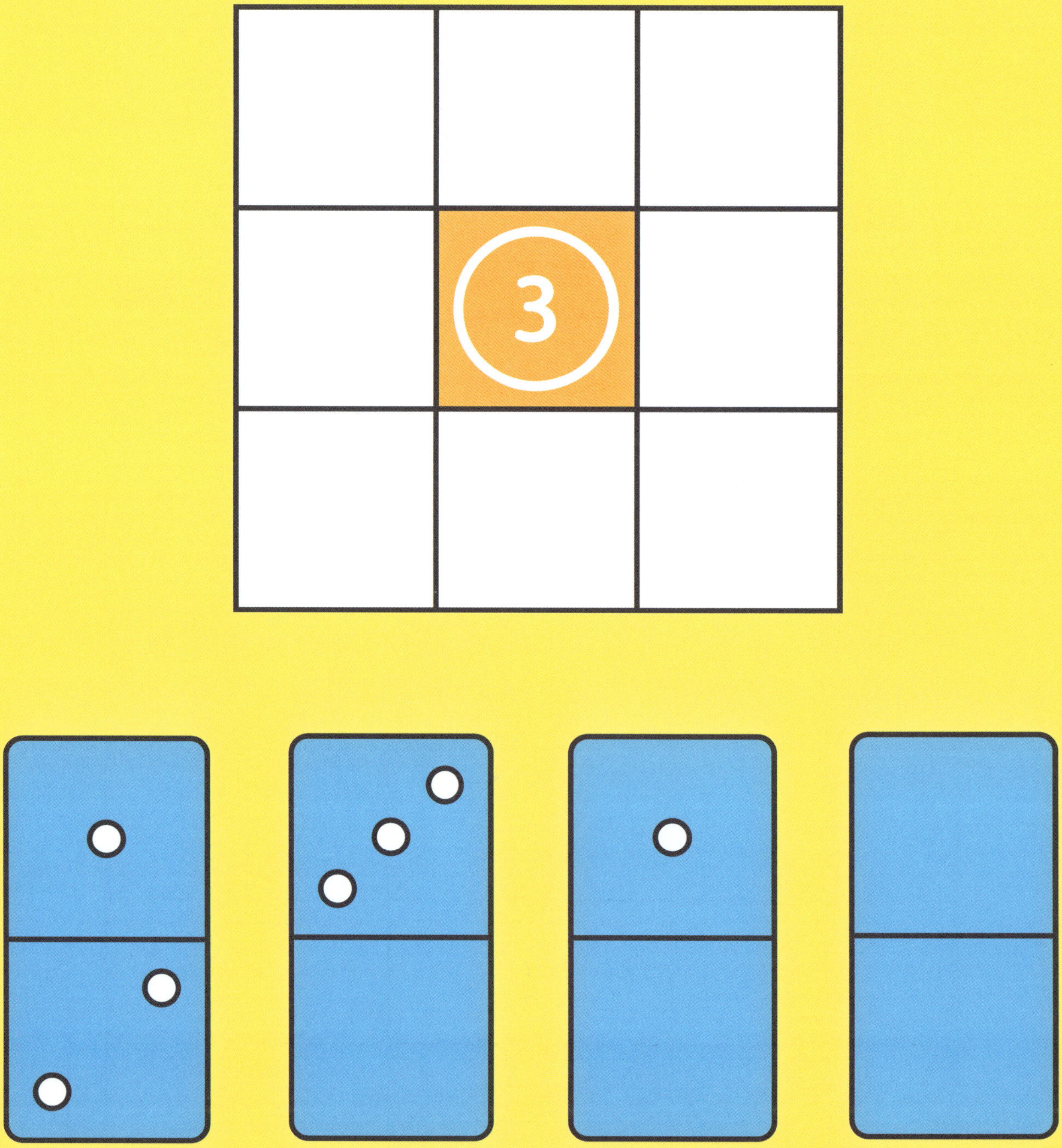

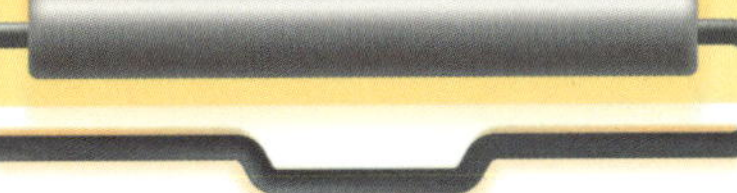

# 계산하기

배의 무게는 2kg입니다.
가로세로의 식을 완성하는 과일의 무게를 알아보세요.

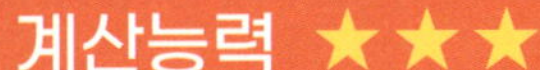

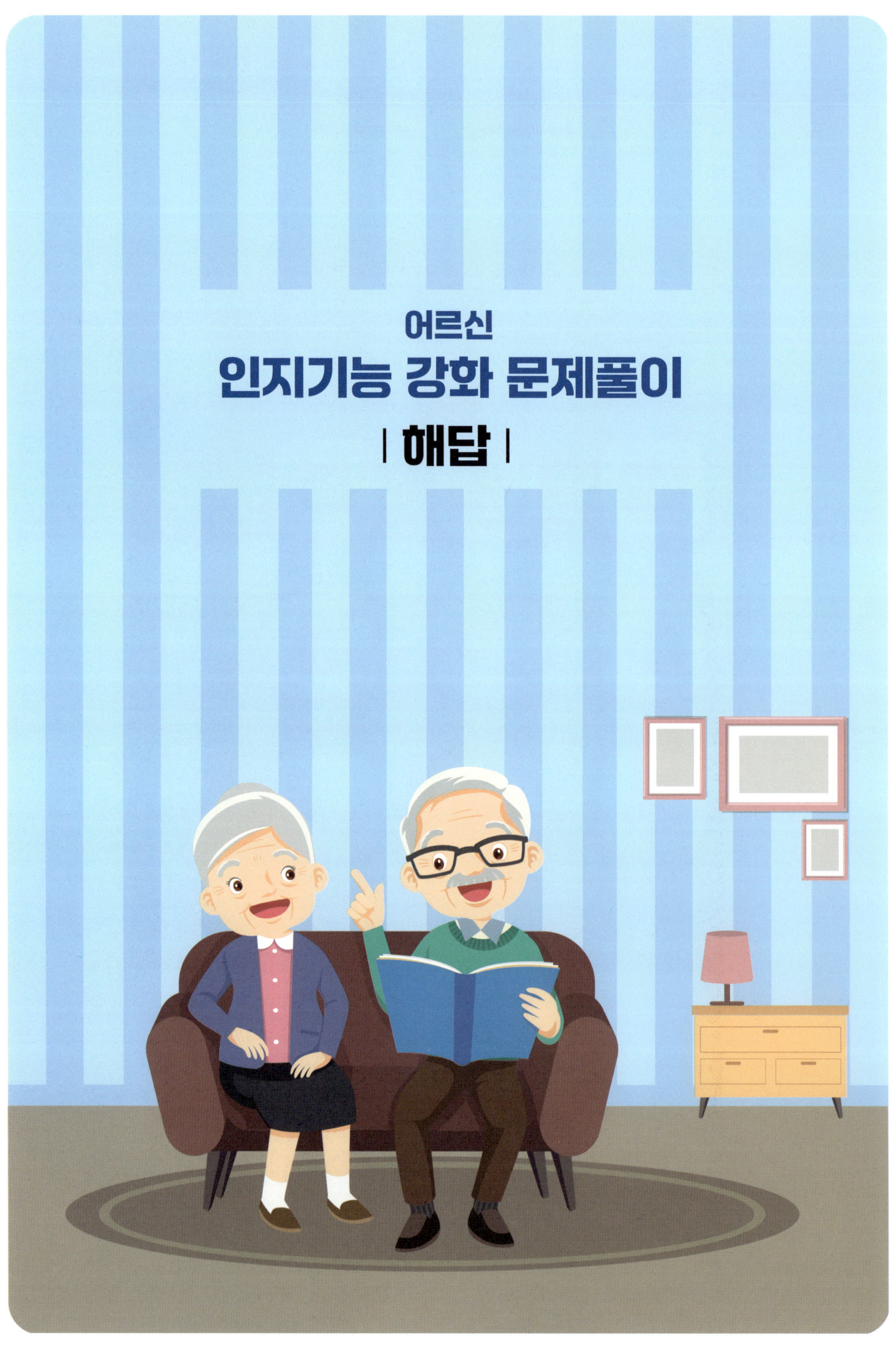
어르신
인지기능 강화 문제풀이
| 해답 |

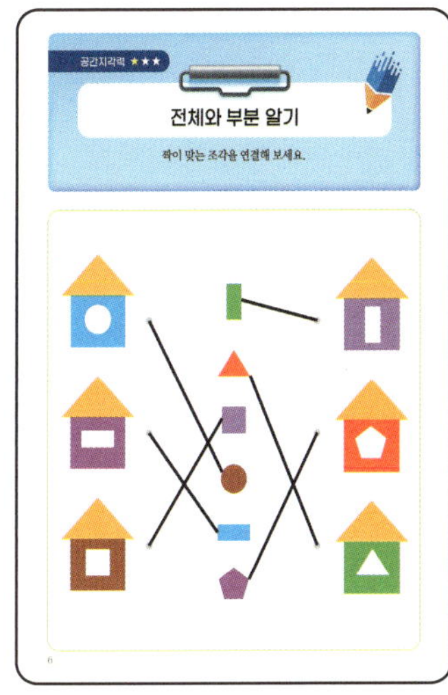
공간지각력 ★★★
전체와 부분 알기

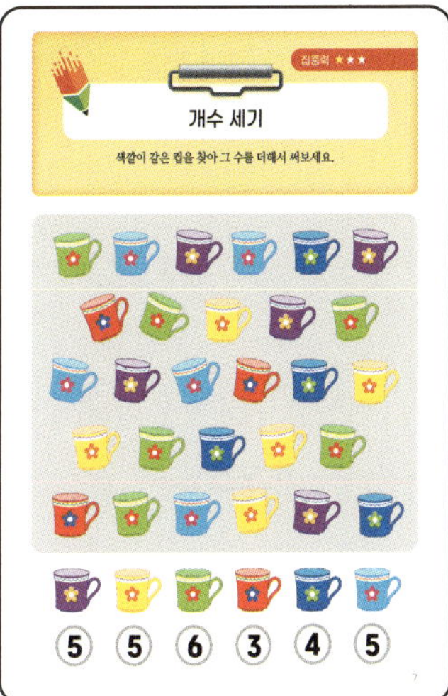
집중력 ★★★
개수 세기

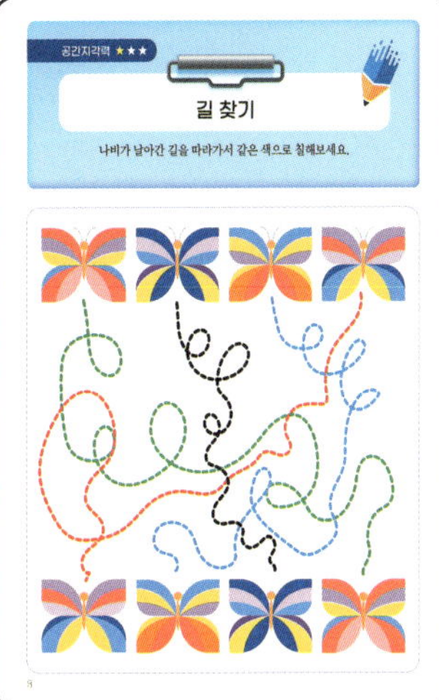
공간지각력 ★★★
길 찾기

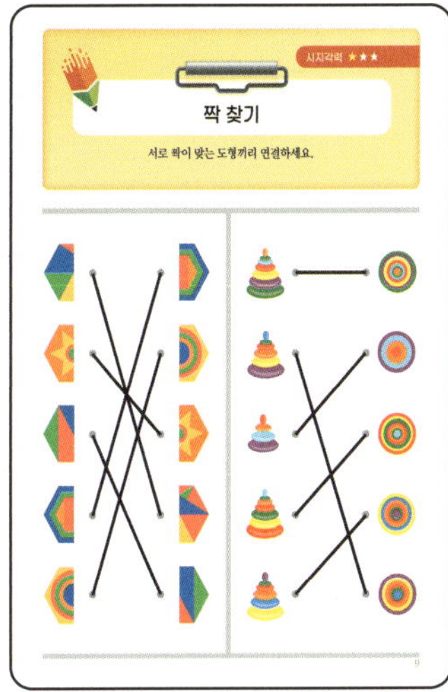
시지각력 ★★★
짝 찾기

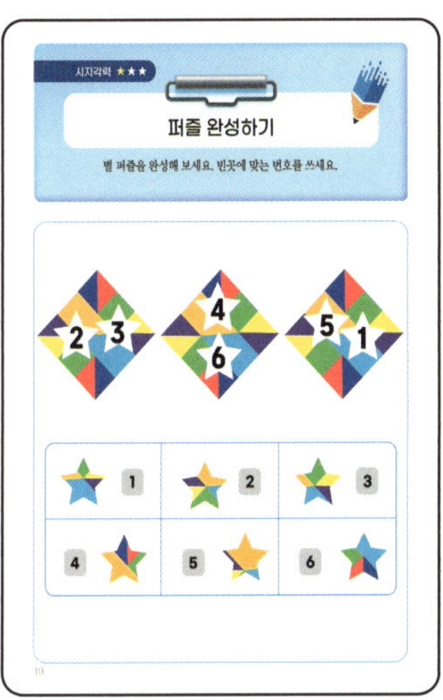
시지각력 ★★★
퍼즐 완성하기

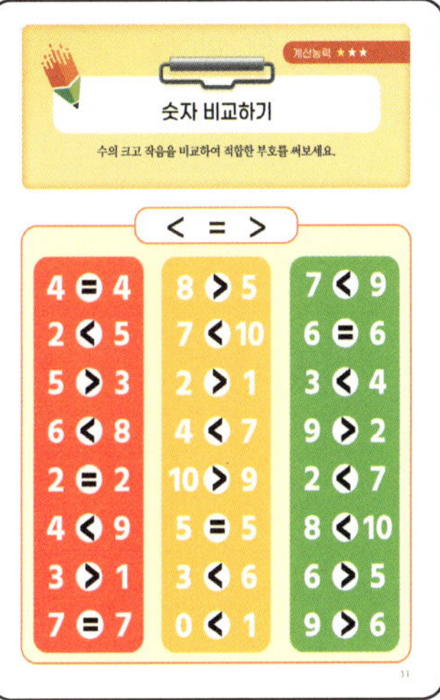
계산능력 ★★★
숫자 비교하기
< = >

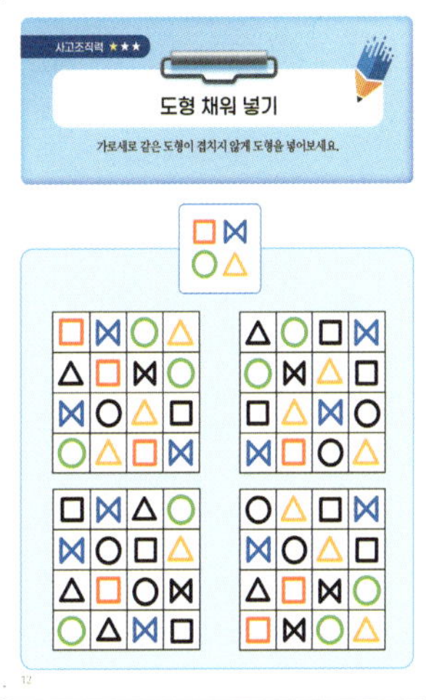
사고조직력 ★★★
도형 채워 넣기

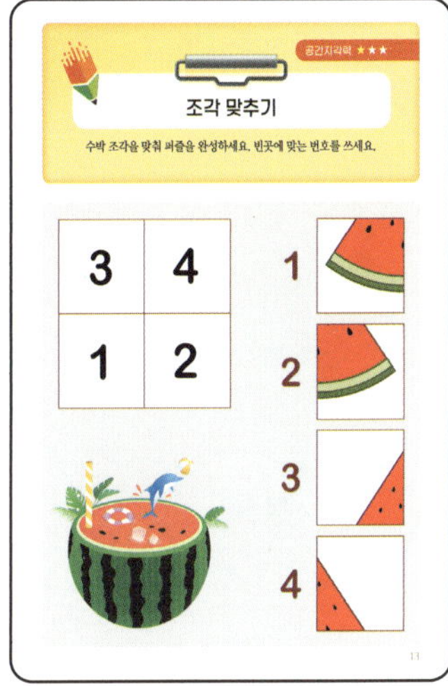
공간지각력 ★★★
조각 맞추기

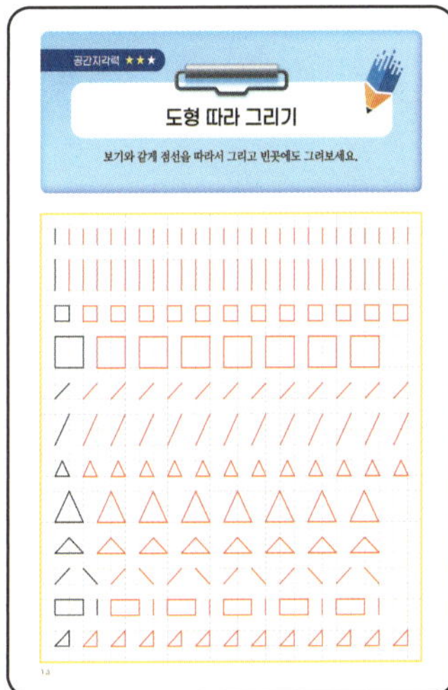
공간지각력 ★★★
도형 따라 그리기

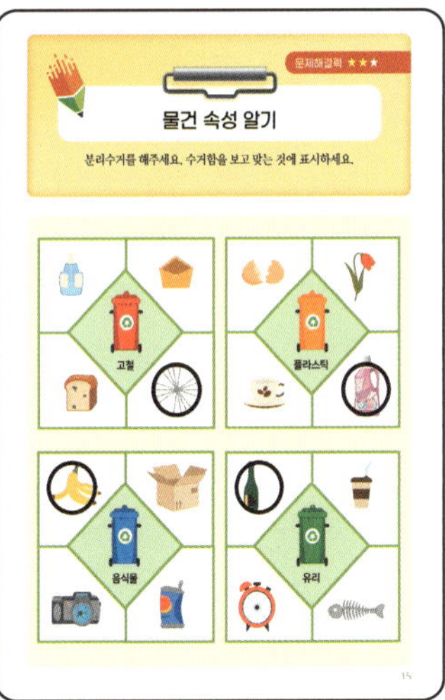
문제해결력 ★★★
물건 속성 알기

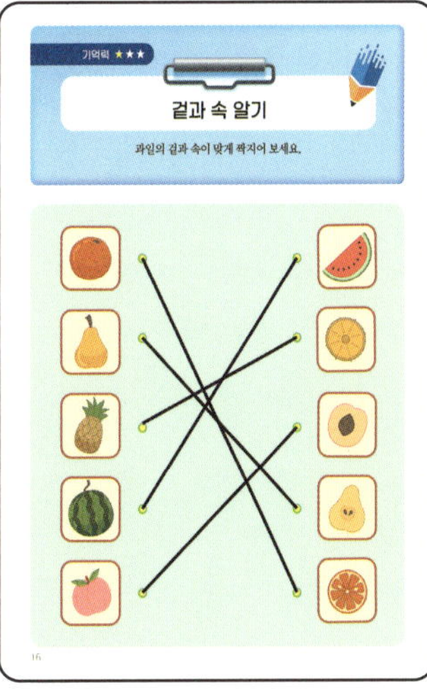
기억력 ★★★
겉과 속 알기

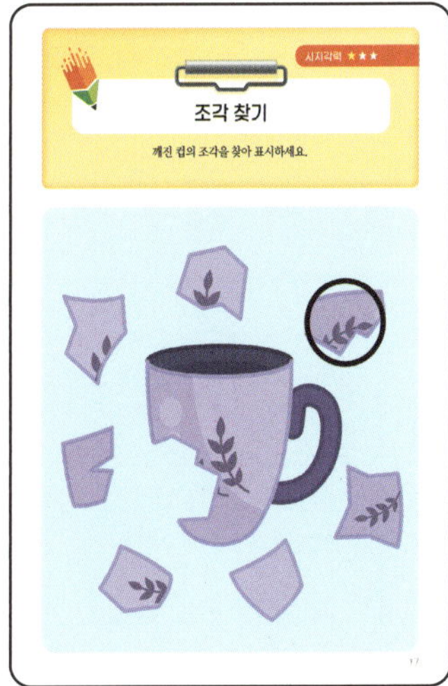
시지각력 ★★★
조각 찾기

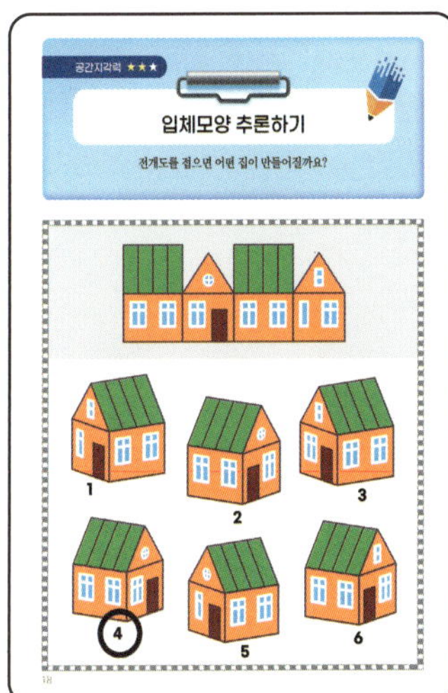
공간지각력 ★★★
입체모양 추론하기

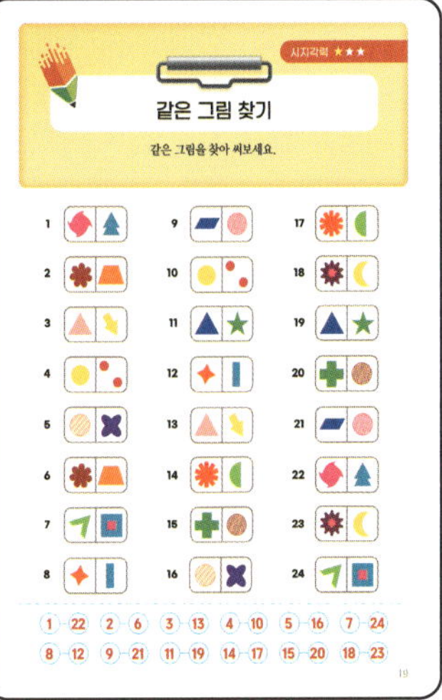
시지각력 ★★★
같은 그림 찾기

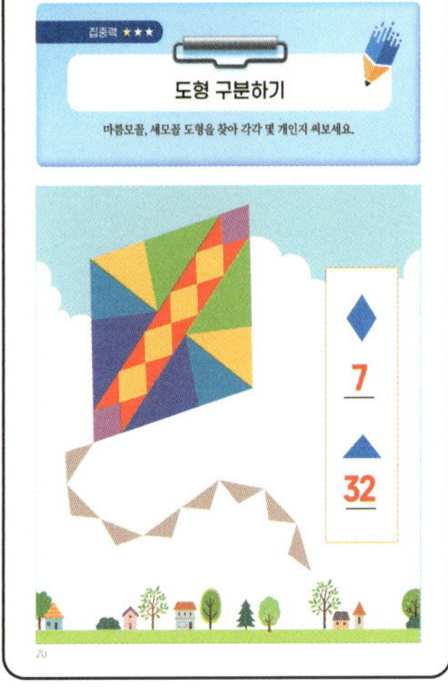
집중력 ★★★
도형 구분하기

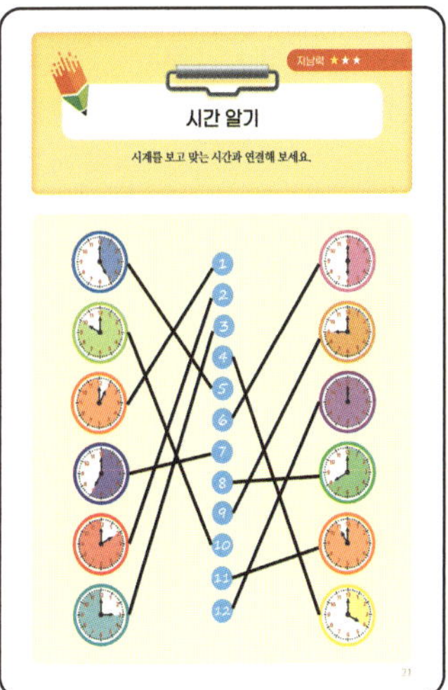
지남력 ★★★
시간 알기

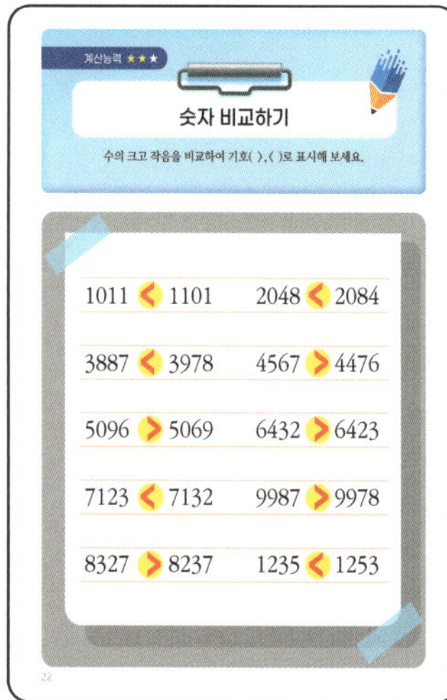

숫자 비교하기
수의 크고 작음을 비교하여 기호 ( ), ( )로 표시해 보세요.


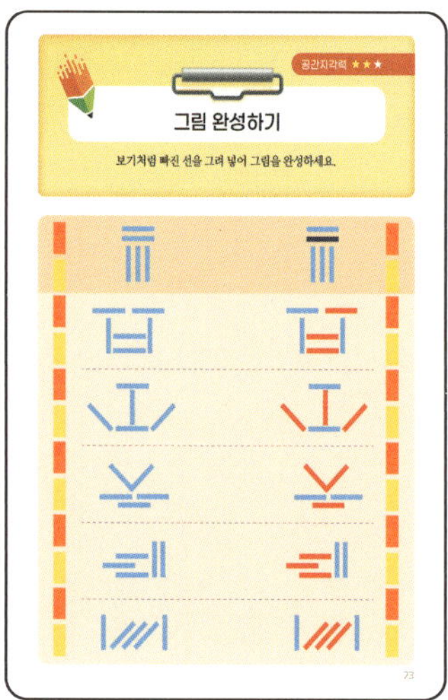

그림 완성하기
보기처럼 빠진 선을 그려 넣어 그림을 완성하세요.


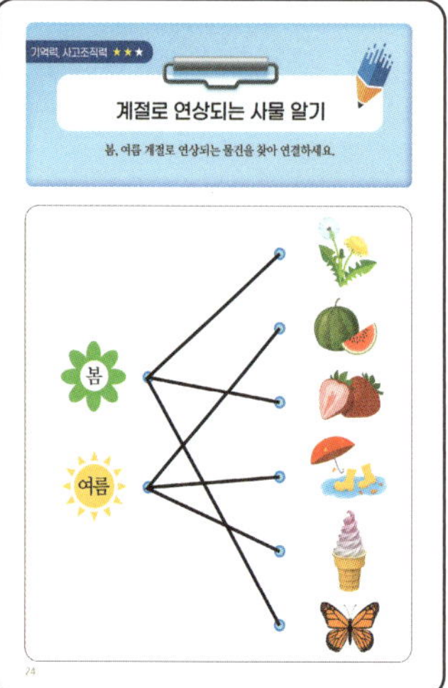

계절로 연상되는 사물 알기
봄, 여름 계절로 연상되는 물건을 찾아 연결하세요.
봄
여름


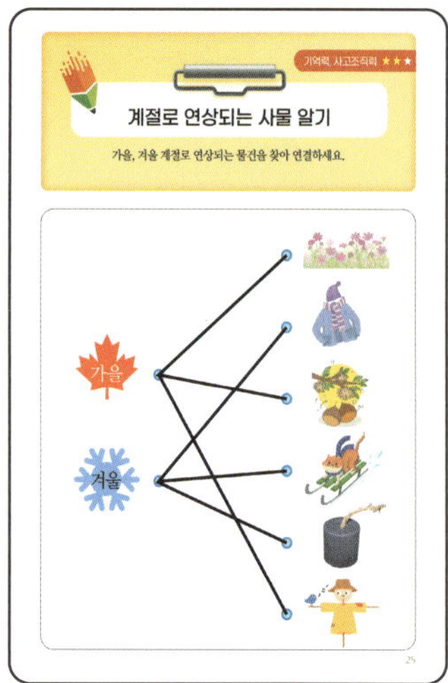

계절로 연상되는 사물 알기
가을, 겨울 계절로 연상되는 물건을 찾아 연결하세요.
가을
겨울


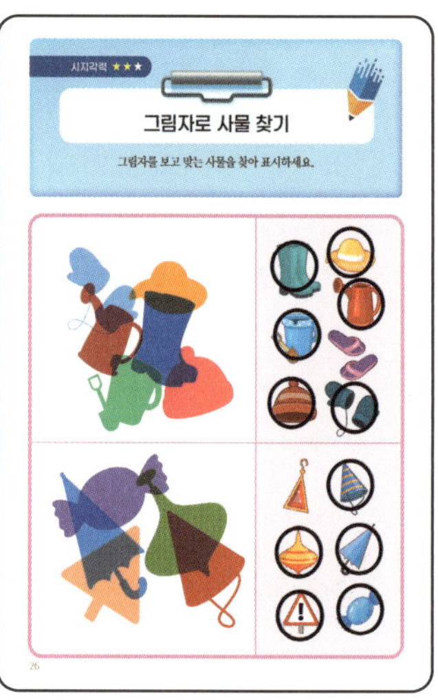

그림자로 사물 찾기
그림자를 보고 맞는 사물을 찾아 표시하세요.


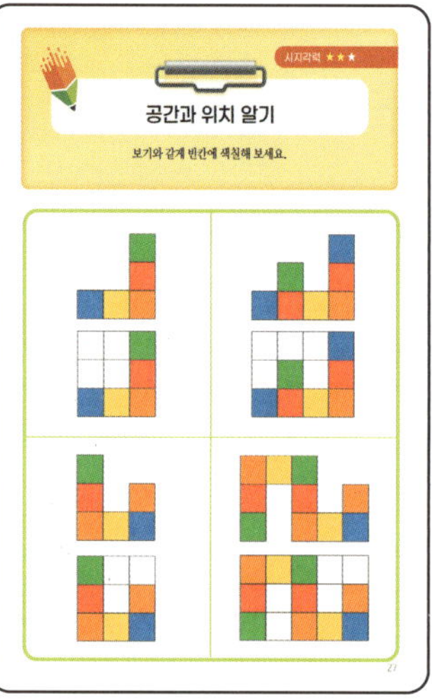

공간과 위치 알기
보기와 같게 빈칸에 색칠해 보세요.


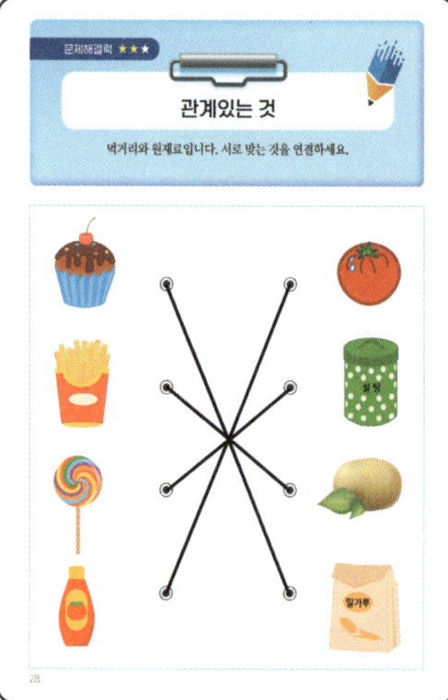

관계있는 것
먹거리와 원재료입니다. 서로 맞는 것을 연결하세요.


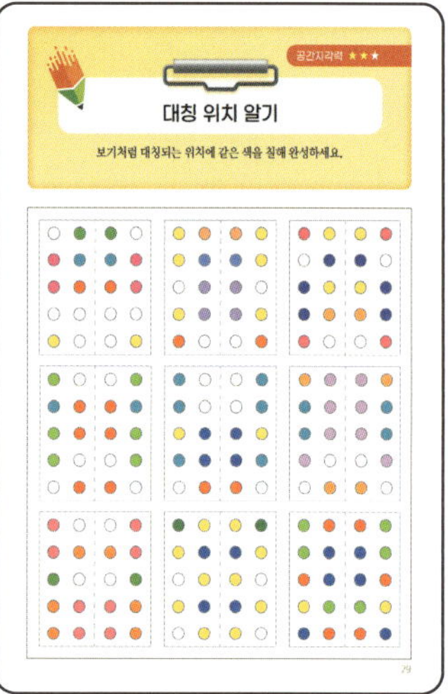

대칭 위치 알기
보기처럼 대칭되는 위치에 같은 색을 칠해 완성하세요.


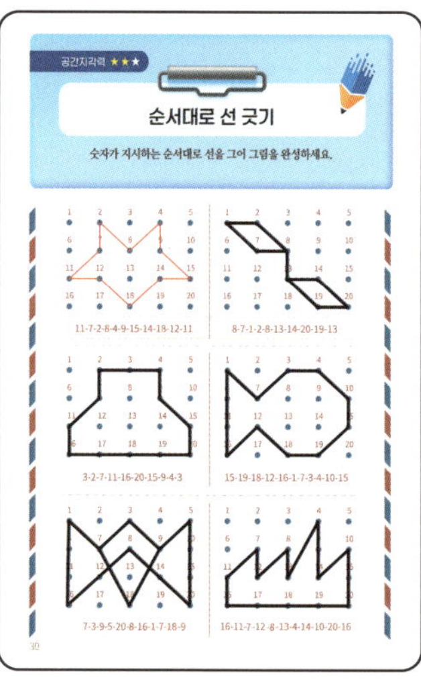

순서대로 선 긋기
숫자가 지시하는 순서대로 선을 그어 그림을 완성하세요.


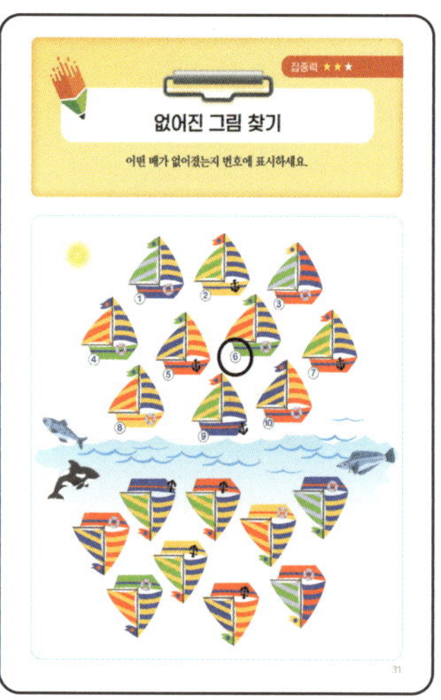

없어진 그림 찾기
어떤 배가 없어졌는지 번호에 표시하세요.


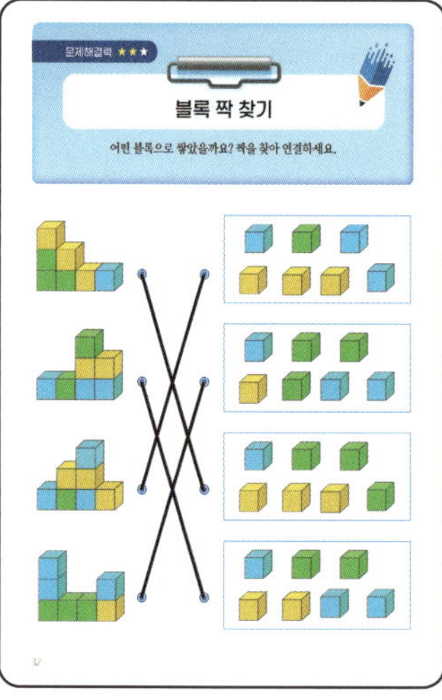

블록 짝 찾기
어떤 블록으로 쌓았을까요? 짝을 찾아 연결하세요.


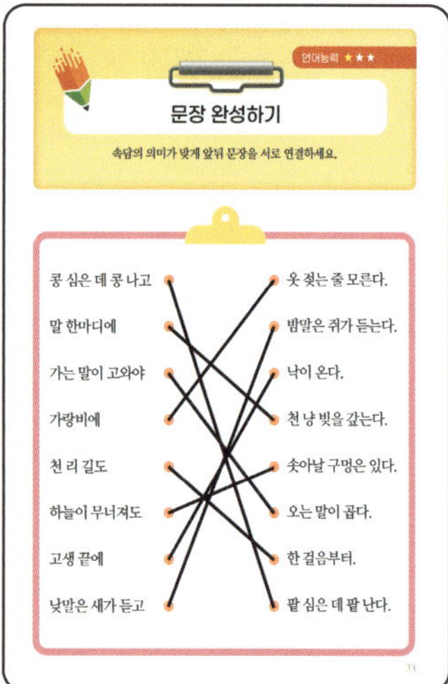

문장 완성하기
속담의 의미가 맞게 앞뒤 문장을 서로 연결하세요.
콩 심은 데 콩 나고
말 한마디에
가는 말이 고와야
가랑비에
천 리 길도
하늘이 무너져도
고생 끝에
낮말은 새가 듣고
옷 젖는 줄 모른다.
밤말은 쥐가 듣는다.
낙이 온다.
천 냥 빚을 갚는다.
솟아날 구멍은 있다.
오는 말이 곱다.
한 걸음부터.
팥 심은 데 팥 난다.


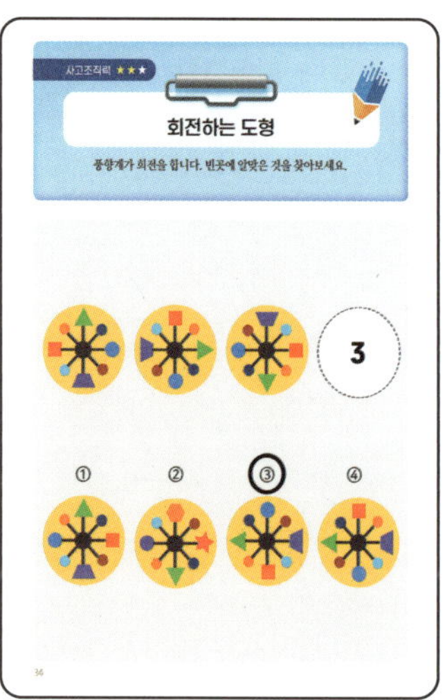

회전하는 도형
풍향계가 회전을 합니다. 빈곳에 알맞은 것을 찾아보세요.
3
① ② ③ ④


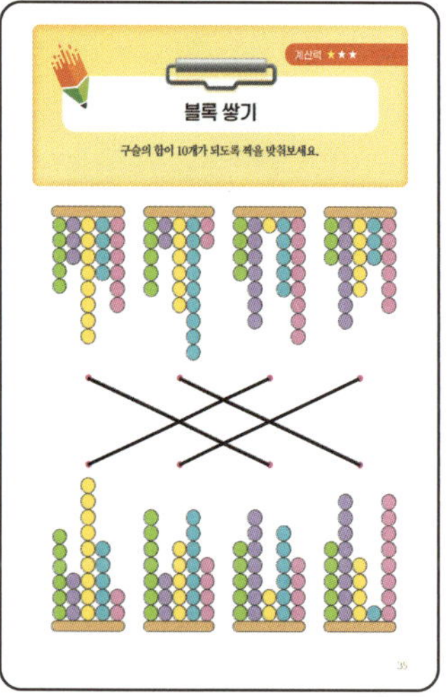

블록 쌓기
구슬의 합이 10개가 되도록 짝을 맞춰보세요.


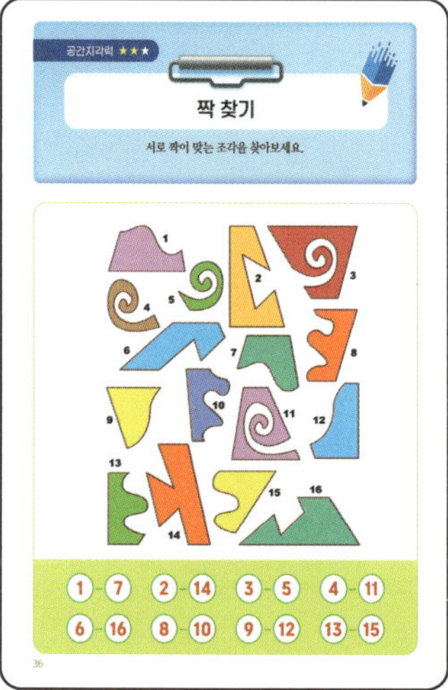

짝 찾기
서로 짝이 맞는 조각을 찾아보세요.


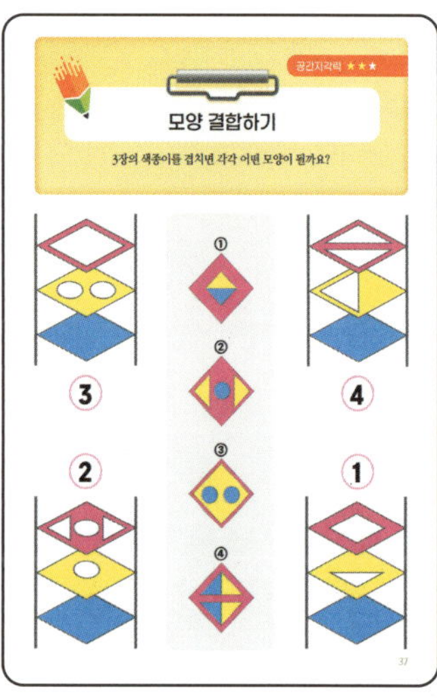

모양 결합하기
3장의 색종이를 겹치면 각각 어떤 모양이 될까요?
③ ④
② ①

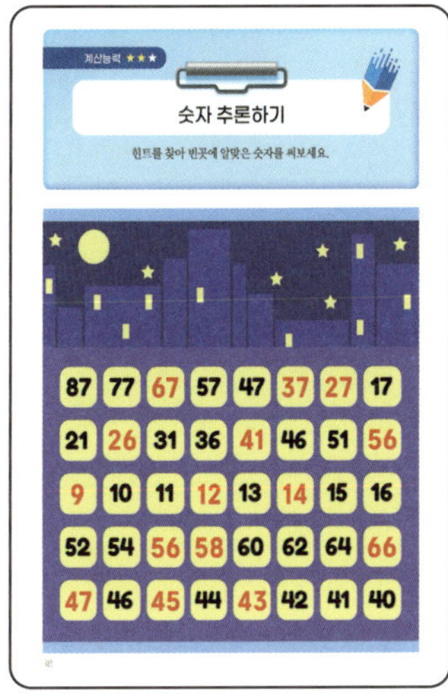

숫자 추론하기

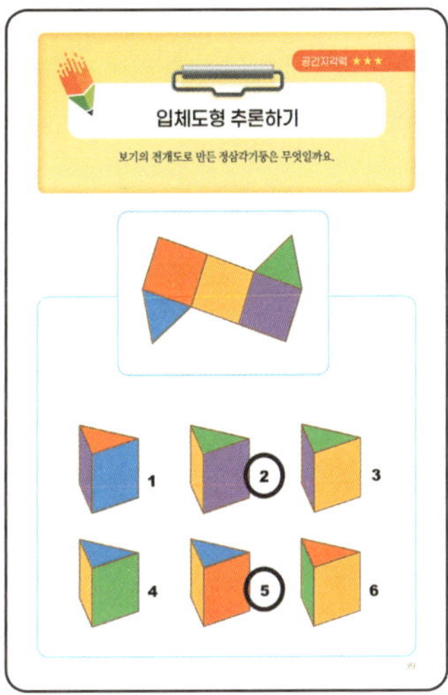

입체도형 추론하기

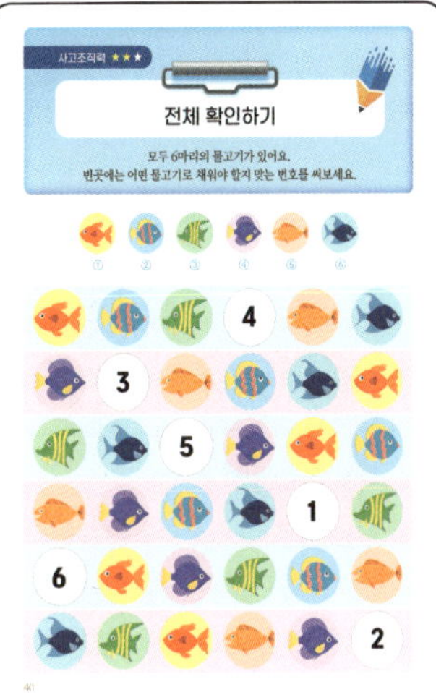

전체 확인하기

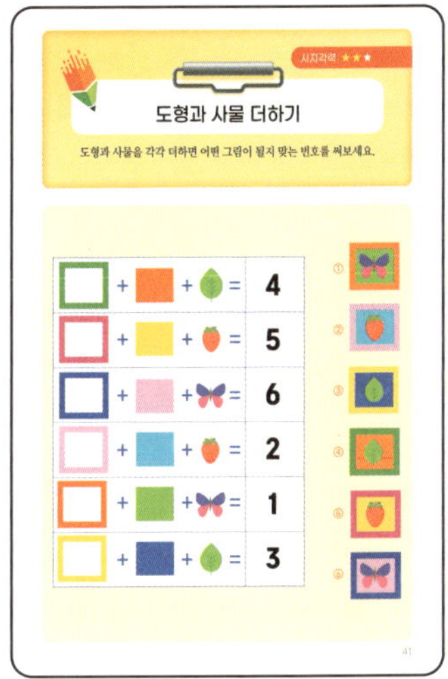

도형과 사물 더하기

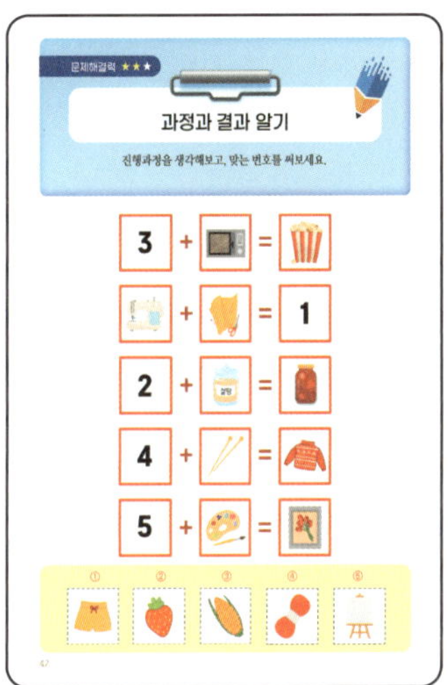

과정과 결과 알기

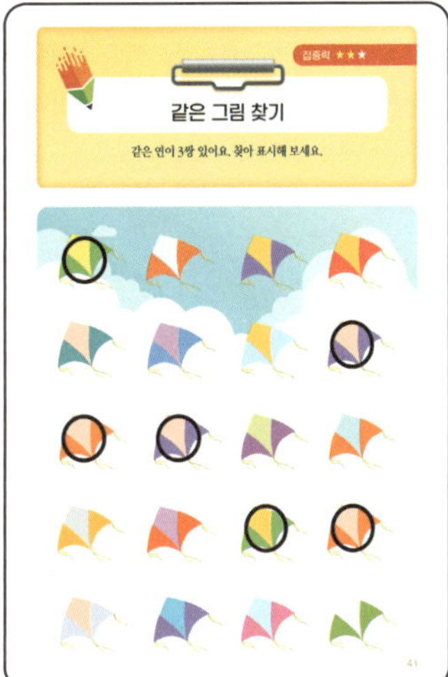

같은 그림 찾기

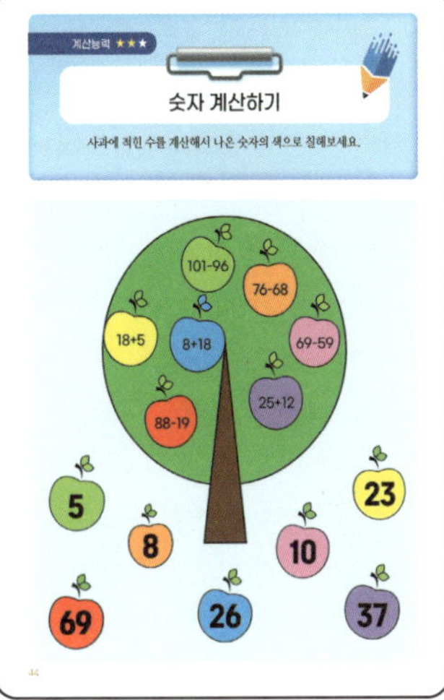

숫자 계산하기

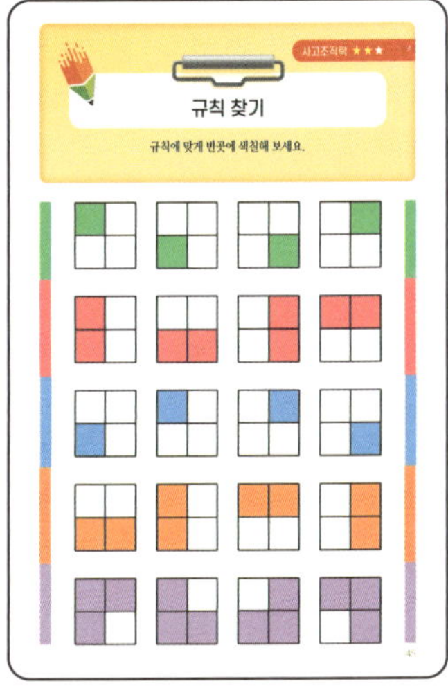

규칙 찾기

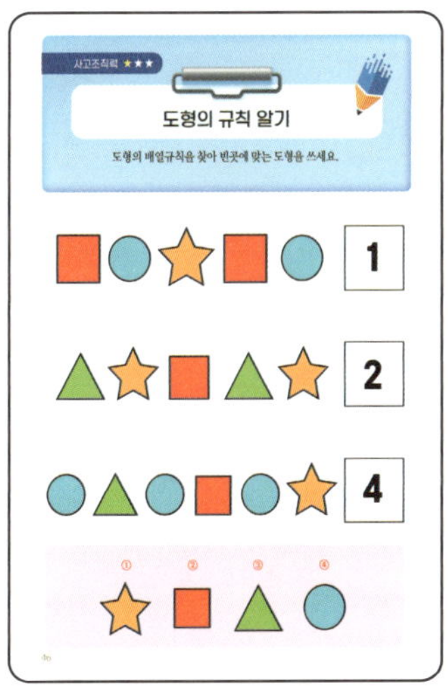

도형의 규칙 알기

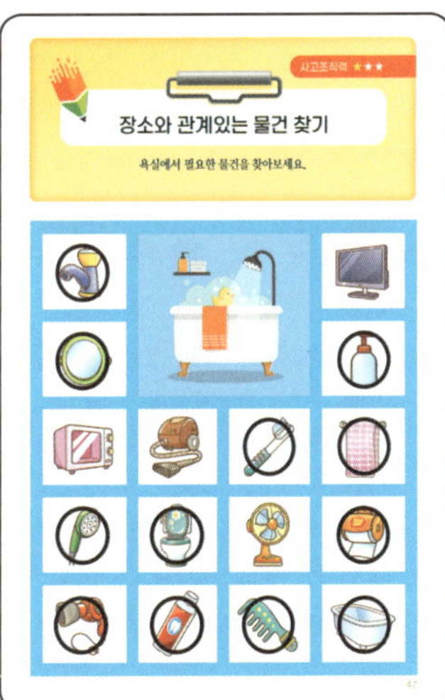

장소와 관계있는 물건 찾기

끝말잇기(2음절)
지도 도사 사과 과일 일기
무용 용기 기차 차돌 돌배
부산 산새 새해 해군 군인
주막 막손 손금 금식 식물
추석 석양 양파 파전 전화

끝말잇기(3음절)
개구리 이삿짐 짐가방 방구들
미용실 실내화 화요일 일기장
사무실 실향민 민소매 매국노
나팔꽃 꽃구경 경복궁 궁둥이
자전거 거짓말 말죽통 통나무

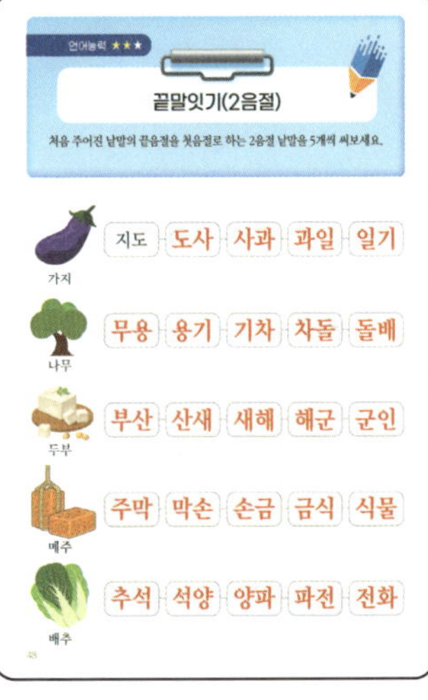

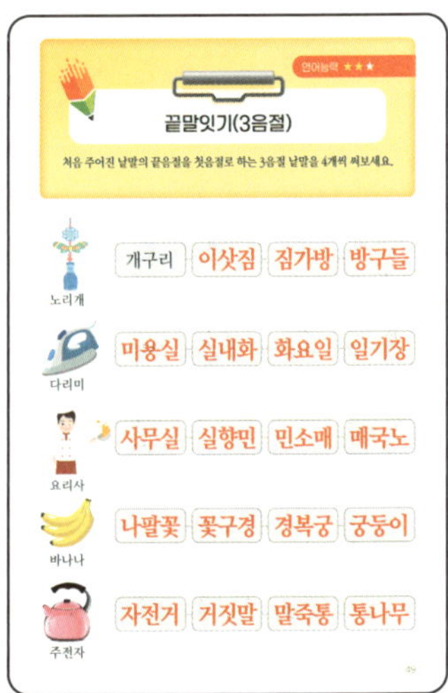

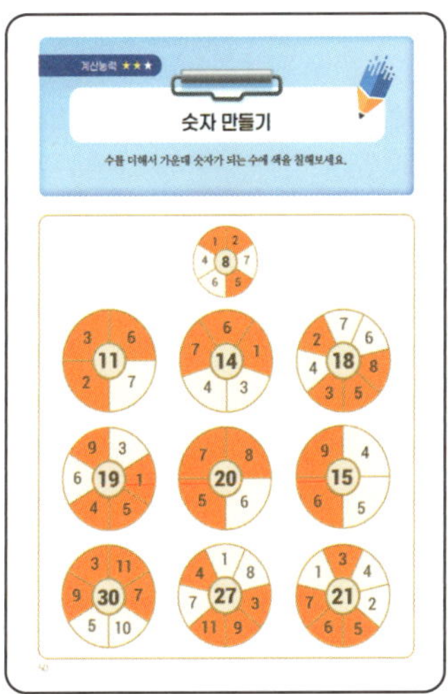

숫자 만들기

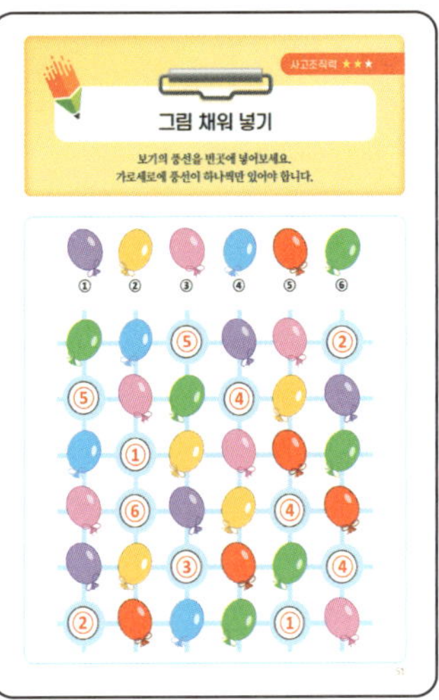

그림 채워 넣기

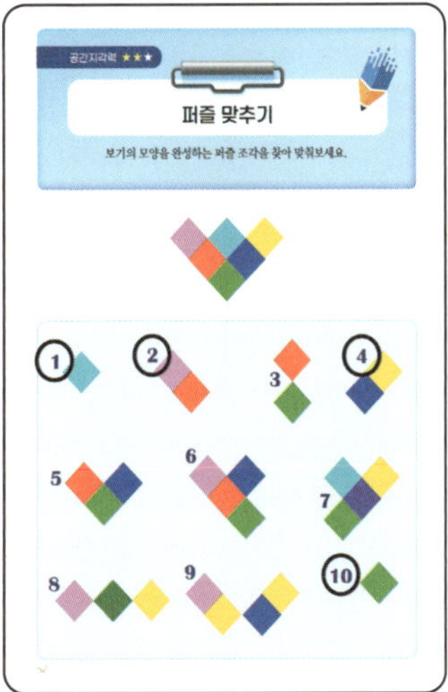

퍼즐 맞추기

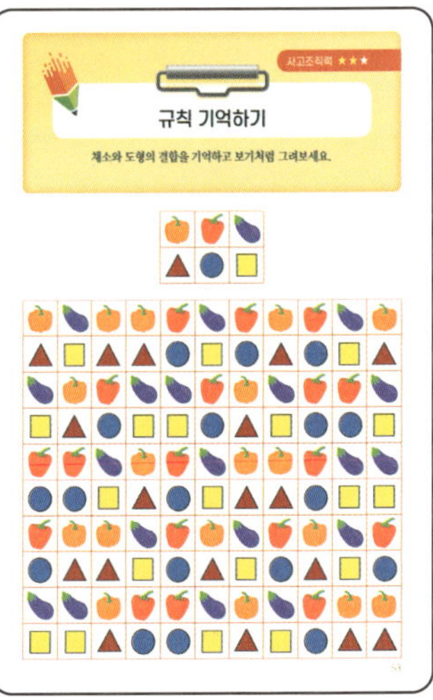

규칙 기억하기

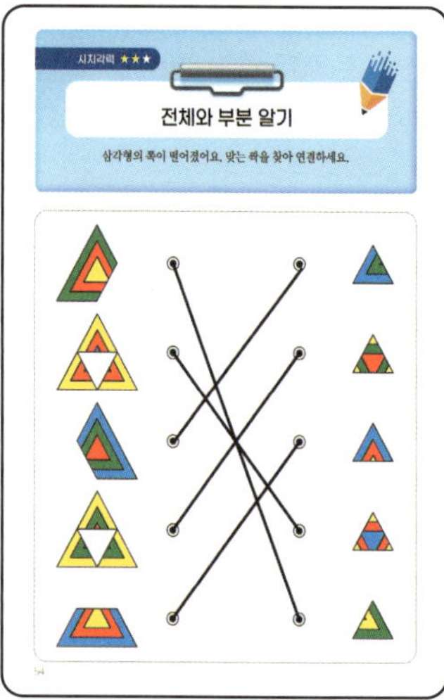

시지각력 ★★★
전체와 부분 알기
삼각형의 폭이 넓어질때, 맞는 짝을 찾아 연결하세요.


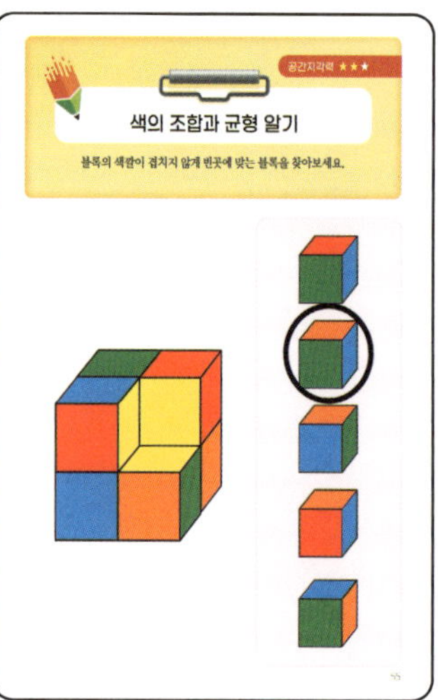

공간지각력 ★★★
색의 조합과 균형 알기
블록의 색깔이 겹치지 않게 빈곳에 맞는 블록을 찾아보세요.


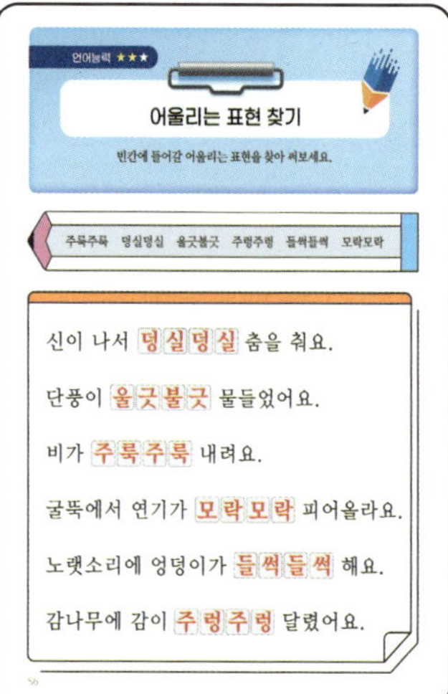

연어능력 ★★★
어울리는 표현 찾기
빈칸에 들어갈 어울리는 표현을 찾아 써보세요.
주룩주룩  덩실덩실  울긋불긋  주렁주렁  들썩들썩  모락모락
신이 나서 덩실덩실 춤을 춰요.
단풍이 울긋불긋 물들었어요.
비가 주룩주룩 내려요.
굴뚝에서 연기가 모락모락 피어올라요.
노랫소리에 엉덩이가 들썩들썩 해요.
감나무에 감이 주렁주렁 달렸어요.


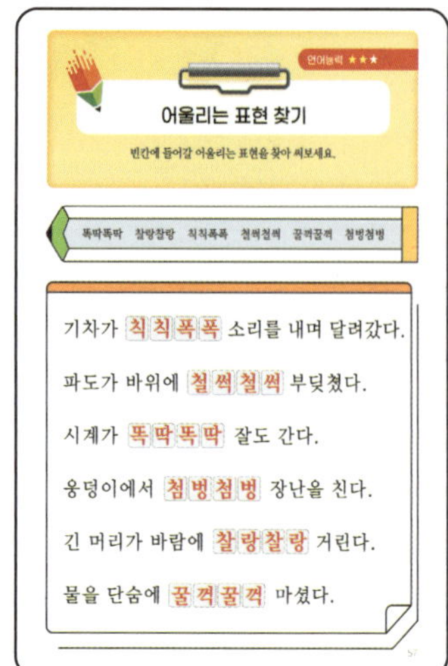

연어능력 ★★★
어울리는 표현 찾기
빈칸에 들어갈 어울리는 표현을 찾아 써보세요.
폭약폭약  찰방찰방  칙칙폭폭  철써철써  꿀꺽꿀꺽  첨벙첨벙
기차가 칙칙폭폭 소리를 내며 달려갔다.
파도가 바위에 철써철써 부딪쳤다.
시계가 똑딱똑딱 잘도 간다.
웅덩이에서 첨벙첨벙 장난을 친다.
긴 머리가 바람에 찰랑찰랑 거린다.
물을 단숨에 꿀꺽꿀꺽 마셨다.


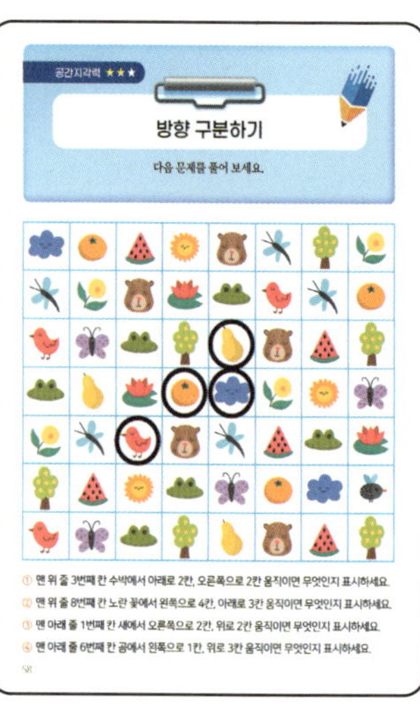

공간지각력 ★★★
방향 구분하기
다음 문제를 풀어 보세요.


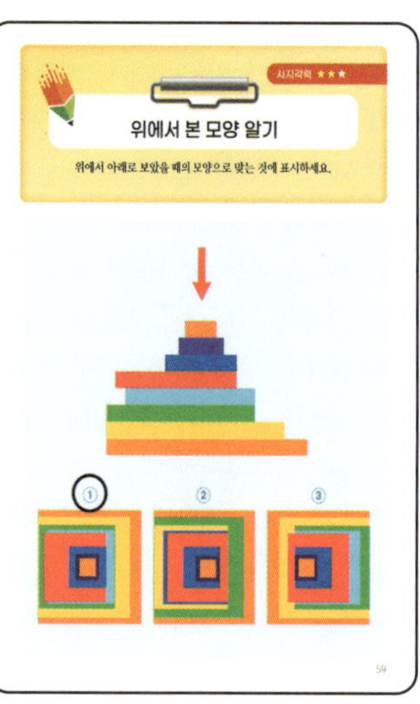

시지각력 ★★★
위에서 본 모양 알기
위에서 아래로 보았을 때의 모양으로 맞는 것에 표시하세요.
①  ②  ③


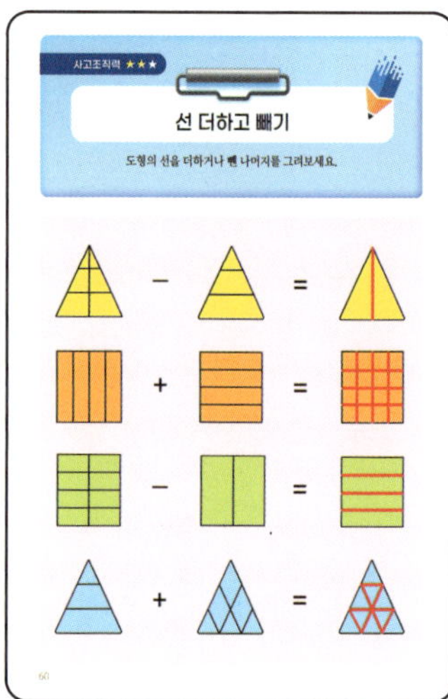

사고조직력 ★★★
선 더하고 빼기
도형의 선을 더하거나 뺀 나머지를 그려보세요.


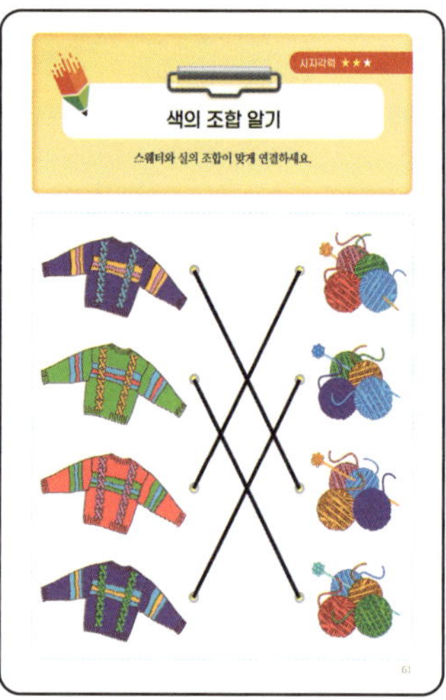

시지각력 ★★★
색의 조합 알기
스웨터와 실의 조합에 맞게 연결하세요.


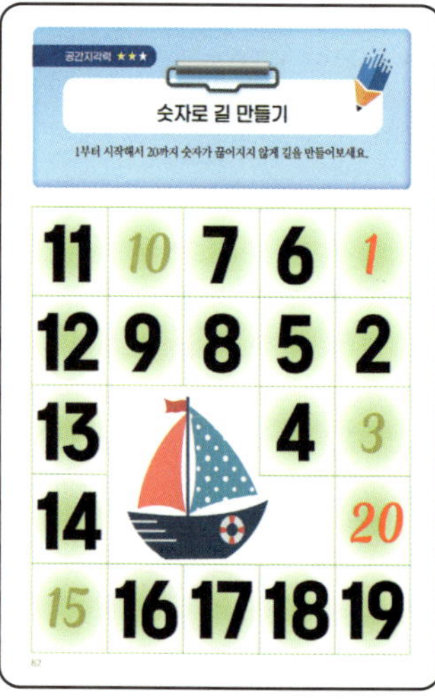

공간지각력 ★★★
숫자로 길 만들기
1부터 시작해서 20까지 숫자가 끊어지지 않게 길을 만들어보세요.
11  10  7  6  1
12  9  8  5  2
13        4  3
14              20
15  16  17  18  19


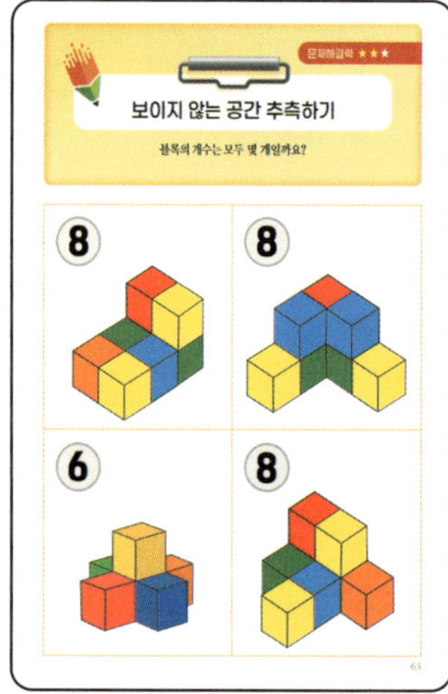

문제해결력 ★★★
보이지 않는 공간 추측하기
블록의 개수는 모두 몇 개인가요?
⑧  ⑧  ⑥  ⑧


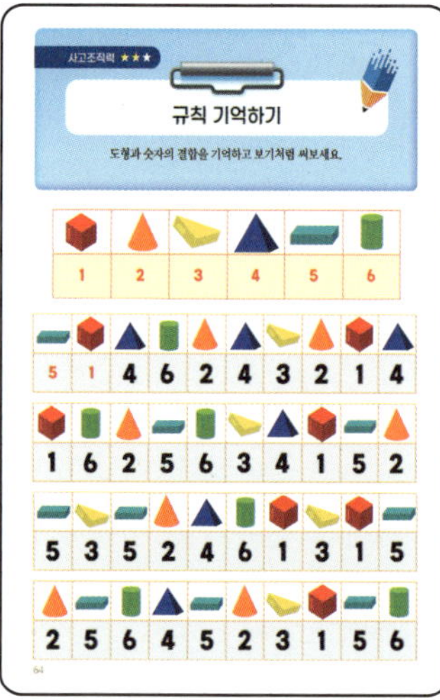

사고조직력 ★★★
규칙 기억하기
도형과 숫자의 결합을 기억하고 보기처럼 써보세요.
1  2  3  4  5  6


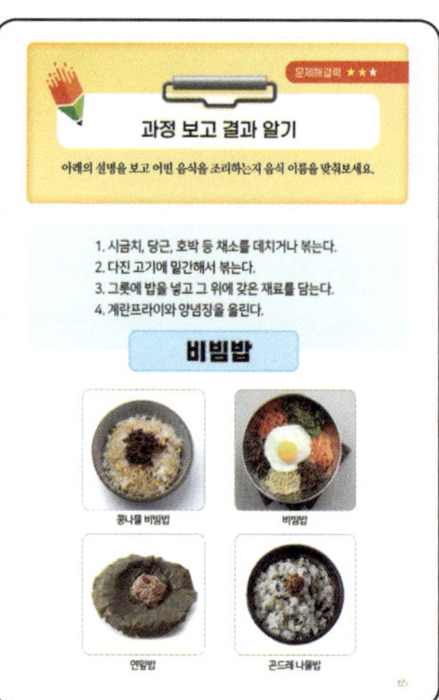

문제해결력 ★★★
과정 보고 결과 알기
아래의 설명을 보고 어떤 음식을 조리하는지 음식 이름을 맞춰보세요.
1. 시금치, 당근, 호박 등 채소를 데치거나 볶는다.
2. 다진 고기에 밑간해서 볶는다.
3. 그릇에 밥을 넣고 그 위에 갖은 재료를 담는다.
4. 계란프라이와 양념장을 올린다.
비빔밥


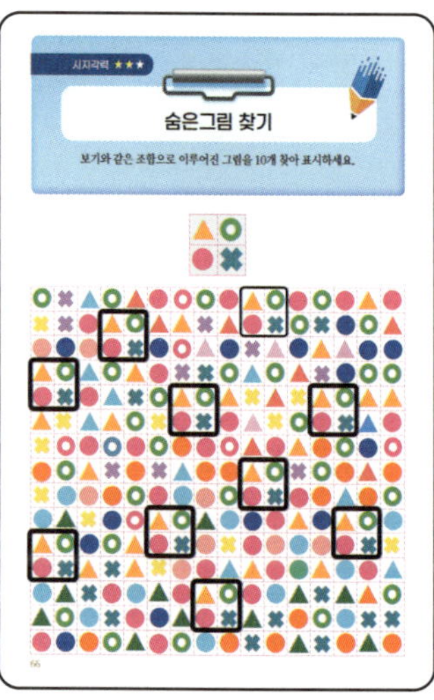

시지각력 ★★★
숨은그림 찾기
보기와 같은 조합으로 이루어진 그림을 10개 찾아 표시하세요.


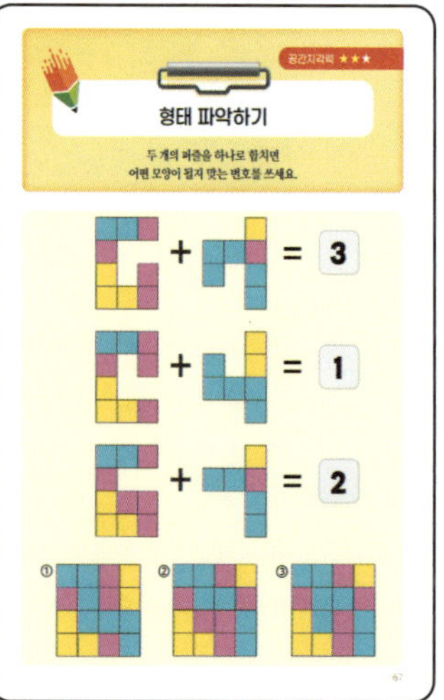

공간지각력 ★★★
형태 파악하기
두 개의 퍼즐을 하나로 합치면 어떤 모양이 될지 맞는 번호를 쓰세요.
+  = 3
+  = 1
+  = 2
①  ②  ③


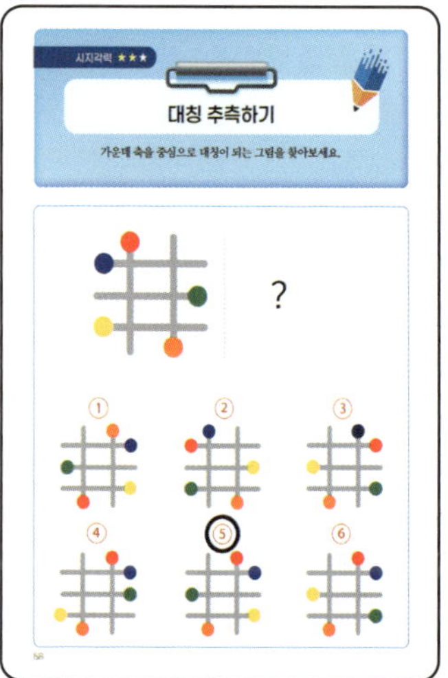

시지각력 ★★★
대칭 추측하기
가운데 축을 중심으로 대칭이 되는 그림을 찾으세요.
?
①  ②  ③  ④  ⑤  ⑥


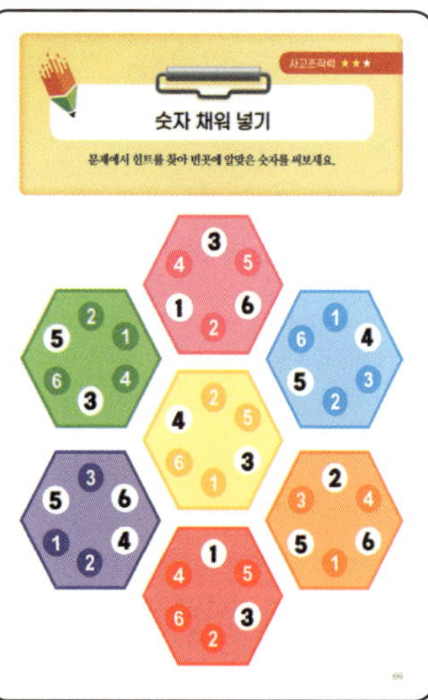

사고조직력 ★★★
숫자 채워 넣기
문제에서 힌트를 찾아 빈칸에 알맞은 숫자를 써보세요.

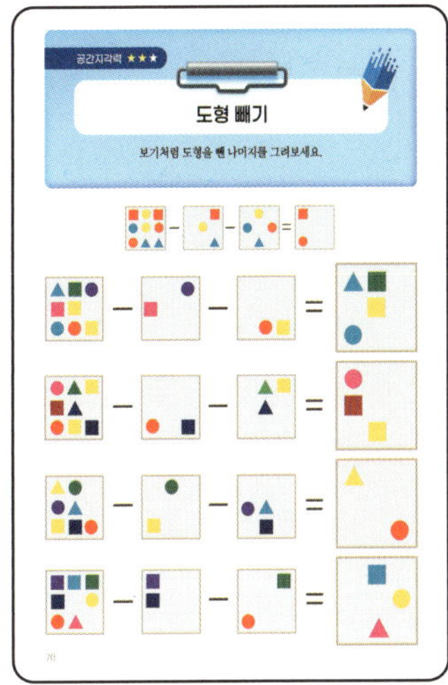

공간지각력 ★★★
도형 빼기
보기처럼 도형을 뺀 나머지를 그려보세요.


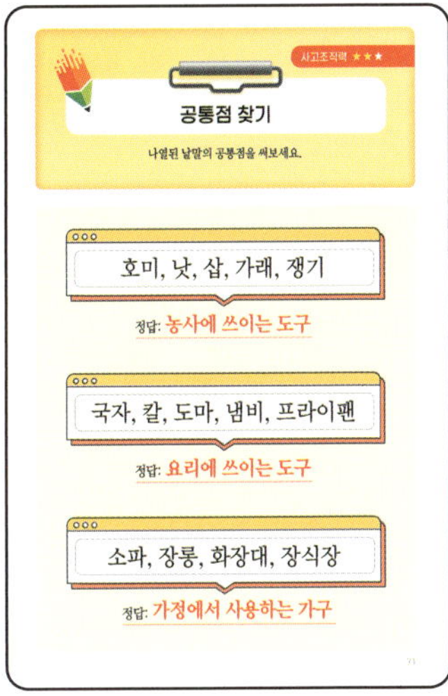

사고조작력 ★★★
공통점 찾기
나열된 낱말의 공통점을 써보세요.
호미, 낫, 삽, 가래, 쟁기
정답: 농사에 쓰이는 도구
국자, 칼, 도마, 냄비, 프라이팬
정답: 요리에 쓰이는 도구
소파, 장롱, 화장대, 장식장
정답: 가정에서 사용하는 가구


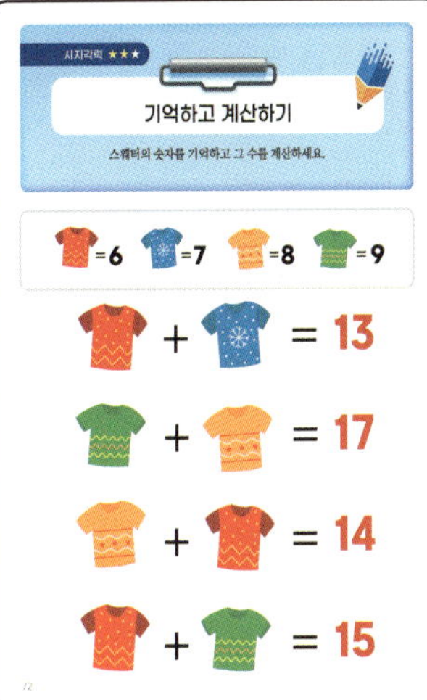

시지각력 ★★★
기억하고 계산하기
스웨터의 숫자를 기억하고 그 수를 계산하세요.
=6  =7  =8  =9
+ = 13
+ = 17
+ = 14
+ = 15


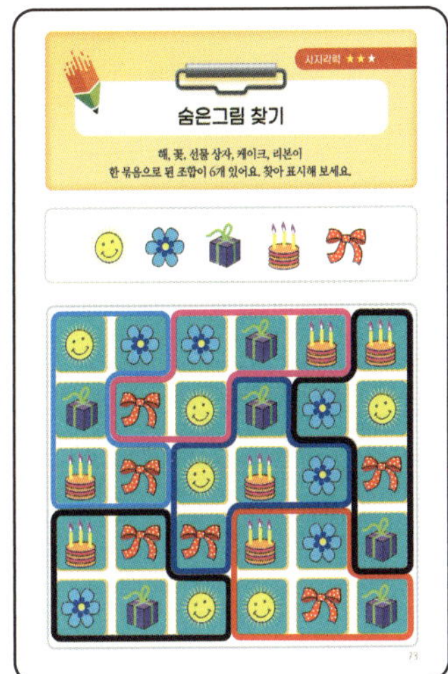

시지각력 ★★★
숨은그림 찾기
해, 꽃, 선물 상자, 케이크, 리본이
한 묶음으로 된 조합이 6개씩 있어요. 찾아 표시해 보세요.


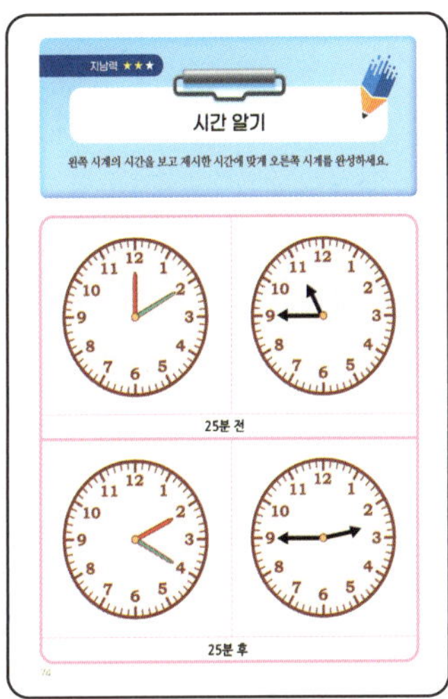

지남력 ★★★
시간 알기
왼쪽 시계의 시간을 보고 제시한 시간에 맞게 오른쪽 시계를 완성하세요.
25분 전
25분 후


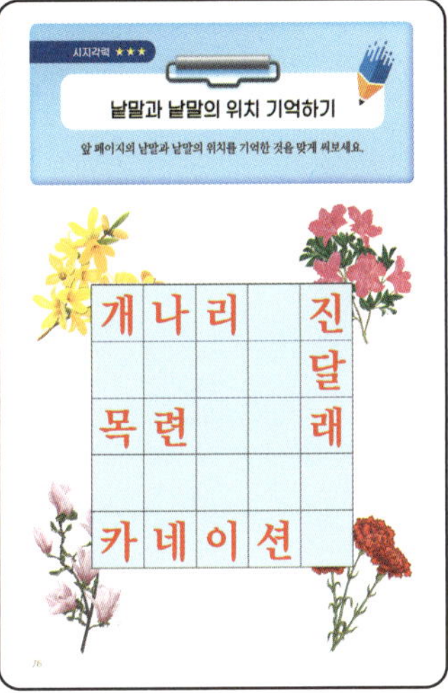

시지각력 ★★★
낱말과 낱말의 위치 기억하기
앞 페이지의 낱말과 낱말의 위치를 기억한 것을 맞게 써보세요.
개나리  진달래
목련  카네이션


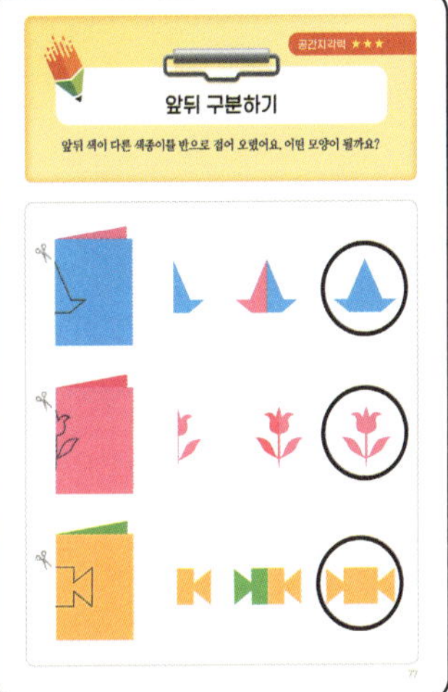

공간지각력 ★★★
앞뒤 구분하기
앞뒤 색이 다른 색종이를 반으로 접어 오렸어요. 어떤 모양이 될까요?


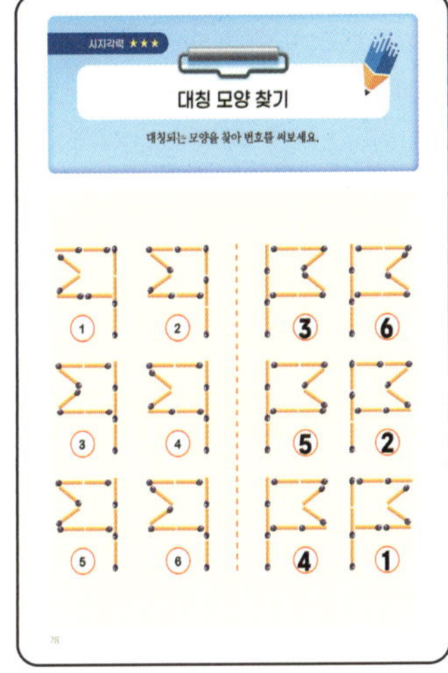

시지각력 ★★★
대칭 모양 찾기
대칭되는 모양을 찾아 번호를 써보세요.


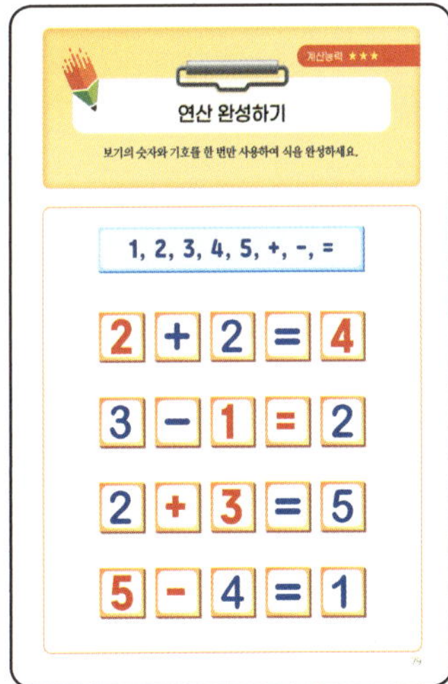

계산능력 ★★★
연산 완성하기
보기의 숫자와 기호를 한 번만 사용하여 식을 완성하세요.
1, 2, 3, 4, 5, +, -, =
2 + 2 = 4
3 - 1 = 2
2 + 3 = 5
5 - 4 = 1


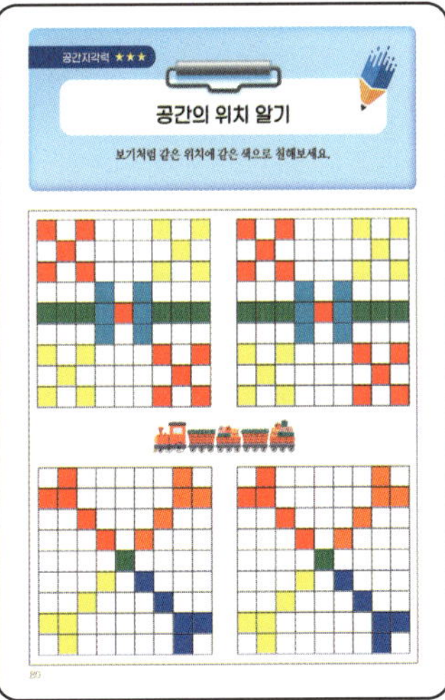

공간지각력 ★★★
공간의 위치 알기
보기처럼 같은 위치에 같은 색으로 칠해보세요.


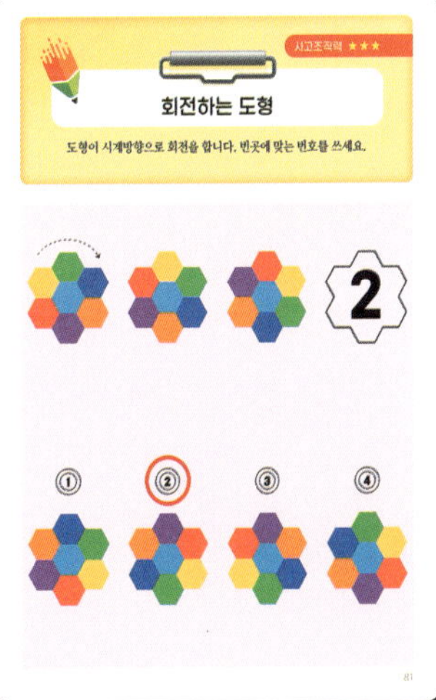

사고조작력 ★★★
회전하는 도형
도형이 시계방향으로 회전을 합니다. 빈칸에 맞는 번호를 쓰세요.
2
① ② ③ ④


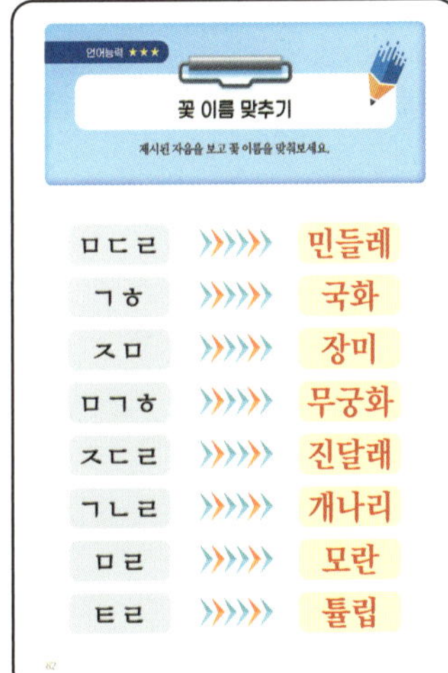

언어능력 ★★★
꽃 이름 맞추기
제시된 자음을 보고 꽃 이름을 맞춰보세요.
ㅁㄷㄹ >>>>> 민들레
ㄱㅎ >>>>> 국화
ㅈㅁ >>>>> 장미
ㅁㄱㅎ >>>>> 무궁화
ㅈㄷㄹ >>>>> 진달래
ㄱㄴㄹ >>>>> 개나리
ㅁㄹ >>>>> 모란
ㅌㄹ >>>>> 튤립


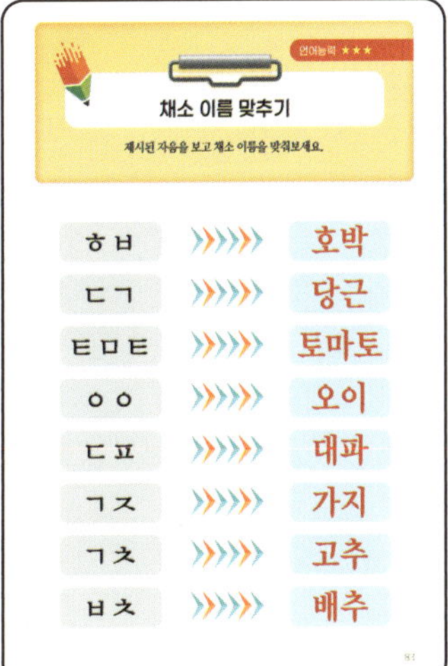

언어능력 ★★★
채소 이름 맞추기
제시된 자음을 보고 채소 이름을 맞춰보세요.
ㅎㅂ >>>>> 호박
ㄷㄱ >>>>> 당근
ㅌㅁㅌ >>>>> 토마토
ㅇㅇ >>>>> 오이
ㄷㅍ >>>>> 대파
ㄱㅈ >>>>> 가지
ㄱㅊ >>>>> 고추
ㅂㅊ >>>>> 배추


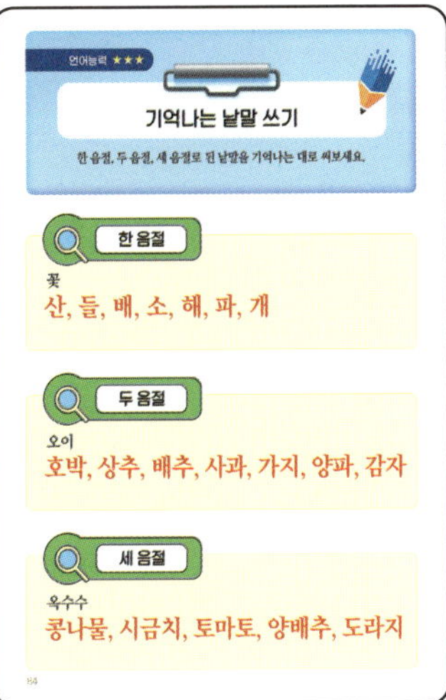

언어능력 ★★★
기억나는 낱말 쓰기
한 음절, 두 음절, 세 음절로 된 낱말을 기억나는 대로 써보세요.
한 음절
꽃
산, 들, 배, 소, 해, 파, 개
두 음절
오이
호박, 상추, 배추, 사과, 가지, 양파, 감자
세 음절
옥수수
콩나물, 시금치, 토마토, 양배추, 도라지


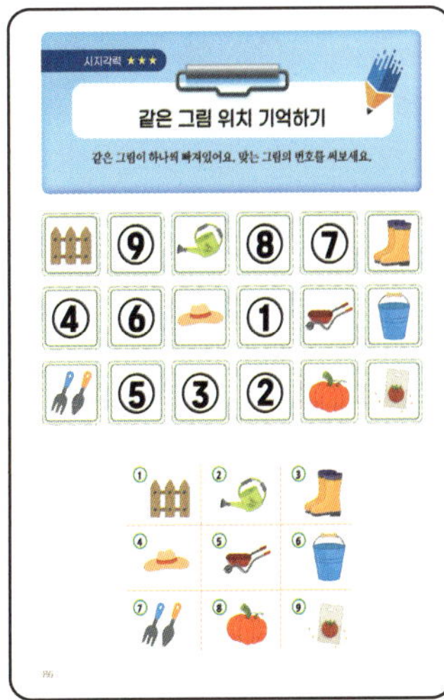

시지각력 ★★★
같은 그림 위치 기억하기
같은 그림이 하나씩 빠져있어요. 맞는 그림의 번호를 써보세요.
⑨  ⑧  ⑦
④  ⑥  ①
⑤  ③  ②


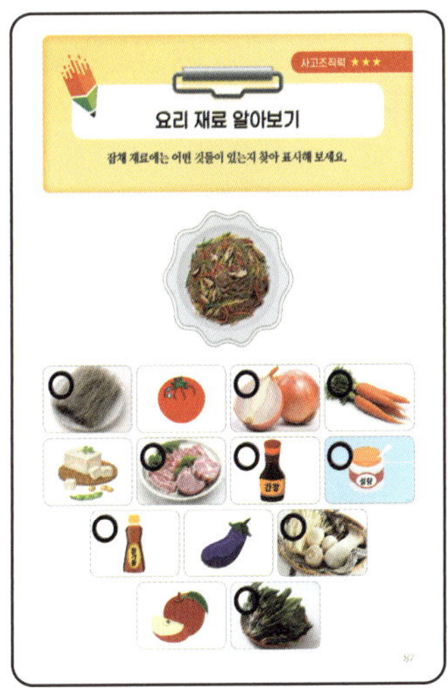

사고조작력 ★★★
요리 재료 알아보기
김제 요리에는 어떤 것들이 있는지 찾아 표시해 보세요.

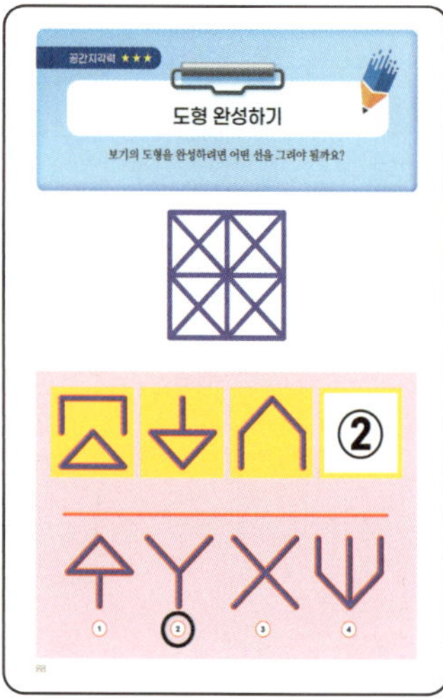

도형 완성하기

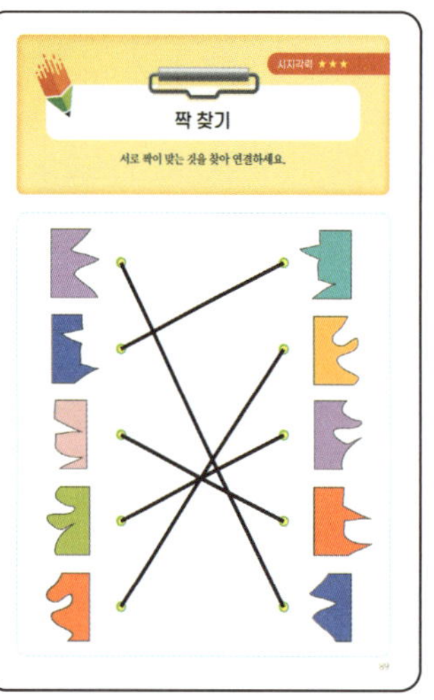

짝 찾기

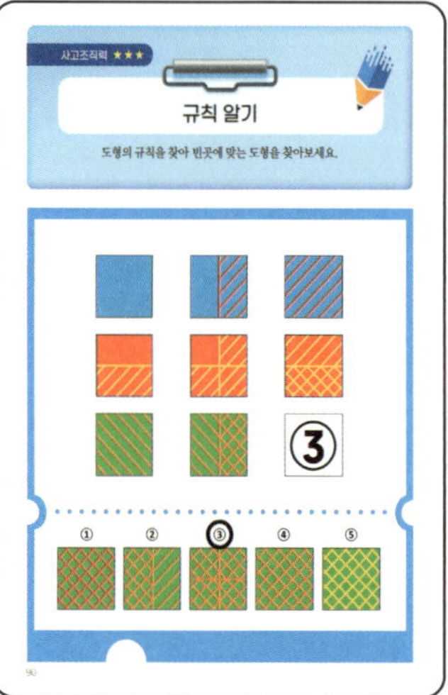

규칙 알기

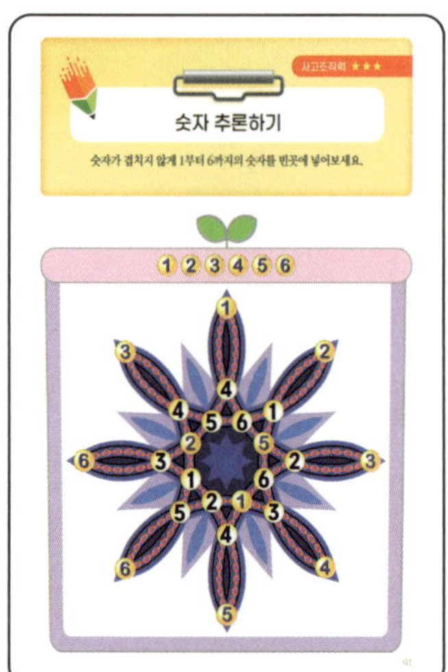

숫자 추론하기

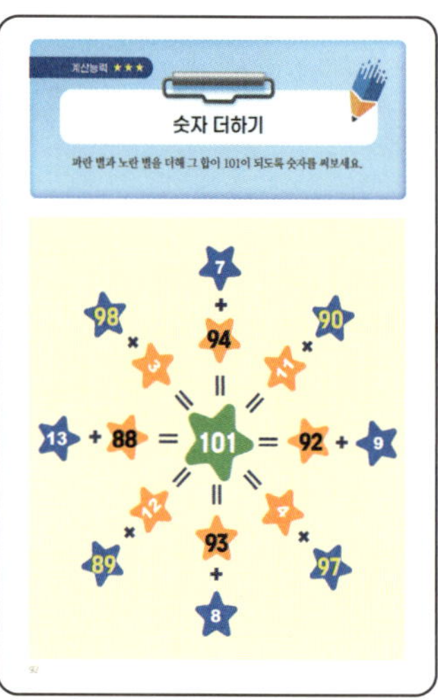

숫자 더하기

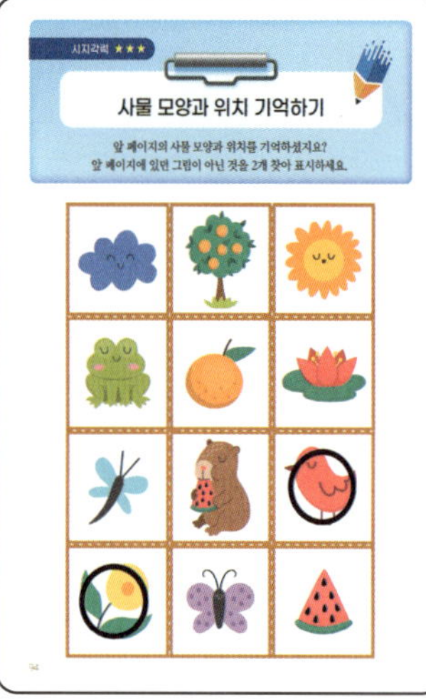

사물 모양과 위치 기억하기

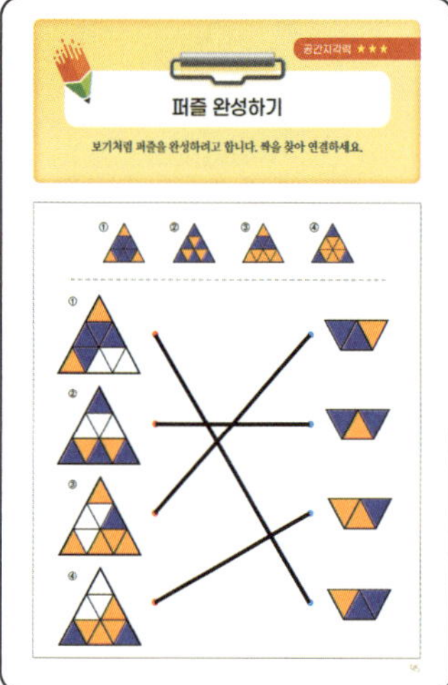

퍼즐 완성하기

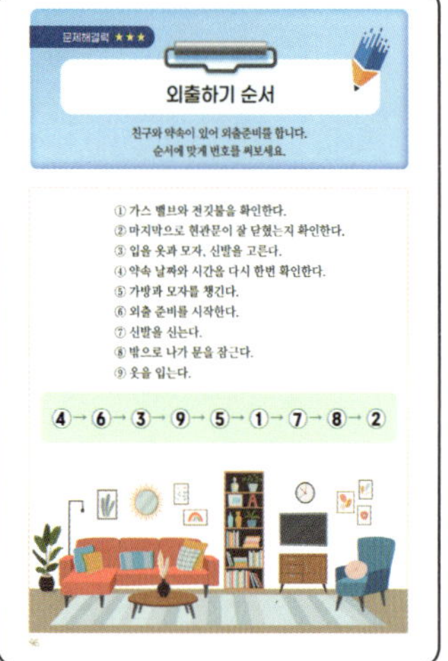

외출하기 순서

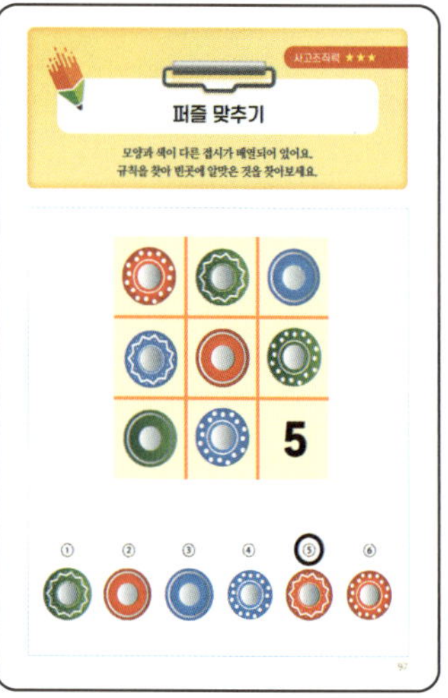

퍼즐 맞추기

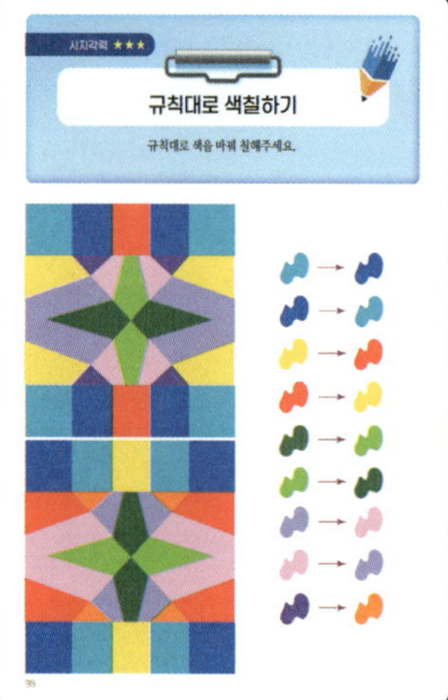

규칙대로 색칠하기

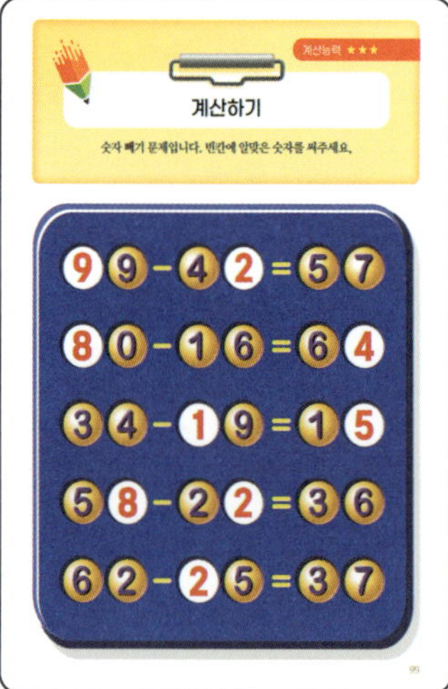

계산하기

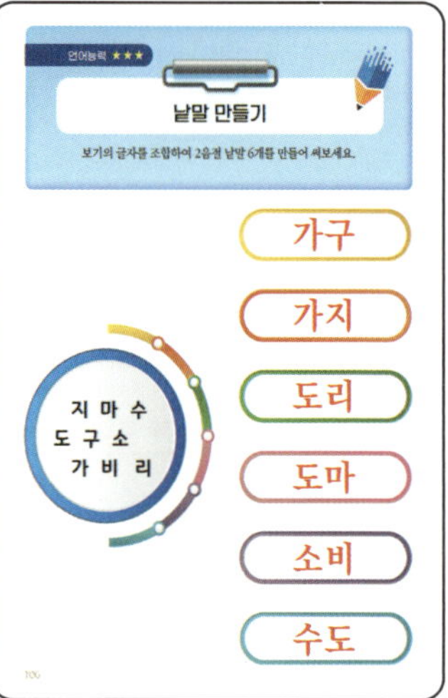

낱말 만들기

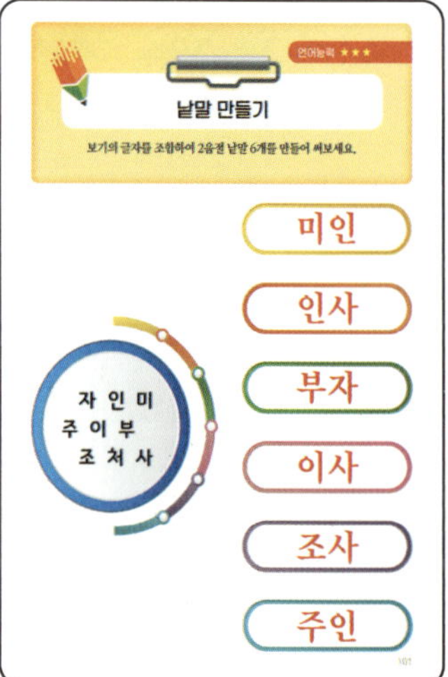

낱말 만들기

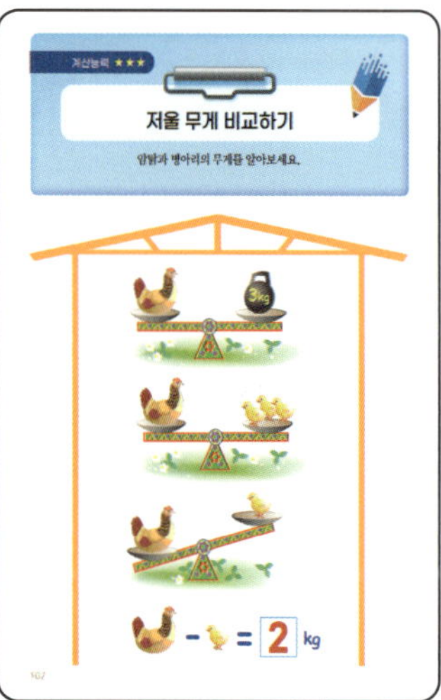

저울 무게 비교하기

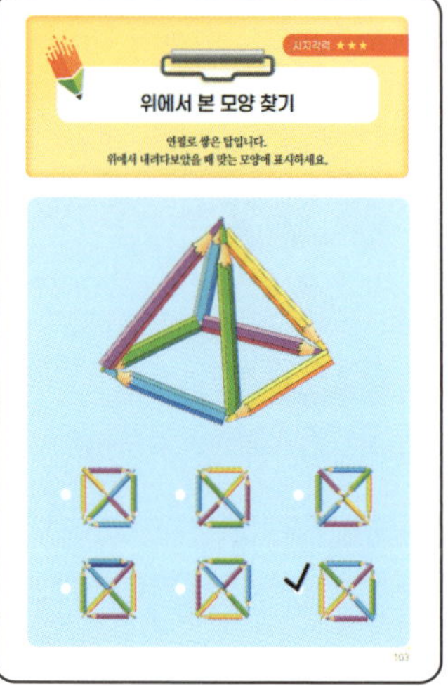

위에서 본 모양 찾기

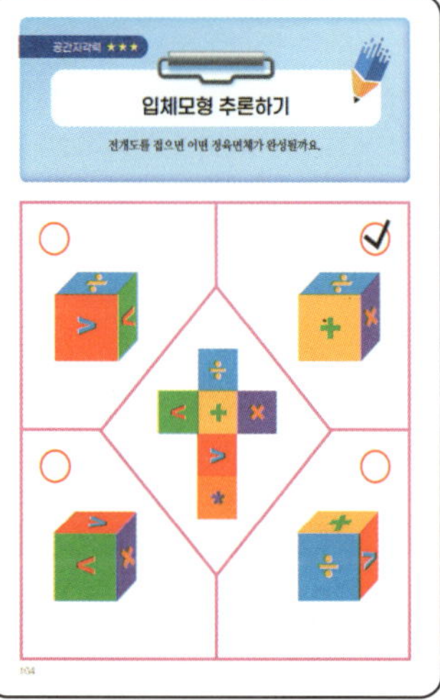

입체모형 추론하기

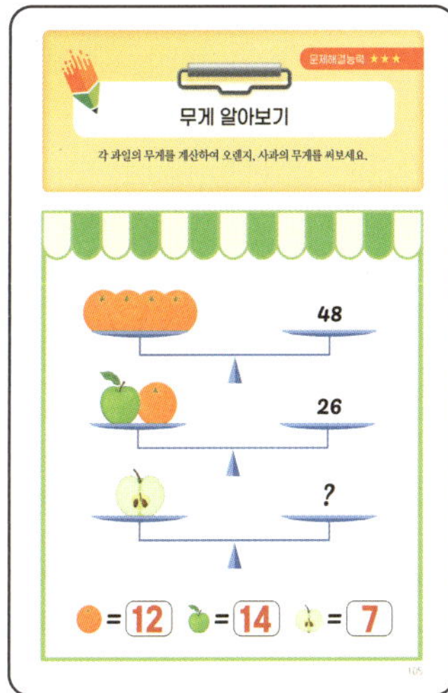

문제해결능력 ★★★
무게 알아보기
각 과일의 무게를 계산하여 오렌지, 사과의 무게를 써보세요.
48
26
?
= 12 = 14 = 7

시지각력 ★★★
따라 그리기
빨갛게 익은 사과입니다. 위치에 맞게 그려보세요.

사고조작력 ★★★
퍼즐 추론하기
도형의 규칙을 보고 빈곳에 들어갈 그림을 찾아보세요.
?
① ② ③ ④

계산능력 ★★★
릴레이 암산하기
숫자를 이어서 계산하여 그 값을 써보세요.
= 8
= 9
= 5
= 2

문제해결능력 ★★★
액체의 흐름 알기
1번부터 5번까지 구멍을 통해 물을 부으면 몇 번 구멍에서 쏟아질까요?
1 → 6 2 → 14 3 → 8 4 → 19 5 → 18

공간지각력 ★★★
공간 구성하기
보기처럼 4개의 퍼즐을 맞는 자리에 넣고, 색칠하세요.
보기

문제해결능력 ★★★
저울 무게 비교하기
무게를 비교하여 저울의 기울기에 맞게 번호를 써보세요.
(해당 번호는 한 개만 사용할 수 있어요.)
3
6
5
4
2

계산능력 ★★★
가격 계산하기
중국집에서 친구들과 점심을 먹으려고 합니다. 메뉴판을 확인하세요.
메 뉴
짜장면 6,000원
짬뽕 9,000원
볶음밥 10,000원
잡채밥 10,000원
군만두 7,000원
탕수육 21,000원
팔보채 39,000원
양장피 32,000원
1. 짜장면 2개, 짬뽕 2개, 탕수육 1개를 주문하면 모두 얼마일까요?
51,000 원
2. 짜장면 1개, 볶음밥 1개, 팔보채 1개를 주문하면 모두 얼마일까요?
55,000 원
3. 2명이 15,000원으로 식사하려면 어떻게 주문해야 할까요?
짜장면 1 짬뽕 1 / 짜장면 1 군만두 1 / 짜장면 2 / 군만두 2

계산능력 ★★★
계산하기
다음 가로세로 식을 완성하는 숫자를 써보세요.
9 - 7 = 2
5 + 1 = 6
4 6

사고조작력 ★★★
전체 그림 알기
버섯, 하트, 나뭇잎, 꽃잎을 겹치지 않게 배열해 주세요.

공간지각력 ★★★
퍼즐 맞추기
보기 퍼즐의 빈곳을 채울 수 있는 퍼즐은 어떤 것인가요?
1 2 3
4 5 6

언어능력 ★★★
가로세로 낱말 맞추기
가로세로에 제시된 낱말의 뜻풀이를 읽고
빈칸에 알맞은 낱말을 써주세요.
가로 낱말 뜻풀이
① 우리나라 고유의 옷.
② 조선 시대에 건립한 한양 도성의 남쪽 정문.
③ 방고래 위에 깔아 방바닥을 만드는 얇고 넓은 돌.
세로 낱말 뜻풀이
① 복사나무의 담홍색 열매로 시고 단 맛이 있는 과일.
② 학용품을 파는 곳.
③ 여름철에 여러 날을 계속해서 비가 내리는 현상이나 날씨.
한 복
숭 례 문
아 방
구 들 장
마

언어능력 ★★★
가로세로 낱말 맞추기
가로세로에 제시된 낱말의 뜻풀이를 읽고
빈칸에 알맞은 낱말을 써주세요.
가로 낱말 뜻풀이
① 모든 것이 뜻대로 잘됨.
② 몸치장을 하는 데 쓰는 물건
③ 우리나라의 꽃
④ 품을 판 대가로 받는 돈.
세로 낱말 뜻풀이
① 아무런 탈 없이 아주 오래 삶.
② 은행에서 예금한 사람에게 출납의 상태를 적어 주는 장부.
③ 화장하는 데 쓰는 크림, 분 따위를 통틀어 이르는 말.
④ 이 구석 저 구석.
만 사 형 통
수 장 신 구
무 궁 화 석
강 장 구
품 석

사고조작력 ★★★
퍼즐 맞추기
두 개씩 붙어있는 주사위를 가로와 세로로 자유롭게 배치하여
그 합이 각각 3이 되도록 퍼즐을 맞춰보세요.
3

계산능력 ★★★
계산하기
배의 무게는 2kg입니다.
가로세로의 식을 완성하는 과일의 무게를 알아보세요.
= 3
= 4
= 7
6 4 2
= 2
= 4 = 3
= 6 = 5

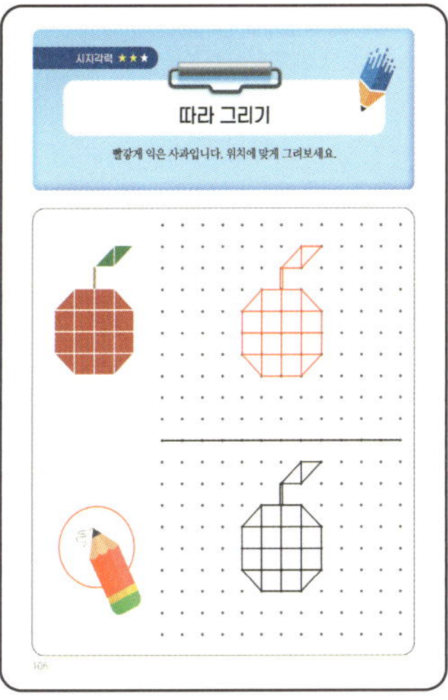

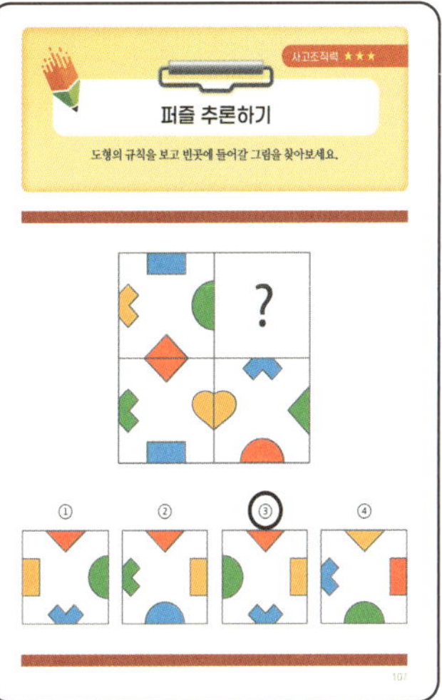

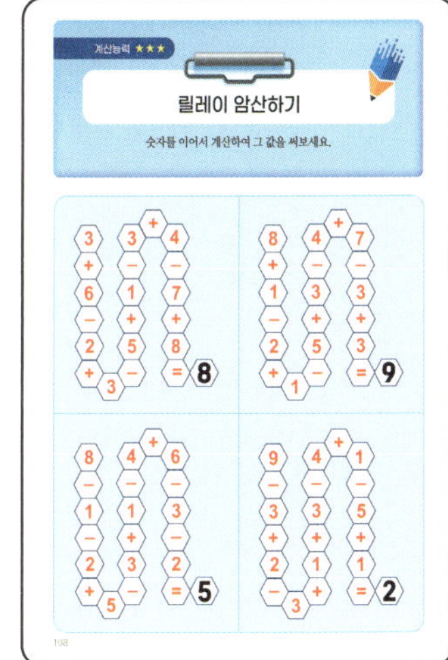

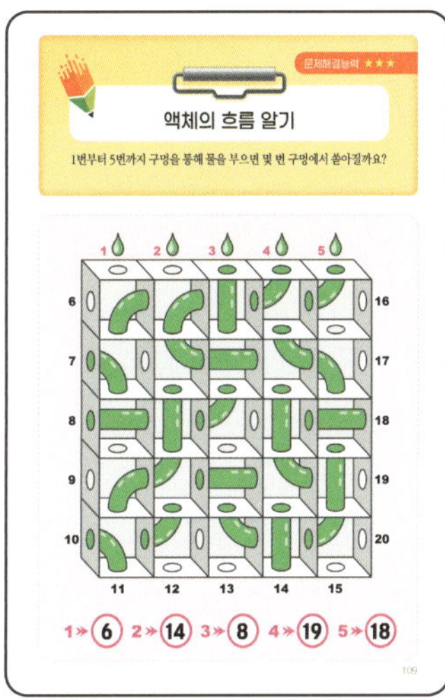

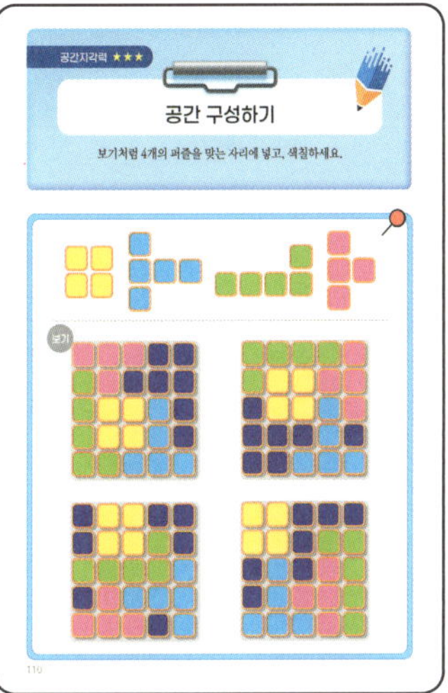

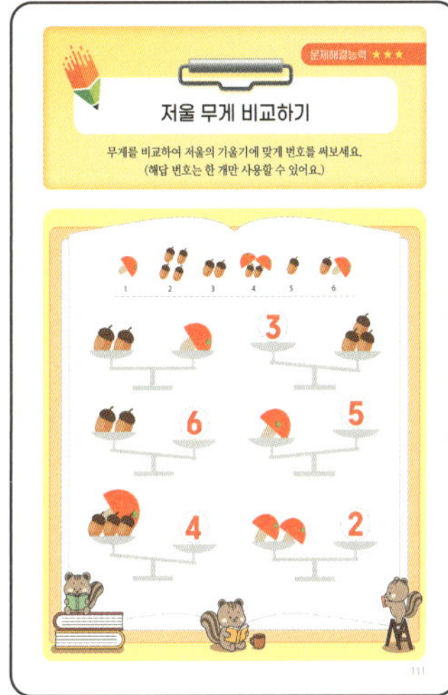

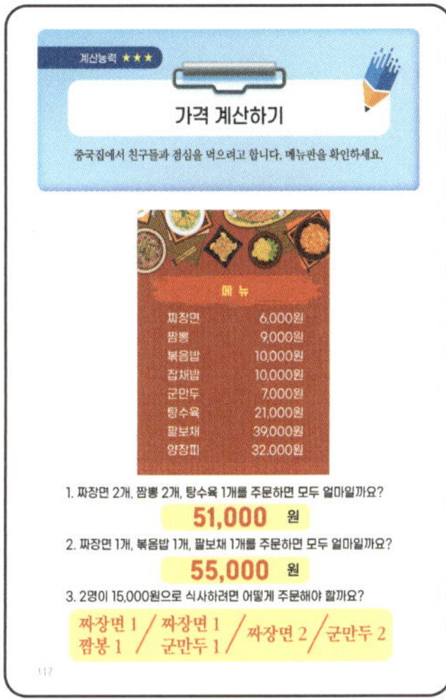

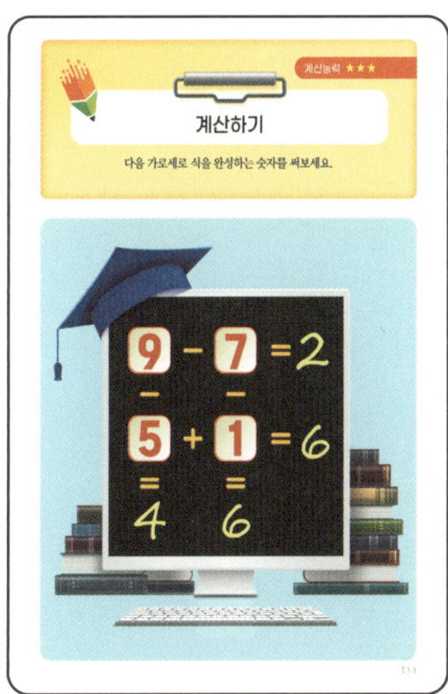

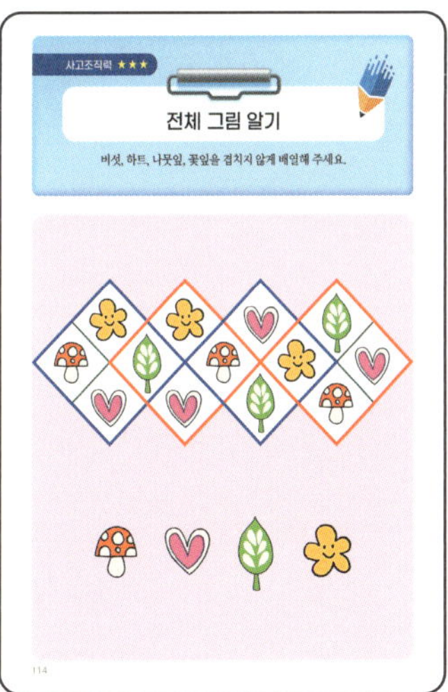

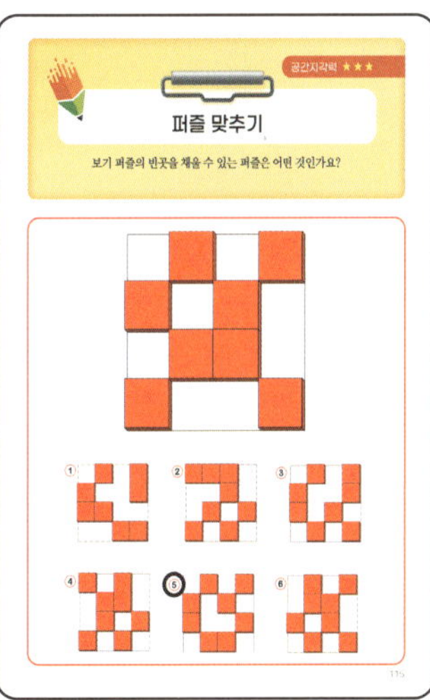

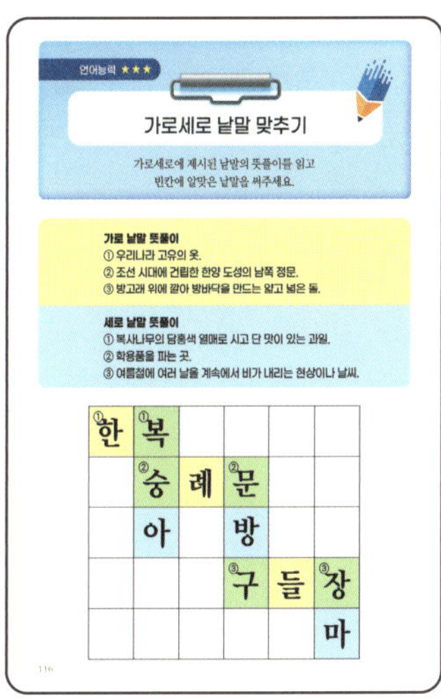

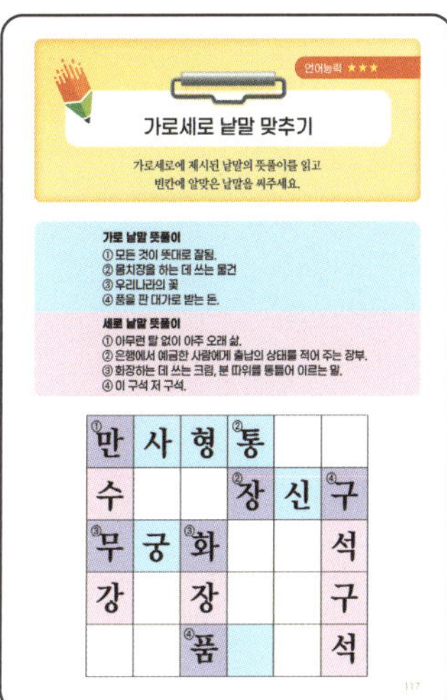

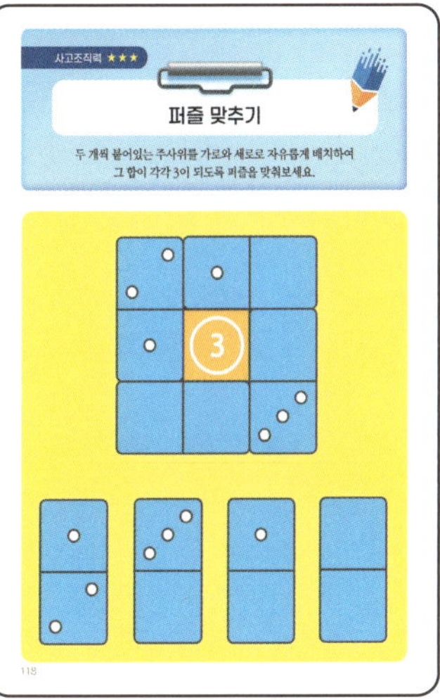

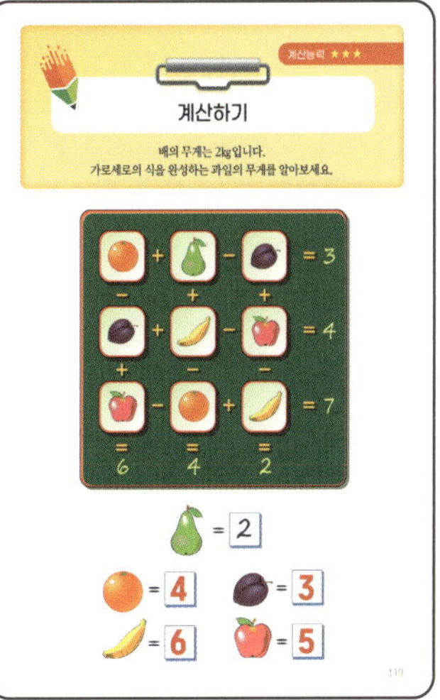

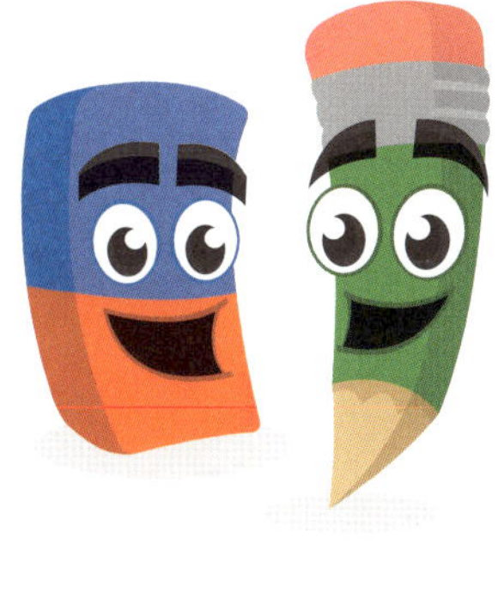

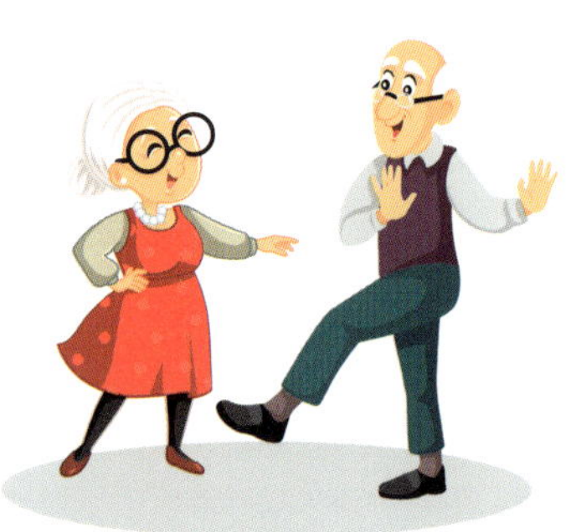

기억력 향상과 치매예방을 위한

# 어르신 인지기능 강화 문제풀이

**구성** 치매예방교육회
**펴낸이** 최병섭　**펴낸곳** 이가출판사
**초판 1쇄 발행** 2026년 4월 15일
**출판등록** 1987년 11월 23일
**주소** 서울시 영등포구 도신로 51길 4
**대표전화** 02)716-3767　**팩시밀리** 02)716-3768
**E-mail** ega11@hanmail.net
**ISBN** 978-89-7547-136-0 (13510)